장애아의 부모를 위하여

— 장애아동의 보육 가이드 —

장애아의 부모를 위하여

— 장애아동의 보육 가이드 —

편저 : 윤　실(이학박사)
감수 : 이자형(이화여자대학교 간호대학 교수)
추천 : 김임순(사회복지법인 거제도애광원 원장)

전파과학사

머리말

"장애는 차이점이고 불편함이다. 나와 다르다고 차별할 것도 아니고, 동정할 것도 아니다. 그들을 다른 특성을 가진 하나의 인격체로 존중해야 한다." - 특수아동에 대한 사람들의 변화된 생각이다.

발달장애아동을 가진 부모는 한꺼번에 수많은 어두운 문제에 봉착하여 그 답을 빨리 찾고 싶어 한다. 그러나 그 난제들은 당장 해결되는 것이 아니다. 먼저 해야 할 일은, 우리 아이를 사랑하고, 아이를 위해 매일 무엇을 해야 할 것인지 그 해답을 찾아서 침착하게 행동하는 것이다. 오래지 않아 부모는 처음의 충격을 벗어날 것이며, 내 아이에 대한 전문가가 되어 남다른 삶의 보람도 느끼게 될 것이다.

특수아, 장애아, 발달장애아라고 말하면 상당수의 사람은 부상 등으로 휠체어를 타야 하는 장애인을 생각하고, 어떤 이는 정신지체장애인만 떠올린다. 장애인은 선천성 장애인과 후천성 장애인으로 구분할 수 있다. 후천성 장애인은 살아가는 도중에 어떤 질병이나 안전사고 등으로 장애를 갖게 된 중도장애인을 말한다.

선천성 장애인은 출생 때부터 정상생활이 어려운 신체적 정신적 장애를 가지고 태어난 사람이다. 하지만 이 세상의 어느 누구도 크고 작은 선천성 장애를 조금도 갖지 않고 태어나는 사람은 없다. 서로의 장애 종류와 그 정도에 차이가 있을 뿐이다. 장애상태가 아주 심하여 사회생활을 어렵게 할 때 특수장애인이라 할 수 있게 된다.

선천성 장애의 종류는 수백 가지일 것이다. 발달장애아라는 말은 태어날 때부터 특수장애를 가진 아이를 말하며, 이 책에서 다루는 특수아동은 모두 선천성 발달장애아를 의미한다.

'발달장애아' 또는 '특수아동'이라고 하면 청각장애아, 시각장애아를 비롯하여 신체발달, 언어발달, 지능발달(정신지체), 사회성발달, 행동(동작)발달 등이 두드러지게 늦거나 어려운 아이들 모두를 지칭한다.

많은 사람들이 특수아동에 대해 잘못된 인식, 선입관, 소문, 공포감 등을 가지고 있었다. 아직도 이런 생각을 가진 사람이 있다면, 그는 오늘의 사회에 더불어 살기 곤란한 정신적 장애인이다. 특수아동도 보통 아이와 다름없이, 오히려 비장애아보다 더 사랑하고 보호하며 애정과 호의를 가져야 할 대상이다. 그들을 특수아동이라고 부르는 것은, 특별한 사랑과 보호가 필요하기 때문이다. 이 책에서는 특수아동, 장애아동, 발달장애아동을 같은 뜻으로 혼용한다.

최근에 와서 특수아동에 대한 의학적 정보와 특수교육 기술, 보조기구 그리고 그들의 생활 편의를 돕는 환경이 큰 발전을 거듭하고 있다. 교육제도도 변하여 특수아동이라고 특수학교에 가지 않고 일반학교에서 비장애아동들과 어울려 함께 공부하는 통합교육제도가 일반화되었다. 장애아를 부정적으로만 보던 시각이 바뀌어가고 있는 것이다.

1988년에 서울올림픽과 장애인올림픽을 치르게 되면서부터 장애인에 대한 우리 사회의 인식과 그들을 위한 복지시책에 큰 발전을 가져왔다. 우리 나라가 복지국가를 지향하며 지금의 사회복지법으로 제정한 것은 1984년이었다. 아직은 복지시책이 미흡한 상태에 있으나 그 사이에 이루어진 진전은 예상 외로 놀라울 정도였다. 선진국 수준에 이르려면 국가 전체의 경제력도 여유가 있어야 하겠지만, 정부나 사회의 보다 깊은 이해와 배려, 그리고 무엇보다 장애아를 둔 부모들의 적극적인 노력도 필요하다.

경상남도의 거제도는 바다풍광이 아름다워 연중 수많은 관광객이 찾아온다. 부산 여객선 터미널에서 쾌속선을 타고 이 섬을 찾으면, 50여 분 후에 산으로 둘러싸인 장승포라는 항구에 도달하는데, 그 포구 정면 언덕에 벽돌색 지붕이 덮인 아름다운 휴양지 같은 하얀 건물들이 눈에 들어온다.

'거제도애광원'이라는 이곳에는 230여 명의 정신지체장애인들이 생활하고 있다. 6.25 전쟁 중이던 1952년에 현재의 시설장인 김임순 원장께서 피란민들이 버린 젖먹이 아기들을 거두어 움막에서 돌보기 시작하면서 창립된 이 시설은, 지금에 와서 우리 나라에서 대표적으로 훌륭한 정신지체장애인 생활시설과 특수교육시설, 직업재활시설 및 장애인 생활가정(그룹홈) 등을 갖춘 곳으로 발전해 있다. 설립자 김임순 여사는 이러한 공로로 1989년에 막사이사이상을 수상하기도 했다.

필자는 15년전부터 이곳 애광원과 인연을 맺어 자원봉사자로서 서울에서 이곳까지 자주 방문했으며, 2001년과 2002년 2년 동안은 이곳의 장애우들과 함께 생활하기도 했다. 그 사이 필자는 그들에 대해 많은 이해를 가지게 되었고, 특수아동을 가진 부모님들에게 조금이나마 도움이 되길 바라면서 이 책을 집필하기로 마음먹었다. 장애아들과 함께 생활한 기간은 짧지만, 부모님들에게 현실적으로 필요한 일차적인 정보를 전달하기 위해 문헌과 자료를 정리하여 이 안내서를 만들었다.

이 책이 특수아동을 둔 부모들이 가지는 많은 의문과 보육방안에 대해 충분히 안내해 주지는 못하겠지만, 필자 역시 독자와 같은 장애자녀를 가진 부모의 입장에서 충실한 내용이 되도록 노력했다. 자녀를 사랑하는 마음이 각별한 특수아동의 부모님들에게 이 안내서가 작으나마 도움이 되기를 바란다.

이 가이드북은 '장애아동의 부모를 위한 안내', '장애의 종류와 원인 및 치료 방안', 그리고 '장애인 관련 정보 안내'를 주 내용으로 하고 있다. 이 책을 통해 특수아동에 대한 일차적인 정보를 접함으로써, 전문가들로부터 보다 전문적이고 구체적인 지식과 정보를 효과적으로 얻어 아이의 보육에 도움이 되기를 바란다.

이 책이 완성되도록 격려하고 추천해주신 거제도애광원의 원장님과 여러 가지 정보와 자료를 제공해주신 애광특수학교의 김장식 교장, 김성종 교감, 양혜경, 박진희 선생, 물리치료실의 심혜자, 정병욱 선생 및 모든 직원들에게 감사한다. 또한 이 책의 의학적 내용을 확인하며 조언해주신 이화여자대학교 간호대학 이자형 박사(아동간호학 교수)와 뉴욕의 플러싱에 있는 의료기관 '베스트 가정의료원'(Best Care and Cure)의 의료진들에게도 감사한 마음 전한다.

추천사

저는 지난 50년 동안 이곳 거제도 애광원에서 600명이 넘는 특수아동들의 어머니 노릇을 해왔습니다. 그 동안 제가 체험하고 느낀 것을 한마디로 말하자면, 장애아들이야말로 하나님의 권능이 드러나는 우리가 사랑해야 할 대상이라는 것입니다. 저는 그 많은 아이들 하나하나를 사랑했으며, 그들은 제가 준 사랑보다 더 큰 사랑을 저에게 주었습니다.

이 세상에 자식이 자기보다 먼저 죽기를 바라는 부모는 바로 장애자녀를 가진 분들일 것입니다. 그 사이 저는 특수아동의 부모를 수천 명 만났으며, 그때마다 함께 울면서 그분들이 받고 있는 충격과 마음의 상처를 위로하고 용기를 주려고 노력해왔습니다.

장애아동의 탄생은 부모의 책임이 아니라 오늘의 세상 환경이 불특정하게 만들어내는 결과입니다. 발전하는 과학문명의 부작용이 대부분의 원인입니다.

특수아동을 둔 부모의 가장 큰 걱정은 그들의 미래입니다. 저는 부모님들에게 너무 염려하지 마시라고 감히 말씀드립니다. 하나님께서 모두 거두시면서 그 아이들을 통해 영광을 드러내실 것이기 때문입니다. 우리의 복지제도는 아직은 일부 아동에게만 혜택이 한정적으로 주어지고 있습니다만, 앞으로 계속 발전해갈 것입니다.

이제 특수아동의 부모는 아이의 보육을 국가에 의지하기보다 스스로 복지정책의 주체가 되어 양질의 서비스가 이루어지도록 노력해야 할 때에 있다고 생각합니다. 우리 부모들은 국가와 지방자치단체의 지원을 기다리기 전에 장애아동을 위한 평생 대책을 스스로 만들어가자는 것입니다.

지금은 장애인과 비장애인이 구분되지 않고 서로 이웃이 되어 살아가는 시대입니다. 우리의 어려움을 극복하는 최선의 길은 장애가 어떻든 간에 그들을 진정한 마음으로 사랑하고, 현대의학의 혜택을 최대한 받으며 치료하고 교육하는 노력을 계속하는 것입니다. 비장애 자녀들을 대학까지 공부시키고 유학도 보내는 것을 생각하면서, 장애 자녀의 조기교육과 조기치료에 정성을 다해봅시다.

우리 아이들은 천덕꾸러기가 아니라 천사가 태어났다고 믿어주십시오. 티 없이 웃는 그들에게 상처주지 말고 천사답게 기르십시오. 사랑으로 기르면 분명히 여러분의 가정에 평화를 가져올 귀한 생명입니다. "나에게 주신 천사가 하나 있으니 어떻게 돌보며 살아갈까?"를 생각하며 정성을 다합시다.

부모님께서는 피해의식을 갖지 말고, 기죽지도 마십시오. 천사하고 사는 우리 특수아동의 부모님은 행복하십니다. 오늘 우리가 힘써 보육하는 아이들은 바로 예수님의 모습이기 때문입니다. 그렇게 믿기만 하면, 우리 부모들은 "우리 집에 이 아이가 없으면 살 의미가 없다."고 생각하게 될 것입니다.

그 동안 우리는 하루도 마음 편한 날이 없었으며, 한시도 자유로울 수 없었습니다. 그러나 잃어버린 마음의 여유와 웃음을 되찾고, 우리가 떠난 후에도 아이들이 꿋꿋하게 행복하게 지낼 수 있는 평생대책이 완성된 세상을 우리 부모들이 힘을 합하여 만들어갑시다.

거제도애광원의 특수아이들을 위해 오래도록 봉사하고, 지난 몇 해 동안은 그들과 함께 직접 생활하며 수고했던 윤실 박사께서 저술가로서 본연의 일로 돌아가, 충격과 절망 속에 있을 부모님에게 희망과 용기를 주면서, 우리 아이들을 어떻게 보육해가야 할 것인지에 대해 소개하는 보육 안내서를 출간하게 된 것을 매우 기쁘게 생각하며, 그간의 노력에 찬사를 보냅니다.

저는 이 책의 중요성을 잘 알기에 책 이름에 맞는 충실한 보육 안내서가 되도록 내용 보완에 협력하려고 노력했습니다. 다시 한번 이 책의 출간을 기뻐하며 모든 장애아동의 부모들이 이 책에서 많은 지혜와 정보를 얻을 수 있기를 기원합니다.

김 임 순(거제도애광원 원장)

차 례

제1장 특수아동의 부모님에게

온 가족의 축복과 희망 속에 태어나는 아기들이 어찌된 일인지 인종, 민족, 경제력, 교육 정도, 종교 등과 관계없이 장애를 가지고 출생하는 경우가 있다. 유감스럽게도 근래에 와서는 특수아동의 출현비율이 과거보다 더 늘고 있다. 심장, 시각, 청각, 뇌성마비, 정신지체, 자폐, 과잉행동, 다운증후, 대사, 생식기, 신체 기형, 간질(경기, 경련) 등의 각종 장애가 단독으로 또는 중복 상태로 나타나고 있는 것이다.

왜 내 아이가!
내겐 절대 이런 일이 있을 수 없다!
내가 무엇을 잘못했기에!
이 무거운 멍에를 지고 어떻게 일생을 살아가야 하는가?
장애 없이 아기가 태어난다는 것은 얼마나 큰 축복인가!
하늘이 무너지는 충격과 절망의 참담한 심정을 누가 알아줄 것인가!
그 동안 꿈꾸어온 인생의 희망이 산산이 무너져 버리지 않는가!

특히 첫 아기의 경우, 부모는 누구보다도 아기를 잘 키워 제일 예쁘고, 총명하고, 뛰어난 사회인이 되도록 하겠다는 꿈을 가지고 있었다. 밀어닥치는 허무감, 자손심의 손상, 희망의 상실은 하느님까지 원망하게 만든다.

산부인과의 의료진들은 건강한 아기를 받아 산모에게 축하와 함께 넘겨주는 순간을 큰 보람으로 느끼며 그들의 직분을 다한다. 그러나 아기가 장애를 가지고 있음을 발견했을 때는 의사의 입장 또한 말할 수 없이 난처해진다. 부모에게 사실을 어떻게 말하고 어떤 말로 위로할 것인가?

충격에서 빨리 벗어나자

당혹감과 충격에서 깨어나지도 않은 상황에서, 아기와 함께 퇴원해야만 하는 부모들은, "이 아이를 집으로 데려가야 하는가!" 하는 고민부터 하게 된다. 때때로 병원에서는 아기를 두고 부모가 행방불명되는 예도 가끔 발생하고 있다.

이런 경우 병원에서 상당 기간 보호하며 부모가 오기를 기다리다 끝내 나타나지 않으면, 법률적 절차를 밟아 장애아 생활보호시설로 보낸다.

"내게 어째 이런 일이!" 하고 자꾸만 생각하는 것은 현실을 더 악화시킬 뿐이다. 얼른 상황을 받아들이고 현명한 대처로 문제들을 하나하나 극복해가야 한다. 실제로 대부분의 부모들은 초기에는 감당하기 어렵도록 고민하지만, 차츰 부부가 서로 이해하고 협력한 가운데 어려움을 대처하며 인생을 전보다 더 충실하게 살아가고 있다.

인생길은 어찌하든 역경이다. 수없이 가로막는 벽을 넘어가는 것이 삶이다. 내 아이 또한 넘어야 할 하나의 난관일 뿐이다. 현대의술로도 해결하기 어렵다는 판단이 나면, 이제 할 수 있는 일은 낙담이 아니라 자신을 되찾는 용기와 아이를 잘 키우고 교육하고 치료하려는 지혜이다. 쉬운 일이 아니겠지만, 자식에 대한 부모로서의 사랑과 자신의 삶에 대해 가지는 희망과 용기는 이 난관을 극복할 수 있게 한다.

거부 단계, 희망 단계, 수용단계

아이가 장애를 가지고 출생한 것을 발견한 부모는 정신적으로 어려운 시간을 대부분 단계적으로 거치게 된다.

거부단계 - 아이의 상태를 현실로 받아들이지 못하고 고통스럽게 지내는 초기의 과정을 '거부단계'라고 말한다. 심하면 부모가 우울증에 걸리기도 하는 이 시기는 일반적으로 오래 가지 않으나 2, 3개월 이내에 벗어나게 된다. 이 시기에는 부부 사이에 이해와 사랑이 절대적으로 필요하다.

희망단계 - 거부 다음 단계로 부모들은 "언젠가는 좋아질 거야. 잘 치료받고 교육하면 건강해질 거야."라고 생각하는 '희망단계'에 들어간다. 희망단계에서 부모는 아기를 위해 무엇을 어떻게 할 것인지 알아보기 위해, 여러 병원과 전문가를 찾아 전전하고, 심한 경우 미신적인 행동까지 한다. 이런 희망단계는 아버지보다 어머니에게 더 길고 강하게 지속되는 경향이 있다. 이 기간은 개인의 성격과 교육 정도에 따라서도 차이가 있다.

수용단계 - 기대했던 희망이 줄어들어감에 따라 결국 부모는 현실을 받아들이는 '수용단계'에 이른다. 이 단계가 시작되면 부모와 조부모 그리고 다른 친인척들까지 아이에 대한 정신적인 공감대가 형성되기 시작하여, 마음 문을 열고 여러 가지 문제들에 대해 서로 대화하게 된다. 이 시기가 부모에게 매우 중요하다.

첫째 죄의식이나 수치심이나 열등감을 갖지 않아야 하는 것이다. "이 아이를 정성껏 길러 최대의 능력을 발휘하도록 해보겠다."고 결심하는 것은 충격에서 벗어날 수 있는 최선의 마음가짐이다.

수용단계에 들어서면 이제부터는 아이의 상태를 친인척이나 친구, 이웃들에게 적극 알리면서 그들과 사회로부터 이해를 얻고, 도움을 찾아보아야 한다. 특히 우리 사회로부터 제공되는 복지시책에 대해 자세히 알아, 이후 어떻게 대처하는 것이 최선인지 판단해야 할 것이다. 그러자면 관련기관을 찾아 충분히 상담해야 한다. 어떤 기관을 찾아 누구와 어떻게 상담할 것이며, 무엇을 알아보아야 하는가?

부모가 전문가와 상담할 때, 특수아에 대한 지식을 어느 정도 가지고 만난다면 서로 간에 오가는 대화의 질이 그만큼 좋아질 것이다. 만일 전문가가 하는 말(전문용어)을 잘 이해하지 못한다면, 대화가 어려워지고 깊이 있는 질문을 하기도, 또한 아이의 상태에 대해 명확하게 묻고 대답하기도 쉽지 않을 것이다.

장애아의 탄생은 누구의 탓도 아니다

특수아라는 사실은 출생 직후 병원에서 알게 되기도 하지만, 많은 경우 성장하는 도중에 이상을 발견하게 된다. 아기에게 가졌던 꿈과 희망이 사라지고 절망감, 상실감, 무너지는 자존심을 견디지 못하고 싸워야 하는 기간은 몇 주일, 몇 달, 사람에 따라서는 몇 해 동안 계속되기도 한다.

오늘에 와서 대부분의 젊은 부모는 가족계획으로 아기를 하나 아니면 둘 낳아 키우고 있다. 따라서 첫 아기에게서 이상이 발견되었을 때의 충격은 너무나 심각하다. 차라리 사산했더라면 하는 마음도 들게 마련이다. 그러나 갈등 속에 기력을 잃고 긴 시간 방황해서는 안 된다. 이런 문제는 오늘날 너무 많은 가정에서 일어나고 있어, 사실상 같은 고민을 가지지 않은 가정이 거의 없을 정도이다.

특히 조심해야 할 것이 부부 사이이다. 아이에게서 문제를 발견한 뒤 첫 한달은 매우 중요하다. 이 때는 부부 양쪽 모두 자신의 감정 표현을 극히 삼가하는 것이 현명하다. 서로 신경이 예민하기 때문이다.

아이에게 문제가 생긴 것은 절대로 누구의 탓이 아니라는 것을 이 책을 통해 알게 될 것이다. 장애아의 출생은 누구에게나 있을 수 있는 일이다. 만일 부부 사이에 서로 탓을 찾거나, 실망감으로 긴 시간을 낭비한다면, 자신과 부부 사이는 물론 사랑해야 할 아이에게 아무런 도움이 되지 않는다. 부모가 장애에 대한 올바른 지식과 이해를 가진다면 어려움은 훨씬 쉽게 풀어갈 수 있을 것이다.

1. 내 아이가 다른 아이들처럼 건강하지 못한 이유는 무엇일까?
1. 어째서 내 아이에게 이런 일이 일어났을까?
1. 어떻게 하면 내 아이의 장애를 치료하고, 성장발달에 도움을 줄 수 있을까?
1. 아이로 인해 가족이 받게 될 스트레스와 어려움을 어떻게 극복할 것인가?

- 다음에 태어날 아기에게는 유전적으로 아무 문제가 없을까?
- 비장애 형제자매들이 장애 형제를 어떻게 받아들이고, 어떤 영향을 받을까?
- 이웃과 친척들에게 어떻게 말하고 대처해야 하나?
- 학령기에 이웃이나 학교의 또래 아이들이 괴롭히고 조롱하면 어떻게 하나?
- 학교교육은 언제부터 어떻게 해야 하나?
- 어떻게 더 좋은 특수교육과 치료를 받게 할 수 있을까?
- 치료와 교육으로 어느 정도까지 아이의 신체와 지능을 개선해갈 수 있을까?
- 보육시설에 아이를 맡긴다면 어떤 곳에, 어떻게 보낼 수 있을까?
- 성인으로 자랐을 때 어떻게 되나?
- 아이의 취업 또는 자립을 위해 어떻게 미래를 대비해야 하나?
- 아이를 위해 정부와 사회로부터 어떤 복지 혜택을 받을 수 있나?

이러한 의문은 부모들이 당장 알고 싶은 것들이다. 그러나 이 문제들은 한번에 알고 해결되는 것이 아니다. 우리가 먼저 생각해야 할 것은, 오늘날의 의학과 치료기술의 발달, 보조기구의 개발, 특수교육 프로그램의 발달, 사회복지제도의 개선 등으로 과거와는 매우 다르게 치료하고 교육할 수 있게 되었다는 것이다. 그리고 장애인도 사회적 지위와 권리가 보장되고 있으며, 장애아도 원하면 일반학교에서 교육받을 수 있다. 지금은 장애인을 긍정적으로 받아들이는 시대이다.

장애의 발견과 판정

기형과 같은 신체적 장애를 가지고 태어나는 아기와 다운증후군, 뇌성마비 등은 의료진에 의해 곧바로 발견될 수 있지만, 그 정도가 매우 경미하다면 다각적인 검진을 해야 한다.

이 세상의 어떤 아기도 같은 시기에 기고, 앉고, 서고, 걷고, 말하고 할 정도로 동일하게 성장하는 경우는 없다. 마찬가지로 같은 장애명으로 진단받은 아이라도 장애의 다양함과 그 정도는 개인마다 아주 다르며, 그에 대한 치료 결과 또한 같지 않다. 예를 들어 같은 다운증후군이라도 아이마다 장애의 상태가 서로 다르기 때문에 한마디로 "이렇게 보육하라!"고 일반화해서 말 할 수가 없다.

장애아의 진단과 장애 정도의 판정은 누가 하는가? 그것은 종합병원이나 아동병원의 소아과의사들이 일반적으로 하고 있다. 소아과의사들은 아이의 성장상태나 건강상태를 다각도로 검진하여 이상이 있다고 판단되면 구체적으로 장애를 파악하기 위해 정밀진단을 한다.

검진 결과 아이에게 어떤 장애가 있음이 판정되면, 부모는 일차적으로 의사와 충분히 상담해야 한다. 종합병원에는 장애아동을 전문으로 진료하는 재활전문의들이 있다. 종합병원의 재활의학과라든가 소아정신과, 임상심리학과도 여기에 속한다.

특수아동의 진단은 한번에 이루어지는 것이 아니라 여러 차례 실시하여 최종적인 판정이 이루어진다. 이 시기에 어떤 부모들은 의사의 진단 결과에 대해 회의를 가지고 이 병원 저 병원을 찾아다니게 된다. 고통의 시간이 얼마큼 흘러 결국 장애라고 판단이 서면, 부모는 우선해야 할 일이 있다.

"국가와 사회는 내 아이에게 어떤 도움을 줄 수 있는가?" 하는 문제이다. 이것은 일생을 두고 매우 중요하므로 처음부터 확실히 잘 알아두어야 한다. 이제부터 어떻게 해야 되는지 구체적으로 알아보고 적절하게 판단하여 행동하도록 해야 할 것이다.

지정된 의료기관으로부터 발달장애인이라는 판정을 받으면, 우리는 국가와 사회로부터 법률에 정해진 제도에 따라 여러 가지 지원을 받을 수 있다. 즉 특수교육과 치료를 받기 시작하고, 장애 종류와 정도에 따라 특수학교에 진학하며, 지역의 복지시설에서 실시하는 특수교육 프로그램에 참여할 수 있게 된다.

읍, 면, 동의 사회복지과 직원의 도움을 구한다

장애진단을 받으면, 부모는 반드시 찾아가 상담해야 할 곳이 있다. 자기가 사는(주민등록이 된) 동, 읍, 면의 사회복지과 직원을 만나 그들로부터 필요한 정보와 도움을 얻는 것이다. 사회복지학을 전공한 이곳의 공무원은 장애인을 비롯한 고아, 무의탁 노인, 정신질환자, 호국용사 등 우리 사회의 수많은 보호대상자에 대한 복지 관련 업무를 담당하고 있다.

특수아동의 부모는 사회복지 담당 직원과 항상 유대를 가지고 아이를 위한 최선의 방법을 찾아내어야 한다. 부모에게 도움이 될 정보는 사회복지과 직원이 다 가지고 있다. 그러므로 그들의 도움은 언제 어디서나 중요한 것이다. 그들이 동, 읍, 면까지 배치되어 활동하기 전에는, 우리 부모들은 복지 정보를 제대로 얻지 못해 어려움이 많았다.

그런데 복지과 직원이나 특수학교 교사를 만나 상담하는 부모 중에는 그들에 대해 매우 감정적이 되거나 신경질적으로 대하는 경우가 있다. 부모의 신경이 매우 불안정해 있는 이유에 대해서는 이해할 수 있지만, 아이를 위해 중요한 정보와 도움을 받아야 할 대상에 대해 화풀이 비슷한 비이성적 행동을 해서는 안 될 것이다.

장애인 복지카드를 발급받는다

발달장애아의 부모와 상담한 복지과 직원은 병원의 진단서와 의사의 소견을 확인한 후 그 아이를 장애인으로 분류 등록하고, '장애인 복지카드'를 발급한다. 만일 장애아 등록을 하지 않고 지낸다면 국가로부터 받을 수 있는 혜택을 얻지 못해 불이익을 당한다. 그러므로 병원에서 장애가 판정되면 사회복지과에 가서 장애인 등록부터 하기 바란다.

복지담당 직원이 부모에게 무엇을 알려주고 어떤 도움을 주는지에 대해서는 이 책에서 구체적으로 다루지 않는다. 지역에 따라 사정이 다르기도 하지만, 부모가 직접 그들을 만나 상담함으로써 실제적인 문제가 해결되기 때문이다.

1. 장애인 등록을 하면 국가나 지역사회로부터 어떤 도움을 받을 수 있는가?
1. 주변에 이용할 수 있는 복지시설은 어디에 어떤 것이 있는가?
1. 장애인 시설을 이용하려면 어떤 절차를 밟아야 하는가, 비용은 어떤가?

1. 병원에서는 어떤 의료 혜택을 받을 수 있는가?
1. 아이를 유아원이나 초등학교에 보내야 할 나이가 되었을 때, 일반 유아원과 초등학교에 보내도 좋은지, 아니면 특수학교에 취학토록 해야 하는가?

이러한 여러 문제들은 그 지역 전담 직원들이라야 지역 특성에 맞게 정확히 알고 있다. 이 외에도 우리는 가까운 친구, 친척, 의료인, 성직자, 사회복지기관의 직원 등과 숨김없이 충분히 상담할 필요가 있다. 그들은 모두가 진정한 협력자가 될 것이다.

◈ 우선 실천해야 할 일

1. 지역사회 복지사의 충고나 안내에 따라 더 정확한 정보를 전문가나 전문기관으로부터 얻도록 하자.
1. 장애의 종류에 따른 특수 치료기관과 교육기관의 전문가를 찾아 상담하자. 우리 사회에는 많은 전문가들이 복지기관, 교육기관, 의료기관 등에서 우리 아이들을 위해 도움을 주고 있다 (인근의 특수교육기관이나 보육기관 명단은 제14장 부록편 참고).
1. 비슷한 장애를 가진 아이의 부모와 상담하자. 전국 각지에 지역별로 조직되어 있는 '장애아 부모회'를 찾는다면 쉽게 도움을 받을 것이다 (전국 장애인 관련 홈페이지 주소 부록편 참조). 비슷한 장애라도 아이마다 상태가 다양하여 똑같은 증세를 가진 케이스를 찾기가 어렵다.
1. 정신지체장애의 경우, 신체발달을 위해 물리치료를 실시하고, 지능활동을 자극하는 놀이를 하도록 하는 것은 아이의 지능과 사회성 향상에 큰 도움이 되며, 부모의 스트레스도 감소시킬 것이다.
1. 부모는 아이를 보육하는 동안 수시로 새로운 충격을 받게 된다. 그럴 때마다 실망하지 말고 언제나 낙관적이어야 한다.
1. 지금 우리 사회는 장애아에 대한 이해와 배려가 많이 발전하고 있다. 사회복지학과가 설치되지 않은 대학이 거의 없고, 많은 후원자와 봉사자들이 장애인 복지시설을 끊임없이 찾아오는 것은 이를 잘 입증

한다.

남편의 협력이 중요하다

특수아동을 둔 부부가 서로 이해하고 원만히 생활해가면 애정도 깊어진다. 그러나 부부관계가 좋지 않은 상황이 되어간다면 곤란하다. 만일 서로가 불행한 결혼이었다고 생각하거나, 아이의 양육에 대한 의견 충돌이 잦아지면 부부관계는 악화되고 만다.

그러므로 부부는 이 점을 잘 판단하여 상대의 의견을 존중하면서 서로 진실한 마음으로 의견을 나누어 오해가 생기지 않도록 해야 할 것이다. 여기에는 큰 인내와 배려가 필요하다. 부부관계의 악화는 인생에서 더 큰 불행의 시작일 뿐이다.

만일 남편이 직장 일에 매달려 귀가시간이 늦어 함께 지낼 시간이 적다면, 남편의 협력이 절대로 필요한 부인은 힘들어진다. 실제로 남편은 과중한 직장 업무로 온 에너지를 일에 쏟고 있다 하더라도, 아이와 함께 종일 씨름하는 부인은 남편이 고의로 골치 아픈 일을 기피하느라 늦게 귀가한다고 생각할지 모른다.

아이의 건강 상태가 나빠 보육이 힘들고 병원 출입이 잦으면 부모의 스트레스는 아주 심하다. 건강한 아이를 키운다고 해도 20～30%의 부모는 아이로 인해 스트레스를 받는 것으로 알려져 있다. 뒤치다꺼리도 힘든 판인데 아이가 수시로 예기치 못한 엉뚱한 행동을 하기라도 하면 부모의 정신적 고통은 더욱 커진다.

다른 가족에게 미치는 영향

장애아라고 판정을 받으면 부모 못지 않게 조부모들이 충격을 받는다. 그렇기 때문에 이 사실을 조부모에게 처음 알리기가 매우 어렵다. 이런 역할은 대개 아이 아버지가 맡게 된다. 이때 사실을 숨기지 말고 가능한 빨리 알리는 것이 현명하다. 조부모들이 처음에는 믿으려 하지 않겠지만, 시간이 지나면 인생을 더 오래 살아온 조부모 쪽의 이해가 더 깊고 오히려 위로자가 될 것이다. 하지만 아이에 대한 의학과 보육

지식은 노부모들에게 부족할 것이므로 이런 점은 잘 설명하여 바른 지식을 함께 갖도록 노력해야 한다.

조부모 중에는 부모의 생각을 잘 받아들이지 않고 아이를 자택에서 양육하지 말고 복지시설로 보내거나 양자로 주자는 제안도 해올 수 있다. 이 점은 부부 사이에도 의견 차이가 있을 것이다. 사정이 이렇게 되면 가족들의 마음은 더욱 안타까워진다. 그러나 잘 참고 충분히 논의하여 좋은 선택을 찾도록 하는 것이 가정 전체의 행복을 위해 중요하다.

장애아의 부모는 비장애 자녀가 장애 형제를 어떻게 이해할까에 대해서도 고민한다. 일반적으로 부모의 이해나 노력이 부족하면 자녀들의 이해 또한 만족스럽지 못하게 된다. 그러므로 건강한 자녀에게 충분한 관심을 가져주면서 장애 형제에 대해 잘 설명하여 이해시키도록 해야 한다. 예를 들어 가족 모두 휴양지나 여행을 갔을 때 부모가 장애 아이에게만 너무 관심을 두고 다른 자녀에게 소홀하거나 하면 섭섭한 마음을 가질 수 있다.

건강한 자녀에게 새 아기의 장애에 대해 잘 설명하기란 매우 어려워 보인다. 그러나 구체적으로 말하지 않아도 된다. 혹 장애 형제자매를 싫어하거나 하여 부모 마음을 애태우게 하는 시기가 있더라도, 일반적으로 그런 행동은 일시적이고 곧 사라진다. 건강한 아이들은 대개 나이를 먹을수록 장애 형제에 대한 부정적 생각이 없어지고 오히려 부모와 한마음으로 도우려 애쓴다. 이러한 가족의 이해와 협력은 가족관계를 더 끈끈하게 만들어주고 있다.

아이를 데리고 떳떳이 외출하자

한편 우리는 이웃이나 친구들에 대해서도 몹시 신경을 쓴다. 우리 집 사정을 알게 된 뒤부터 만나거나 방문해오기를 꺼려 외롭게 되지는 않을까 하는 두려움도 생길 것이다. 그러나 막상 사실을 알리고 도움을 청하면, 의외로 큰 이해심을 보이며 도움을 주려 할 것이다. 장애에 대한 우리 사회의 인식이 그만큼 성숙해진 결과이기도 하다.

다음으로 아이를 데리고 외출하는 것을 부끄러워하거나 두려워하지 않아야 한다. 사람들은 잘 이해하고 친근하게 대해준다. 혹 아이에 대해 질문을 해오는 사람이 있다면, 사실대로 잘 말해주자. 그 사람에게도 가족 중에 누군가 비슷한 사정이 있을지 모른다.

발달장애아를 가진 가정의 주변 사람들 중에는 격려가 되는 매우 좋은 말을 해주기도 한다. "아인슈타인 박사는 4살 때까지 말을 하지 못했다고 하잖아요. 서서히 좋아질 거예요."

그러나 유감스럽게도 몰지각한 사람들은 상대 가계(家系)에 나쁜 유전자를 가졌기 때문이라는 식으로 말하여 불화를 조장하는 경우가 있다. 절대로 피해야 할 언행이다.

반면에 많은 주변 사람들은 부모에게 마음 부담을 주지 않으려고 아이에 대한 이야기를 절대 꺼내지 않는다. 그러나 부모는 그러한 호의적인 친척, 이웃, 친구들과 아이에 대해 털어놓고 상담하여 조언과 도움을 받는 것이 좋다.

또래 아이들의 이해를 얻는 방법

부모들은 아이가 자라 다른 애들과 놀게 되고, 나중에 유아원이나 초등학교에 입학하게 되었을 때, 또래 사이에 놀림감이 되면 어쩌나 하는 걱정을 많이 한다. 이 문제 역시 부모가 적극적으로 나서 또래 아이들에게 사실을 말해주고, 같이 잘 놀 것을 당부하면 의외로 염려하던 문제가 발생하지 않는다.

학교에서도 마찬가지다. 교사는 장애를 가진 아이에 대해 다른 학생들이 충분히 이해하도록 지도하고 있으며, 또한 건강한 아이들은 잘 알아듣고 교사의 지침을 따른다. 장애아와 비장애아가 함께 교육받게 하는 통합교육의 큰 목적 하나도 여기에 있다.

내 아이를 또래 속에 섞어 놀게 할 때, 조롱받지 않고 자연스럽게 지내도록 다른 아이들에게 말해주는 데는 약간의 지혜가 필요하다. 우리 아이에게 동정심이 가도록 말해줄 이유는 없다. 이때 꼭 말해주어야 할 것은 '우리 아이가 무엇이 서툴고, 그것을 왜 잘못하는지'를 잘 설명해주는 것이 중요하다.

특수학교, 일반학교 어디로 보내야 하나

시각장애나 청각장애를 가진 아이는 맹아학교나 농아학교로 보내야 할 특수학교가 쉽게 결정되지만, 정신지체장애 아동의 취학은 전문가와 충분히 상담하고 결정할 필요가 있다. 근년에 와서 전국적으로 정신지체장애아를 교육하는 특수학교의 학급수가 상당히 감소되고 있다. 이것은 많은 특수아동이 일반학교에 입학하여 '통합교육'이라는 이름으로 비장애아와 함께 교육받고 있기 때문이다. (전국 특수학교 명단은 제14장 부록편 참고)

장애아와 비장애아가 함께 배우는 통합교육은 일반 아동이 장애아를 바르게 이해토록 하는 좋은 교육방법으로 인정되고 있으며, 부모에게도 마음의 부담을 덜어주고 있다. 그 외 여러 가지 이유로 통합교육은 권장되고 있다.

통합교육을 실시하고 있는 일반 초등학교에서는, 학습능력이 너무 처지는 아동(학습지진아)만을 모아 특별학급을 만들어 특수교사가 맡아 가르치도록 하고 있다. 이 특수학급에서는 지능발달이 늦은 아이들을 효과적으로 지도할 수 있도록 다양한 교육 기자재를 이용하여 여러 가지 방법으로 교육한다. 그런데 초등학교 중에는 아직 특수학급을 준비하지 못한 곳이 많은 상황에 있다. 만일 특수학급이 없는 학교에 입학시킨다면 교육 효율이 떨어지게 마련이다.

일반적으로 초등학교에 입학한 어린이들은 2, 3학년이 되기까지 장애를 가진 친구에 대한 이해와 배려가 부족하다. 그러나 학년이 오르면서 장애 친구에 대해 인식하게 되어 대하는 태도가 점점 달라진다.

그러면 내 아이는 일반학교와 특수학교 중 어느 쪽에 입학시켜야 할 것인가? 일반적인 견해로, 장애 정도가 중증(重症)이면 처음부터 특수학교에 진학시키기를 권장하고 있다. 왜냐 하면 일반학교에서는 중증아동에 대한 세심한 배려나 교육 준비가 특수학교보다 부족하기 때문이다. 그리고 특수학교에는 특수교육 자격증을 가진 교사들이 협동하여 교육하고 있다. 그들은 언어치료, 물리치료, 작업치료, 음악치료, 놀이치료, 미술치료, 심리치료 등 여러 분야의 전문교사가 재직하면서 서로 협력하여 교육과 치료를 병행하고 있다.

여기서 '작업치료'라는 말이 생소하게 들릴 것이다. 손놀림이 자유롭지 못한 아이들을 위해 장난감 놀이와 만들기 등의 교육을 통해 손의 기능(작업기능)을 높이도록 하는 특별히 준비된 교육방법을 말한다. 특수학교에서는 이러한 작업치료 프로그램을 매우 중요시하고 있다.

특수학교의 한 교사는 "장애아를 일반 학교에 보낸 부모는 그 학교의 교육기자재나 시설이 나쁠지라도 학교 시책이나 교사에게 협력을 잘 하고 있지만, 특수학교에 입학시킨 부모들은 그렇지 못하고 아이를 그냥 학교에 떠맡겨버리는 경향이 있다."고 지적한다.

부모는 아이를 특수학교에 입학시켰더라도 학교에 일임해버릴 것이 아니라, 학교 당국 또는 담임교사와 적극적으로 협력하여 함께 노력해야만 좋은 교육효과를 가져온다. 실제로 특수교사들은 아이들과 학부모에 대한 이해가 크기 때문에, 부모가 교사들과 잘 협력한다면 교육뿐만 아니라 아이의 신체적 치료에도 많은 도움을 얻을 수 있다.

주변에는 장애인을 돕는 봉사단체가 있다

장애아를 보육하는 부모, 특히 어머니는 아이에게 전적으로 시간을 뺏겨 늘 심신이 지친 상태로 지내기 쉽다. 그러나 자신을 너무 혹사하지 말고 도와줄 이웃의 봉사단체를 잘 찾아보자. 주변에는 분명히 도움을 청할 곳이 있다. 전문 복지시설이 아니더라도 매일 몇 시간 동안 아이를 맡아줄 봉사단체나 봉사자가 있을지 모른다. 외국에서는 일부 병원, 어린이집 등에서 일정한 시간 동안 돌봐주기도 한다.

한국도 사회 곳곳에 우리를 도와줄 봉사단체와 복지시설이 있다. 많은 부모들은 그 동안 이런 시설에 대해 관심이 거의 없었을 것이다. 그러나 이제는 복지시설을 찾아내어 가능한 많은 도움을 그들로부터 받도록 해야 한다. 복지시설의 존재 이유가 바로 여기에 있다.

복지시설(또는 봉사단체) 중에는 평일뿐만 아니라 주말에도 아이들을 맡아주는 곳이 있을지 모른다. 그런 봉사단체 중에는 여성단체나 은퇴한 노인들로 구성된 실버 발룬티어(silver volunteer)도 있다. 그런 단체를 찾기만 한다면 우리는 잃어버리고 살아온 주말 시간을 찾아 스트레스에서 잠시라도 벗어나게 될 것이다.

어떤 집에서는 아이가 성장할수록 사고를 저지르거나 엉뚱한 짓을 잘 하여, 사람들이 많은 휴양지의 호텔이나 친척집 등에 데려가기 어려운 사정이 되기도 한다. 이런 아이라면 휴가기간 동안 아이를 돌봐주는 봉사단체의 도움이 더욱 필요할 것이다. 심신이 지친 부모는 에너지를 재충전하고, 지쳤던 기분을 전환시켜줄 휴식시간이 수시로 필요하다. 부모의 기분이 나아진다면 그것은 아이들에게도 도움이 된다.

아이들도 부모와 떨어져 지내는 시간을 종종 가져야 할 이유가 있다. 아이를 장애아 캠프에 보내는 것은 좋은 일이다. 늘 집안에 갇혀 지내는 생활에서 벗어나 다른 환경에 적응해 볼 기회가 주어지는 것이다. 또한 캠프에 참여한 다른 아이들과 접촉하게 됨으로써 새로운 사람을 접하고 친구를 사귀는 경험을 하게 된다.

만일 그렇게 하는 것이 어려우면 아이들을 조부모와 함께 일주일 정도 지내도록 하는 것도 좋다. 이렇게 가끔 잠시라도 떼어놓아야 하는 이유는, 부모가 없더라도 아이가 다른 보호자와 힘들지 않게 살아갈 수 있어야 하기 때문이다.

장애아는 혼자 옷 입고 밥 먹고 화장실 갈 수 있는 것만 중요한 것이 아니다. 우리 아이들은 부모가 없더라도 환경 변화에 견딜 수 있도록 훈련받아야 한다. 항상 보호만 한다면 독립심을 배우지 못하게 될 것이다.

복지시설에 맡기는 문제

아이를 복지시설로 보내는 문제에 대해서는 일반적으로 부인보다 남편 쪽에서 적극적으로 생각하는 경향이 있다. 그 이유는, 남편은 전체 가족을 생각하고 보호해야 하는 의무감이 강한 반면, 부인은 강한 모성애로 아이 보호에 더 신경을 쓰기 때문이다. 사실 남성은 현실적인 반면에 여성은 감성적이다.

만일 아이를 더 이상 집에서 보살필 수 없는 상황이 온다면, 아이를 영구적으로 보살펴 줄 복지시설을 적극적으로 찾아야 할 것이다. 불안하고 죄책감도 느끼겠지만 현실적인 방법을 찾아내어 시기를 놓치지 않고 행동으로 옮길 수 있으면 모두에게 좋다고 생각한다.

부모는 당장만 아니라 아이의 먼 미래까지 생각해야 한다. 장애 정도가 심할수록 그러한 염려는 더 크다. 그러나 아이와 가족의 미래에 대해 필요 이상 생각하고 염려하지 말아야 한다. 우리 사회의 복지 환경은 빠르게 발전하고 있다. 그리고 아이를 가족의 중심, 생활의 중심에 두지 않고 살아가야 한다.

우리 나라에 산재하는 장애인 복지시설은 현재 모두 무료시설이며, 시설에서 소요되는 비용은 70～90%를 정부가 부담하고 있고, 부족분은 이웃의 후원금으로 운영하고 있다. 그러나 현재의 복지시설은 정부 예산의 한계로 전국의 장애아 가운데 극히 일부(생활보호 대상 가정이나 무연고 아동)를 받아들여 보육하고 있는 실정이다.

한편 많은 장애인 부모들은 유료 장애인 생활시설이나 복지시설을 찾고 있지만, 유감스럽게도 현재까지 그런 유료시설은 설립되지 못하고 있다. 그러나 머지않아 유료 장애인시설이 생겨나리라 믿는다. 소망하는 유료 장애인시설은 정부 또는 다른 기관에서 세워주도록 기다리는 것이 아니라, 장애인 부모들이 스스로 힘을 합해 설립하려는 움직임을 보이고 있다.

부모는 자기 인생을 성실하게 살아가야 한다

만일 부인이 아이와 함께 집안에서만 지내고 있다면, 다른 이웃이나 친척은 물론 사회와도 점점 멀어지게 될 수 있다. 이것은 스스로 외톨이 인생을 만들어가는 것이다. 그러므로 부인이 직장을 갖거나 파트타임으로 일한다는 것은 매우 권장할 일이다. 아이를 유아원이나 복지시설, 탁아소, 베이비시터 등에게 맡겨두고 자기 일을 한다면, 경제적 도움뿐만 아니라 자기의 전문기능을 발전시켜 활기찬 인생을 이끌어갈 것이다.

장애아를 둔 부인이 직장을 갖는다는 것은 초기에는 어렵다. 그러나 아이가 5세 정도로 자라면, 자기 일을 찾아 하도록 하는 것이 모두에게 유익할 것이다.

아이를 양육하는 동안 부모가 그들을 어느 정도 수발해야 할 것인지는 평소 부모가 해온 정도와 관련된다. 수발을 줄이기 위해 되도록이면 아이 스스로 독자적으로 하도록 교육하고 훈련시키는 것이 현명하다. 당장은 힘들고 답답하여 부모가 이것저것 다 해주어버리고 싶더라도, 그렇게 하다 보면 아이의 자립성 발달을 더디게 하는 결과를 가져온다.

지난날과 달리 우리 사회는 특수아동들을 위한 시설을 확충해가고 있어 부모의 노력에 따라 여러 혜택을 얻을 수 있다. 전국의 지방단체들에서도 곳곳에 장애아를 위한 생활시설, 재활시설, 교육시설, 체육시설, 놀이시설을 설치하거나 지원하여 향상된 서비스를 제공하고 있을 뿐 아니라, 여기저기 각종 직업재활시설도 설립 운영하고 있다.

또한 성인으로 자란 장애인을 위한 그룹홈(group home)이라는 장애인끼리 공동생활하는 시설도 늘어나고 있다. 장애인을 위한 사회 여건은 조금씩 발전하고 있으므로 아이의 미래를 너무 염려하지 말고 부모도 자기 인생을 보람되게 살아가도록 노력해야 할 것이다.

장애아 부모회에 가입하여 활동하자

아이 때문에 직장 일은 물론 개인적으로 해야 할 일에 지장이 많으면 곤란하다. 아이 뒷바라지로 일생을 보내서는 안 된다. 부모도 자기 할 일을 해야 한다. 그러기 위해 인근에 사는 같은 처지의 부모들을 만나 그룹을 만들어 서로 돕도록 하는 것은 매우 좋은 해결책의 하나이다.

우선 장애아 부모끼리의 만남부터 중요하다. 서로 대화를 나누다 보면, 어려움을 지혜롭게 처리해 가는 방법과 마음가짐을 조언받아 큰 위로와 실질적인 도움을 얻게 된다. 같은 사정에 있는 부모들은 유달리 강한 유대감을 가지며, 서로 협의만 잘 되면 편의를 보아 몇 시간 정도는 아이를 서로 맡길 수 있게 되고, 나아가 한 집에서 일정 시간 한꺼번에 여러 아이들을 돌봐주는 시스템도 만들 수 있다.

다행히 '장애아 부모회'가 전국적으로 조직되어 서로 돕고 있다. 부모들은 망설임 없이 가까운 부모회에 연락하여, 아이와 자신을 위한 도움과 조언을 얻도록 해야 할 것이다. 장애아 부모회에 대한 정보는 지역의 사회복지단체나 장애인복지시설, 또는 지역 복지담당 공무원으로부터 얻을 수 있다.

대개의 경우 장애아들은 다른 비장애아이보다 면역력도 약하여 홍역 같은 전염병에 더 쉽게 감염되며 치료에도 시간이 걸린다. 장애아 부모회에서는 아이들의 특수한 건강 문제를 대비하여 전문 강사를 초빙, 의학적 지식을 함께 쌓을 수도 있다.

장애아 부모회에서는 공통으로 가지는 난제들을 서로 협력하여 해결하도록 노력하고 있다. 단 몇 시간이나마 아이들을 맡아 보호해줄 임시 탁아소와 같은 시스템을 조직하기도 하고, 아이들이 얼마큼 성장하여 학교에 다닐 때는 방과 후에 그들을 좀더 보살펴주는 조직을 만든 곳도 있다.

아이들이 고등부(고등학교)까지 졸업하고 나면, 대부분의 경우 그들이 갈 곳은 집뿐이다. 이때에 아이들이 그들의 능력에 맞는 일을 하면서 여생을 보낼 수 있는 직업재활시설(보호작업장)이 있으면 좋을 것이다. 이것은 장애아의 부모들이 가장 절실하게 희망하는 "어떻게 하면 내 아이가 스스로 살아갈 수 있게 할까?" 하는 문제를 해결해줄 장소이다.

장애인들에게 있어 보호작업장은 참으로 중요하다. 이곳에서는 각 아이가 가진 최선의 재능이나 기능을 발굴하여 그것을 잘 훈련시켜 그가 할 수 있는 일정한 일을 하게 한다. 현재 우리 나라에서 보호작업장을 가진 시설의 수는 매우 적고 시설도 부족한 상태이지만, 앞으로 복지정책으로서 확대 운영되어야 할 중요한 사회복지 기능의 하나이다(전국의 직업재활시설 명단은 부록 참조).

전문가의 도움이 필요한 때

우리는 특수아동을 보육하면서 부모로서의 능력에 한계를 느끼는 때가 자주 있다. 어려운 일을 만나거나 자기가 노력해온 만큼 발전을 보이지 않아 지칠 때이다. 이런 경우 가까운 친구나 같은 처지의 장애아 부모 또는 특수교사 등과 상담해보는 것은 큰 도움이 된다. 분명히 좋은 조언을 얻기도 하고 스트레스도 감소할 것이다.

그러나 이것만으로는 부족하다. 만일 부모가 다음과 같은 증상을 보인다면 정신과의사를 만나 상담해볼 필요가 있다. 예를 들어 뚜렷한 이유 없이 계속 화가 치밀거나, 비애감에 젖어 있거나, 부부간에 불화가 심화되거나, 일이 손에 잡히지 않거나, 평소 해오던 사회활동에 흥미를 잃거나, 본의 아니게 자신에게 또는 다른 사람에게 거칠게 대하거나 할 때이다.

또 장기간 우울한 상태가 지속되거나 과음하거나, 특수한 경우 약물을 찾거나 하면, 우리는 부모로서 전문가의 도움이 필요하다는 증거이다. 때로 우리의 불안증세는 생리적으로 나타나기도 한다. 두통이 계속되거나, 식욕을 잃거나, 복통이 잦거나, 불쾌감이 지속되거나 한다. 가족 중에 누군가 한 사람이 이런 증상을 보이면 다른 가족에게도 영향을 미친다. 이러면 온 가족이 상담 받을 필요가 있을 수 있다.

어른만 그런 것이 아니다. 멀쩡하던 다른 형제자매가 갑자기 아기짓을 하게 되거나, 야뇨증이 생기거나, 손가락을 빨거나, 덮고 자는 담요를 끌어안고 놓지 않으려 하는 등의 불안 행동을 보일 수 있다. 어린아이들 중에는 욕구불만을 말로 표현하지 않고 행동으로 보이는 경우가 있다는 것을 알고 있어야 한다. 이런 사정이 발생하여 전문가와 상담하면, 우리는 평소 생각지 못했던 조언을 듣게 될 것이다.

장애아의 부모라고 해서 항상 정신 스트레스만 받는 것은 아니다. 아이를 위해 여러 가지 노력을 하는 동안에 우리는 때로 감동도 느끼고, 사랑의 마음이 커져 장애아를 둔 부모로서의 역할에 자부심과 기쁨도 가지게 된다. 이러한 마음가짐은 우리에게 삶의 역경을 헤쳐 나가는 힘과 지혜를 주어, 도저히 할 수 없을 것이라고 생각했던 일을 해결해가는 힘을 주기도 한다.

1. 특수아동을 둔 부모의 행복과 불행에 대한 태도는 다양하다. 그러나 우리 부모는 적극적이며 낙관적인 신념을 가지고 살아야 한다.
1. 아이의 욕구를 부모가 그 자리에서 모두 들어주는 것은 단기적으로는 편하지만, 장기적으로 아이의 독립성을 약화시킨다. 그러므로 도와 주기는 하되 과잉보호하지는 않아야 한다. 의존적으로 교육하기보다 격려하는 방법으로 스스로 할 수 있도록 애쓰자. 보조해주는 것과

스스로 하게 함을 균형 있게 하는 것이 중요하다.

1. 보육하는 동안 부모는 어떻게 하면 아이가 좋아하고 또 싫어하며, 격려가 되는지 알게 된다. 부모의 행동에 대한 반응은 아이마다 달라 어떻게 하는 것이 이상적인 교육법이며 치료법이라고 단정할 수는 없다.

독립성과 사회성을 배우도록 하자

유아원이나 초등학교에 보내기 전까지는 우리 아이가 다른 사람이나 또래와 만날 기회가 적다. 유아원에 가면서부터 아이는 교사와 보육사, 또래 친구 등의 다른 사람과 접촉하게 되고, 이때부터 타인들은 자신의 부모와 달리 자기 욕구를 잘 해결해주지 않는다는 것도 알게 된다. 즉 자기의 욕구를 조절하는 방법을 스스로 알게 되는 것이다. 또 비장애아들과 접촉하면서 남의 도움에 대한 고마운 마음, 지금까지 부모에게 해온 응석받이의 버릇없음을 알게 되고, 질서와 규칙에 대해 인식하게 된다.

예를 들어 부모의 보호 아래서만 줄곧 생활해온 아이를 유아원이나 장애아시설에 보내 여러 아이들과 지내게 하면, 처음에는 집에서 하던 버릇을 그대로 한다. 그러나 그런 행동이 다른 아이들에게 용납되지 않는다는 것을 알고, 식사시간에는 줄을 지어 차례대로 음식을 받아야 한다는 것 등을 알게 된다. 사회생활의 기본인 인내, 질서와 규칙을 배우면서 사회생활에 적응하기 시작하는 것이다.

청각장애아의 경우, 집에서 욕구불만이 있을 때 말로 표현하지 못하여 땅바닥에 주저앉아 버둥거리며 울어대는 경우가 있다. 이때 부모가 얼른 요구를 들어주면, 아이는 그 방법이 욕구불만을 해결하는 최선의 수단이라 생각한다. 그러나 학교에서 그런 행동을 했을 때 교사는 그것을 알기 때문에 욕구를 바로 만족시켜주지 않는다. 그러면서 울어 보채는 것이 욕구의 해결방법이 아님을 차츰 알게 되는 것이다.

이처럼 우리 아이의 교육은 부모와 교사가 함께 협력하여 조금씩 진전시켜간다. 학습능력과 기억능력이 매우 약한 아이라도 반복된 교육은 반드시 변화를 가져온다. 장애아의 종류와 장애 정도는 개인에 따라 너무나 다양하기 때문에 우리 아이를 어떻게 양육할 것인지 그 최선책은 아무도 꼬집어 말할 수 없을 것이다.

반드시 해야 할 부모의 일

아이 때문에 겪는 초기의 충격과 실망과 혼란도 얼마큼 시간이 지나면 차차 안정이 되고 생활도 정상화 되어간다. 그러나 생활 시스템은 아이의 상태에 따라 이전과 다르게 된다. 수시로 의사를 찾아가야 하고, 정기적으로 물리치료를 받도록 해야 하며, 장애아 부모회에도 참가하게 될 것이다. 또 매일 시간에 맞춰 약을 먹여야 하는 등 여러 가지 일이 따른다. 에너지를 뺏기는 것과 시간제약이 따르는 것은 감수하지 않을 수 없다.

부모가 아이를 직접 집에서 치료하고 교육하는 일은 장애 상태에 따라 한계가 있으며, 아이가 무엇을 할 수 있고 무엇을 할 수 없는지 잘 알기도 어렵다. 장애인 복지재단이나 시설의 전문가로부터 많은 조언을 들어야 할 것이다.

아이에 대한 이런 저런 판단이 서면, 부모는 우선해야 할 일을 정해야 한다. 치료와 교육을 위해 물리치료하기, 병원가기, 교사 만나기 등의 일들은 '반드시 해야 하는 의무'라고 생각하고 감내(堪耐)하기로 마음먹는 것이 정신적 부담을 줄일 것이다. 만일 그렇지 못하면 자신이 해야 할 다른 중요한 일에 대한 의욕마저 잃게 하고, 죄의식 같은 기분이 마음을 누르게 될 것이다.

부모는 장애아만 아니라 다른 자녀와 가족에 대해서도 변함없이 신경을 써야 한다. 아이로 인한 경제적 부담도 만만치 않을 것이다. 그러므로 개인의 시간 사정과 에너지, 가계 수입 등을 감안하여 개인의 생활방법을 결정해야 한다. 가족간의 대화와 이해의 폭을 넓혀 온 가족 모두가 좌절하거나 원망하거나 필요 없는 분노에 사로잡히거나 하지 않아야 한다. 오히려 더 용기를 내고 의욕적인 삶을 계획하고 실천해가야 할 것이다. 인간은 마음먹기에 따라 역경도 극복하고 훌륭한 삶을 살아갈 수 있다고 생각한다.

한편 아이가 자라가는 동안, 우리는 때때로 새로운 좌절과 고뇌를 느끼게 된다. 세상에서 제외된 듯한 느낌이 들기도 하고 주변 모든 사람이 원망스럽게 생각되기도 한다. 전문가들은 수시로 찾아드는 이런 감정을 '만성적 비애'라고 말한다. 우리는 이런 비애감을 잘 극복해야 한다.

특히 아이가 취학연령이 되었을 때, 그리고 더 시간이 지나 사춘기에 접어들 때, 또한 성인의 나이가 되었을 때 찾아오는 감정은 유별날 것이다. 그러나 이때 받는 심각한 마음은 처음 장애를 발견했을 때 가졌던 것보다는 훨씬 약화된 것이다.

보육하는 동안 우리는 아이가 조그마한 발전만 보여도 기쁨을 느끼면서 자신과 온 가족이 들인 공과 노력에 보람을 찾아야 할 것이다. 어떤 부모는 이렇게 말하고 있다.

"내 아이가 장애자라는 생각을 가지면 어려움을 극복하지 못한다. 그것이 일상생활이라고 생각하자."

장애인의 부모가 느끼는 감정은 사람마다 다르기도 하지만, 같은 사람이라도 때에 따라 변한다. 우리 부모의 행복 또한 다른 사람들과 다름없이 중요하다. 그러기 위해 일반적으로 몇 가지 마음을 가질 필요가 있다.

첫째, 아이들에 대한 기대치를 높이지 말자.

둘째, 아이들이 보여주는 매우 작은 발전에도 기뻐하고 감사하자. 그 기쁨은 다른 사람들보다 더 자주 느끼고 깊을 것이다. 실제로 많은 부모들은 어느 날 아이가 불현듯 보여주는 정신적 신체적 발전에 큰 기쁨을 느끼게 된다. 또 아이들 중에는 매우 뛰어난 운동기능을 가진 경우가 허다하다. 그렇다면 그들의 운동기능을 살려주도록 하자.

셋째, 그들의 적성, 장기, 재능을 찾아내어 개발해주자. 이것이 잘 발전되면 보호작업장에서 일할 수 있게 된다.

넷째, 장애가 심하여 누워 있어야만 하고, 반응이 지극히 적은 아이라도 음악을 들려주고 사랑의 말을 해주자. 그들은 우리의 관심과 사랑을 느끼고 긍정적인 평화로운 반응을 보이기 때문이다.

◈ 부모가 가져야 할 생각

1. 장애아이의 출생으로 부부간의 결혼생활에 장애가 생겨서는 안 된다. 아이를 둘러싼 진지한 대화는 오히려 부부간의 이해와 애정을 더 강화시킬 수 있다.
1. 부부 사이에 같은 내용의 이야기가 반복되더라도, 거듭 말하는 사이에 조금씩 생각과 대책이 발전해간다는 것을 이해하자.
1. 아이 때문에 할일도 못한다는 생각은 버리자. 자기 할일도 하고 아이도 사랑하자.
1. 아이를 현실로 받아들이고 긍정적으로 승화시키도록 노력하자.
1. 직장일이 너무 바빠 시간 내기가 어렵더라도 아이와 가족을 위한 중요한 일은 하도록 노력하자.
1. 아이를 위한 일을 부부가 분담하는 것도 중요하다. 재원(財源) 문제, 의료보험, 적절한 치료 프로그램, 잡다한 집안일을 서로 나누어 하면서, 상대가 하는 일에 서로 관심을 가지고 협력하자.
1. 아이에게 모든 에너지를 다 쏟아 붓지 말자. 휴식도 취하며 자기 자신부터 추스르고 잘 보호해야 다른 건강한 아이와 가족을 돌볼 수 있다.
1. 모든 일을 혼자 생각하고 감당해야 하는 독신의 아버지와 어머니는 경제적으로나 정신적으로 또는 육체적으로 보육의 부담이 더 크다. 이런 경우 국가나 지방자치단체로부터 받을 수 있는 혜택이 없는지 알아 보자. 주말에 잠시라도 휴식할 수 있도록 주변에 봉사기관이나 봉사자가 없는지 적극 알아 보자.
1. 장애 자녀에게만 너무 신경을 쓰면 다른 형제자매가 시샘을 하거나 불만을 가질 수 있으며, 때로는 장애 형제에게 심한 행동을 보이기도 한다. 그러나 조금 철이 들면 부모가 왜 장애 형제에게 정성을 쏟고 있는지 이해하게 된다. 또한 많은 경우 건강한 형제가 성하지 않은 형제에 대해 특별한 사랑을 보이기도 한다.

◈ 특수아동에 대한 부모의 보육 지침

1. 자녀의 무능력을 질책하지 않는다.

1. 자녀가 스스로 해야 할 일과 도와 주어야 할 일을 구별하자.
1. 아이가 하는 일에 극성스럽게 간섭하지 말자.
1. 장애아이라고 다른 자녀와 달리 특별대우를 하지 말자.
1. 항상 아이의 입장이 되어 생각하자.
1. 부모 자신의 사회적 체면을 앞세우지 않는다.
1. 자녀 앞에서 그의 장래에 대해 우려하지 말자.
1. 자녀의 앞날을 위한 장기대책을 준비하자.
1. 항상 명랑하게 자녀를 대하자.
1. 자녀의 발달이 장기적임을 잊지 말자.
1. 자녀에게 지나치게 요구하지 말고 칭찬을 많이 하자.
1. 우리 아이에 실망하고 남의 아이에 질투하지 않는다.
1. 장애아 부모회에 적극적으로 참여하여 활동하자.
1. 자녀 앞에서 학교와 교사의 좋은 점을 자주 이야기하여, 아이가 교사를 따르게 하자.
1. 아이가 성공할 수 있는 일을 만들고 시키자.
1. 아이 앞에서 일관성 있는 말과 행동을 한다.
1. 기적을 기대하기보다는 최선을 다하자.
1. 장애아 관련 교육에 적극 참여하여 자기 성장을 도모하자.

입양아의 장애 문제

아기를 입양해오는 가정에서는 아무것도 모르는 젖먹이를 데려올 것인가, 아니면 3, 4세 이상 성장한 아이를 택할 것인가 결정이 어렵다. 입양아기가 어리면 생부모처럼 양육할 수 있지만 그 대신 아이의 건강상태를 알기가 곤란하다. 불행하게도 입양한 아기가 발달장애인 경우가 드물게 있다. 이 경우 양부모가 받게 되는 정신적인 실망감과 스트레스는 생부모와 마찬가지이다.

이런 상황을 피하려면 건강상태와 성격을 어느 정도 알 수 있을 정도로 자란 아이를 선택해야 할 것이다. 입양아를 정하기 전에 의사나 전문가와 충분히 상담하겠지만, 마음에 꼭 드는 아이를 만나게 되는 것은 아니다.

입양제도는 비밀보장의 원칙이 있다. 그에 따라 생부모와 입양해간 수양부모는 누구인지 서로 모르도록 하고 있다. 그러므로 입양해올 아이의 부모가 어떤 사람들인지 정확하게 미리 알 수는 없다.

거제도애광원의 종합복지시설 안내

필자가 일했던 '거제도애광원'의 기구에 대해 간단히 소개한다. 1952년에 설립하여 2002년에 창립 50주년을 넘긴 이곳은 아래와 같은 5가지 복지시설을 함께 갖추고 있다.

1. 정신지체장애인 생활시설 (재활시설)
2. 장애가 지극히 심한 중증장애인 생활시설 (요양시설)
3. 지역의 정신지체장애아동과 발달장애 아동을 교육하는 애광특수학교 (유년부, 초등부, 중등부, 고등부가 있다)
4. 고등부까지 졸업한 장애인에게 직업훈련을 하는 직업재활시설 (작업활동시설, 보호작업장)
5. 3~4명의 장애인들이 사회재활 교사와 함께 하나의 가족 단위를 이루어 가정생활을 하는 공동생활가정(group home)

종합적인 복지시설인 이곳 시설 중에 장애 상태가 아주 나쁜 중증장애인만이 생활하는 '민들레집'은 목 가누기, 기어가기, 걷기, 옷 입기, 화장실가기, 식사하기 등의 '신변처리'가 어려운 아동을 보육하는 생활시설과 치료시설을 잘 갖추고 있다.

애광특수학교에는 5세부터 교육을 시작하는 유치부에서부터 초등부(6년), 중등부(3년), 고등부(3년)까지 180여명이 재학하고 있다. 이 특수학교에는 애광원에서 생활하는 아동들만 재학하는 것이 아니라, 거제도와 통영시 일대의 적령기 아동들이 와서 배우고 있다. 학생들 중에는 적령기를 넘기고 입학하여 같은 학년이라도 나이 차이가 많은 경우가 허다하다. 특히 유치부에는 5세 정도의 아동도 입교하고 있는데, 이런 아동은 유치부에서 3년여 보낸 후 초등부에 들어가게 된다.

이곳 시설에 수용되지 않고 자기 집에서 학교에 오는 재가장애인(在家障碍人)은 부모가 직접 차로 등하교시키기도 하지만, 대부분은 학교

전용 스쿨버스를 이용하고 있다.

이곳 아이들은 특수교사 한 분이 4~6명씩을 한 반으로 맡아 밀착교육을 한다. 아이마다 장애가 다르기 때문에 일률적인 교육은 이루어질 수 없다. 글과 수, 사물의 개념을 알게 하는 교육 외에 미술, 음악, 공예, 수직, 도예, 목공 등을 가르치고, 가정에서의 생활교육, 예절교육, 사회생활에 필요한 사회교육을 하고 있다. 그 외에 아이들의 상태에 따라 정서안정치료, 언어치료, 물리치료, 운동치료, 미술치료, 음악치료, 작업치료, 원예치료, 감각치료, 치과치료(지역 치과의사의 봉사) 등의 각종 치료를 실시하고 있다.

특수학교 교사들은 손이 많이 가는 아이들에게 나름대로 규율을 만들어 수준에 맞게 생활을 지도한다. 학교에 가지 않고 집에서만 지내는 아이들과 특수학교에 다닌 아이 사이에는 일반적으로 큰 차이가 난다. 특수학교나 보호시설의 직원들이 아이들을 보육하는 수고는 무척 크다. 노력만큼 좋은 결과가 나타나기는 어렵지만, 교사와 아동들 사이에는 특별한 사랑의 감정이 형성된다.

거제시에 한국 장애인 부모회의 1개 지부로서 거제시 장애아 부모회가 결성된 것은 2001년이었다. 그러나 그 이전부터 이 학교에 재학하는 아동의 학부모들은 장애아 부모회 활동을 하고 있었다. 이곳의 부모들은 재가장애인을 위한 기숙사 같은 것이 학교 안에 있기를 원한다. 그러나 아직 그런 시설은 없다. 학부모들은 아이들의 안전과 편의를 위해, 순번을 정하여 학교에 와서 아이들을 돌보고 있다. 당번이 된 부모(주로 어머니)는 아동들이 타는 스쿨버스에 동승하여 안전하게 승하차하도록 인도하며, 간식시간이나 점심시간이 오면 그들의 식사를 도와 주고, 수업이 끝나면 다시 스쿨버스를 타고 아이들과 함께 귀가한다.

아동들이 개학하여 등교하는 동안에는 규칙적인 생활을 하며 지내다가 막상 방학을 맞으면, 아동들은 개학 때까지 계속 집에만 있어야 한다. 뿐만 아니라 고등부까지 졸업하고 나면, 아이들은 더 이상 갈 곳이 없어진다. 졸업 후 집에만 있어야 할 아이들을 생각하면 부모들의 걱정이 커진다.

고등부를 졸업하고 성인이 된 장애인들을 위하여 부모회는 최근 거제시의 시립복지관 내에 성인 보호작업장을 설립하도록 시 당국과 협력하여 그 일을 추진하고 있다. 거제애광학교의 한 교사는 이렇게 말한다. "저는 우리 학교 아이들의 부모님을 참 존경합니다. 저는 장애아를 가르치는 특수교사이지만, 부모 노릇하기가 교사보다 비교할 수 없이 어렵다고 생각합니다. 우리 부모님의 힘으로 이 지역에 보호작업장이 하루 속히 세워지기를 기원합니다."

거제도애광원과 같은 종합적인 장애인시설이 전국에 산재하고 있으므로, 이웃의 복지시설이나 특수학교의 소재를 알려면 제14장 부록편을 참고하기 바란다.

제2장 발달장애의 발견

발달장애는 특수한 경우 임신 중에 미리 발견할 수 있지만, 대부분은 출생 후 즉시 또는 성장하면서 알게 된다. 어떤 아동은 유아원이나 학교에 보낸 후에 장애가 있음을 알게 되기도 한다.

임신 중에 장애를 확인하는 검사

오늘날은 임신 중에 태아가 가지고 있을지도 모르는 이상을 진단하는 여러 가지 기술이 개발되어, 실제로 많은 임부들이 검진을 받고 있다. 예를 든다면 선천성 기형, 대사장애, 염색체 이상 등이 미리 검진되고 있다.

우리 나라에서 한해 약 15만 명의 태아가 기형으로 우려되어 중절수술을 받는다고 한다. 그런데 이중에는 중절하지 않아도 될 많은 태아가 포함되어 있다. 왜냐하면 최근에는 의학의 급속한 발전으로 심장장애를 가지고 태어난 아기이더라도 수술로 90%가 완치되어 정상생활을 할 수 있기 때문이다.

그러므로 임신 중에 1차 의료기관에서 기형이 의심되면 큰 종합병원의 기형전문의를 찾아 정밀진단을 받도록 해야 한다. 그렇지 않으면 부당한 임신중절을 하기 쉽다.

◆ 이분척추를 조사하는 알파-페토프로테인 검사

임신 후 초기 검사에서 의심이 가는 임신부는 임신 4개월 때, 태아에서 분비되는 알파-페토프로테인(alpha-fetoprotein AFT)이라 부르는 단백질의 양을 검사한다. 만일 이때 그 양이 과다하면 이분척추(二

分脊椎 spina bifida)라는 장애로 의심받는다.

인체의 등을 떠받치는 척추(등뼈) 속에는 척수(脊髓)가 들어있다. 척수는 온몸과 뇌 사이를 연결하는 신경의 큰 다발이다. 이분척추는 선천적으로 척추의 뒤쪽(대부분 척추 아래쪽)이 벌어져 척수가 밖으로 드러나는 장애이다. 이분척추가 되면 척수가 손상되거니와 세균에 감염된다. 이러한 척수의 손상은 지능과 여러 신체장애를 나타내게 된다. 약 1000명에 1명꼴로 이분척추 장애아가 태어나고 있으며, 그 원인은 아직 밝혀지지 않고 있다.

임신 중에 엽산(葉酸 folic acid)이나 어떤 비타민류가 부족하면 발생 확률이 높아진다는 보고가 있어, 엽산을 복용하는 산모가 많이 있다. 반면에 AFT의 양이 너무 부족하면 그 임부는 다운증(Down syndtrome) 아기를 가지고 있을 가능성이 있다.

◆ 양수천자 검사

태아기에 시행하는 검사의 하나로 양수 검사(羊水 檢査 amniocentesis)가 있다. 이것은 자궁 내에서 태아를 둘러싸고 있는 양수 일부를 주사기로 빼내어 검사하는 것이다. 이 양수를 실험실에서 2~3주일 배양하면, 그 안에 떠 있던 태아의 세포가 증식한다. 이 세포의 핵을 검사하면 염색체의 이상과 생화학적인 문제점을 미리 찾아낼 수 있다.

◆ 염색체 검사

생물의 세포라면 일정한 수의 염색체가 반드시 들어 있다. 사람의 경우 하나의 세포에는 46개의 염색체가 있다. 이 염색체의 형태와 수를 조사했을 때 그 수나 형태에 이상이 발견되면 몇 가지 유전적인 병을 미리 진단할 수 있다.

또한 염색체 내부에는 수천수만 개의 유전자라고 부르는 것이 사슬처럼 연달아 붙어 있다. DNA라는 화학성분으로 이루어진 유전자는 인간은 물론 모든 생물의 형태와 생명현상을 좌우하는 기능을 가지고 있다. 오늘날에는 수만 개의 인간 유전자 각각에 대해 연구가 이루어져 각 유전자의 역할이 무엇인지 많은 사실이 알려져 있다.

유전적인 병은 염색체 또는 유전자에 이상이 생겼기 때문에 일어난다. 염색체와 유전자의 이상을 조사하는 일은 첨단과학의 한 분야이다. 최근에는 염색체 검사와 동시에 AFT(당단백질 일종)와 에스트리올(estriol 여성호르몬의 일종)과 고나도트로핀(gonadotrophin 성선자극호르몬)을 함께 조사하고 있다. AFT 한 가지 검사만으로는 다운증이 20% 정도 확인되지만 세 가지 검사를 함께 하면 60%가 미리 발견된다. 임신 중기에 시행하는 AFT, 에스트리올, 성선자극호르몬 이 3가지 검사를 '트리플 테스트'라 부른다.

◆ 난막융모 검사

1980년대에 난막융모 검사(卵膜絨毛 檢査 chorionic villus sampling CVS)라는 태아검사 방법이 개발되었다. 난막융모란 태반(胎盤 placenta)을 형성하게 될 조직이다. 이 난막융모 조직에 바늘을 꽂아 소량의 세포를 흡인해내어 그 염색체를 조사할 수 있다. 이 검사는 임신 3개월 이전에 할 수 있으며, 양수검사와는 달리 몇 시간 내에 그 결과를 알 수 있어 편리하다.

◆ 태아 초음파 검사

최신의 진단방법 중 하나인 초음파 검사(ultrasonic, sonography)는 태아 검사에도 이용된다. 초음파장치로 태아의 형체를 검사하면 이분척추, 골격의 이상, 거대 신장(腎臟), 선천성 심장 이상 등을 발견해낼 수 있다. 이 검사는 대개 임신 중반에 하고 있다.

◆ 자궁내시경 검사

태아경(fetoscopy)이라는 태아 검사기구는 내시경처럼 자궁 속으로 넣어 태아의 형태적인 이상을 조사하는 장비이다. 이 검사는 임신 6개월경에 하며, 태아의 형태 이상을 찾아낸다. 이 기구로는 태아의 혈액도 채취하여 검사할 수 있다.

◆ 태아 검사가 꼭 필요한 경우

태아 검사 중 몇 가지는 부득이한 경우에만 하는데, 그 이유는 검사가 태아에 나쁜 영향을 미칠 가능성이 있기 때문이다. 부모에게 어떤 이상이 있다고 분명히 판단될 때 시행하며, 양수 검사와 난막융모 검사는 35세 이상의 임산부와, 과거에 유전적 또는 염색체 이상을 가진 자녀를 낳은 임부에게만 권한다. 그리고 태아경(자궁내시경)검사는 태아에게 혈액 이상이 있을 가능성이 염려될 때 하고 있다.

검사 결과 아무런 이상이 발견되지 않으면 다행이다. 그러나 심각한 문제가 확인되면 부모는 어떻게 해야 할 것인지 복잡한 문제 앞에서 고민한다. 대답은 간단하지 않다. 어떤 임신부는 연령 때문에 더 이상 아기를 가질 수 없는 조건에 있을 수도 있다. 이때 중요한 것은 아이가 태어나면 어떤 장애증세를 보일 것인지 어느 정도 알아야 하고, 아기를 키우면서 어떻게 대처할 것인지, 부모와 가족의 결심이 어떠한지, 종교적인 믿음은 어떤지, 우리 사회의 복지제도는 어떠한지 등 여러 가지 문제를 생각해야 할 것이다.

이러한 경우 부모는 장애에 대한 각종 정보를 많이 가지고 있을수록 결정이 쉬워진다. 의사와 유전적인 문제를 상담하고, 같은 종류의 장애아를 가진 부모를 만나 알아보는 것도 중요하다. 어떤 결정을 하든지 임신부는 태아와 자신이 최선의 보호를 받을 수 있도록 노력해야 한다.

태아 검사의 불완전성

현재 우리 나라의 모자보건법에서는 모체의 건강에 심각한 이상이 있거나, 유전학적인 성장장애나 신체질환 등이 있는 경우에 한하여 보호자의 동의를 거쳐 임신한 날로부터 28주 이내에 중절수술을 할 수 있도록 규정하고 있다.

근래에 와서 많은 임부들이 태아 검사에서 선천성 장애가 의심되면 성급하게 태아를 중절하는 일이 많아, 의료인들은 생명경시의 낙태방지를 위해 노력하고 있다. 2002년의 한 조사에서 선천성 장애가 의심된 이유로 낙태한 태아의 비율이 전체 임신아의 15%에 이르렀다는 보도가 있었다. 그러나 태아 검사에서 장애가 있다고 의심된 신생아의 70~80%는 오진이거나, 출생한 뒤 저절로 낫거나, 치료할 수 있다고 한다.

즉 선천성 심장장애로 진단되는 태아는 전체 선천성 장애아의 5분의 1 정도인데, 이중 절반 이상은 자라는 도중에 저절로 낫고, 30% 정도는 수술 치료가 가능하다. 또한 성형수술의 발달로 언청이, 육손이 등의 기형은 거의 100% 정상인과 다름없도록 수술하고 있다. 그러므로 태아검사 후 의심이 가는 경우가 있다면 신중히 의사와 상의하여 결정해야 할 것이다.

신생아의 이상 발견

아기가 태어나면 의료진은 즉시 산모와 신생아의 건강상태부터 확인한다. 신생아에 대해서는 1) 심장박동, 2) 호흡, 3) 피부색, 4) 신경반응, 5) 근육상태(muscle tone)를 조사하고, 그 결과를 수치로 기록한다. 아프가르 채점(Apgar score)이라 부르는 이 작업은 출산 후 1~5분 이내에 행하며 10점이 만점이다. 각 항목마다 0~2점을 매기는데 대개의 신생아는 10점으로 기록된다. 예를 들어 신생아의 심장이 1분 동안에 100회 이상 박동하면 2점, 그 이하이면 1점, 아주 뛰지 않으면 0점으로 기록한다.

그리고 출생 시 외모로 나타나는 토순(兎脣), 이분척추, 대퇴골형성장애, 다지증(多指症) 등은 출생과 동시에 쉽게 확인되지만, 그 외의 선천적인 이상은 2, 3년 지나면서 차츰 발견된다.

◆ 난산(難産)에서 올 수 있는 장애

출산시 난산의 경우 아기에게 산소 공급이 부족하여 뇌에 장애를 주는 경우가 있다. 이를 산소결핍증(anoxia 또는 hypoxia)이라 부르며, 뇌신경 손상의 정도는 산소가 결핍된 시간과 관계가 있다. 산소 결핍은 뇌성마비, 간질 및 기타 여러 가지 발달장애를 가져오는 원인이 될 수 있다.

◆ 미숙아의 장애

아기가 어머니 뱃속에서 달을 채우지 못하고 수주 또는 몇 개월 먼저 미숙아로 출생하면 신생아중환자실(neonatal intensive care unit, NICU)에 입원하게 된다. 미숙아는 뇌, 폐, 간, 신장, 순환기관 그리고 소화기관이 완전히 발달되지 않고 있다. 예를 들어 심장이 미숙한 상태에 있으면 뇌와 다른 기관에 산소를 충분히 공급하지 못하고, 소화기관이 발달되지 않았으면 영양결핍을 가져온다. 또 신진대사가 원활하지 않으면 혈액 속의 칼슘과 당분 부족 현상으로 발작이 일어난다.

그러므로 미숙아는 생명유지장치가 설비된 종합병원의 신생아중환자실 보육기(incubator) 안에서 특별한 보호를 받으며 일정 기간 키우게 된다. 신생아중환자실은 방 전체가 세균감염방지 시설을 갖추고 있으며, 제한된 의료진만 조심스럽게 출입하고 있다. 만일 미숙아를 보육기 속에서 특별하게 보호하지 못한다면 생명을 유지하기도 어렵거니와 여러 가지 장애를 가져오게 된다.

미숙아는 병균에 대한 면역기능도 매우 약하다. 뇌에 바이러스 등이 감염되어 뇌막염(encephalitis) 또는 수막염(meningitis)이 되면 신경세포가 손상을 입는다. 매우 드물지만 뇌 안에 출혈이 있은 후 뇌 속에 수액이 고이는 뇌수종(hydrocephalus)이 될 수 있다.

신생아는 생후 첫 주에 발뒤꿈치에서 소량의 혈액을 채취하여 갑상선기능부전(hypothyroidism 갑상선호르몬 결핍 상태)과 페닐키톤뇨증(phenylketonuria PKU) 등도 검사한다 (페닐키톤뇨증에 대한 자세한 내용은 제4장 21절 대사장애편 참고).

이러한 증세들을 가진 아기는 매우 드물며, 일찍 발견하여 적절한 대처나 치료를 즉시 시작하면 지능장애를 방지할 수 있다.

성장 중에 발견되는 경우

출생한 아기의 이상증후는 산부인과 의사나 소아과 의사, 유전 감식

전문가 등이 먼저 발견하지만, 만일 초기에 이상을 알지 못하면 키우는 동안에 이웃집의 다른 아기들보다 발달 상태가 늦다는 것을 알게 되면서 의심을 가지게 된다.

특수아동은 일반적으로 운동능력이나 언어와 지능 발달이 늦다. 예를 들면 10개월이 지나면 혼자서 충분히 앉을 수 있어야 하고 (대개 6~8개월 만에 앉는다), 1년 반 후에는 걸어야 하며, 2년 반을 넘기면 말을 할 수 있어야 하는데, 그렇지 못할 때 이상을 알게 되는 것이다.

임부들은 임신 초기부터 자신과 아기를 지켜줄 의사를 정하여 정기적으로 검진을 한다. 또 출산 후에도 수시로 찾아가 아기의 건강상태를 확인한다. 일반적으로 장애가 뚜렷하면 쉽게 알 수 있지만, 상태가 경미하고 분명치 않으면 이상은 늦게 발견된다. 아기의 발달 상태는 아이마다 조금씩 다르다. 어떤 경우에는 발달이 지연되다가 뒤늦게 정상으로 돌아가기도 하므로, 발달장애 여부는 조심스럽게 여러 차례 확인해야 한다.

지능장애아는 유아 때는 다른 아이와 다름없이 튼튼하게 자라기 때문에 미리 발견되지 않는 경우가 많다. 반면에 출산 시에 난산한 아기는 처음에는 성장발달이 매우 늦지만 차츰 정상으로 성장하게 되기도 한다.

발달장애가 의심되는 여러 증세

발달장애는 시각장애, 청각장애, 언어장애, 지능장애, 다른 사람과의 관계 장애(사회성장애), 운동장애 등으로 나타난다. 다음과 같은 예를 발견한다면 장애를 의심할 수 있다.

1. 아이가 큰 소리를 들어도 놀라지 않고, 뒤에서 이름을 불렀을 때 돌아보지 않으며, 라디오나 텔레비전의 볼륨을 최대한 올려둔 상태에서 놀고 있다면 청각장애를 의심한다.
1. 아기가 부모의 눈과 초점을 맞추어 쳐다보지 않거나, 눈앞에 있는 물건이나 사람이 이동해도 눈동자가 움직이지 않으면 시각장애가 없는지 확인한다.

1. 손 또는 손에 쥔 물건을 입으로 가져가지 못하고 항상 주먹을 단단히 쥐고 있다거나, 또 3개월이 지나도 머리를 가누지 못하고, 10개월 되어도 혼자 앉지 못하며, 18개월째에 들어도 걷지 않으면 근육이나 신경에 문제가 있다.

일반적 영유아(嬰幼兒) 발달단계의 예

나이	운동	동작	사회적 행동
1개월	뉘어두면 머리를 좌우로 움직이고, 대부분의 시간 잔다.	주먹을 쥐고 있으나 손바닥에 닿는 것은 손가락으로 잡는다.	얼굴을 쳐다보며, 5~6주일 지나면 웃기 시작한다.
6개월	머리를 똑바로 들고 혼자 잠시 앉으며, 좌우를 돌아본다.	두 손으로 물건을 잡고, 잡은 물건을 이손 저손으로 옮긴다.	무엇이든 입으로 가져가며, 소리 나는 쪽을 바라본다.
9개월	네 발로 기어가며, 지지대를 붙잡고 잠시 선다.	엄지와 검지로 물건을 쥐고, 검지로 작은 물건을 찌른다.	두 손으로 컵을 들고 있고, 관심을 끌려고 소리를 지른다.
1년	손을 잡아주면 걷는다. 벽을 잡고 옆걸음을 걷는다.	장난감을 집었다가 놓으면서 쳐다본다. 숟가락을 사용한다.	옷 입을 때 손발을 내민다. 이름과 간단한 말을 알아듣는다.
1년 반	난간을 잡거나 손을 잡아주면 계단을 오르고, 공을 던진다.	장난감 블록을 3~4단계 쌓고, 크레파스를 주면 종이에 그린다.	숟가락을 잘 사용하고, 몇 마디 말을 알아듣고 말한다.
2년	제법 잘 뛰어다니고, 문을 열며, 넘어지지 않고 공을 찬다.	책장을 한 번에 한 장씩 넘긴다. 블록을 6~7층까지 쌓는다.	신발과 양말을 신으며, 간단한 말로 먹을 것을 요구한다.
3년	세발 자전거를 타고, 두 발을 교대로 옮겨 계단을 오른다.	선이나 원을 따라 그리고, 블록 3개로 하나를 걸쳐 다리처럼 만든다.	다른 아이와 어울려 놀고, 나이와 이름 성별을 말한다.
4년	한 발로 뛰고 발끝으로 돌며, 나무나 사다리를 올라간다.	간단한 글씨를 흉내내어 그리고, 사람과 집을 그린다.	혼자 양치질하고, 옷을 입고 벗으며, 말을 순서대로 한다.
5년	두 발을 번갈아 가볍게 뛰며, 음악에 따라 춤을 춘다.	사각형, 삼각형, 여러 가지 글자를 모양에 따라 그리고 쓴다.	얼굴을 씻고 닦으며, 10까지 수를 세고, 생일을 안다.

1. 15개월이 지나도록 분명하게 말 한마디를 못하고, 24개월에 이르러도 짧은 말(句) 표현이 어렵다면 언어발달에 지장이 있을 수 있다.
1. 아기가 부모를 보고서도 웃지 않거나, 안아줄 때 뻣뻣하거나, 다른 사람과 눈을 마주치지 않거나, 어쩌다 눈을 맞춘다 하더라도 즉시 피해버린다면 자폐와 같은 정서장애일 가능성이 있다.

이런 증상들은 한 가지 또는 몇 가지가 겹쳐 나타나기도 한다. 그러므로 이러한 이상을 발견하면 얼른 의사와 상담해야 한다. 그때 의사는 정상발달단계와 어떤 차이가 있는지 다각도로 정밀검사를 하게 된다.

유아기에는 발견되지 않는 장애

아기를 데리고 정기적으로 병원을 찾으면, 의사는 부모에게 아기의 지능과 행동 발달 상태에 대해 여러 가지 질문을 하여 정상으로 자라고 있는지 확인한다. 또한 매번 아기의 체중과 키, 머리의 둘레를 재어 신체와 뇌가 정상으로 발달하고 있는지 조사한다.

아기의 성장상태를 주기적으로 검진하여 평균 성장 기준과 비교했을 때 지나치게 발달이 늦다고 판단되면 정밀검사를 받을 필요가 있다. 정밀검사는 간단치 않아 시간이 걸리며, 만일 검사결과가 나쁘면 몇 개월 안에 재검사를 받아 확실한 판단이 필요하다.

신생아도 그렇지만 유아기 동안에는 수막염이나 뇌막염을 앓을 가능성이 있으며, 놀다가 사고를 당하기도 하고 납이나 중금속 중독, 갑상선 같은 내분비기관의 이상 또는 어떤 만성병의 발병으로 발달장애가 시작될 수 있다. 만일 어떤 진단이 나오면 부모는 의사와 철저히 상담하여 대책을 상의해야 한다.

취학 후에 발견되는 장애

장애가 서서히 진행되거나 그 정도가 아주 가벼우면 학교에 입학한 후에 늦게야 발견되기도 한다. 다른 아이들과 쉽게 친해지지 못한다거나, 애기 짓을 계속하고 있다면 염려가 된다. 이렇게 경미한 장애는 학교 교사가 부모보다 먼저 발견해내기도 한다. 공부를 아주 못하거나(학습지진), 행동이 지나치게 부산스럽고 산만하거나, 집중하지 못하는 행동도 이 시기에 확인되는 경우가 많다. 발달장애에서 오는 여러 문제점들은 한꺼번에 발견되지 않는다. 장애가 경미하면 늦게까지 발견되지 않을 수 있다.

의사의 장애 진단 소견서

병원에서 각종 진단방법으로 어떤 장애가 있다는 판별이 나오게 되면, 의사는 소견을 적은 진단서를 발급하게 된다. 한편 특수교육 전문가들은 병원과는 달리 여러 가지 인지능력, 사회성숙도, 지능 등의 검사를 다각도로 실시하여 판정하게 된다. 이러한 장애검사는 특수학교나 복지기관에서 전문교사로부터 받을 수 있으며, 검사 방법은 아이의 나이, 성장 상태 등에 따라 달라진다. 이런 경우 병원 진단에는 비용이 들지만, 특수학교나 복지기관에서 하는 지능과 심리검사 등은 대개 무료로 하고 있다 (각종 검사법은 제13장 참조).

병원에서 진단받을 때 경우에 따라 많은 비용이 들게 되는 것은 복잡한 진단장비들을 사용하여 장시간에 걸쳐 첨단적인 의술을 다하여 검진하기 때문이다.

제3장 특수아동의 진단 및 치료 전문가

과거에는 발달장애아를 가진 많은 부모들이 내 아이에 대해 답답한 문제들을 상담하고 조언을 얻을 전문가가 누구인지, 어디서 만날 수 있는지조차 모르고 혼자서 고민하고 나름대로의 방법으로 살아왔다. 그러나 지난 10여년 사이에 우리의 환경은 크게 발전하여 장애아의 진단과 평가, 치료, 교육 및 복지문제 등에 대한 정보를 제공하고 지도해 줄 전문가들을 대학 특수교육학과와 대학병원이나 큰 종합병원 또는 장애아복지기관에서 쉽게 만날 수 있게 되었다.

미국에는 전역에 '발달평가센터'(Developmental Evaluation Center)가 있어 이곳에서 전문가의 진단과 그에 따르는 여러 가지 조언을 얻을 수 있다. 우리 나라에는 이런 기구가 따로 설치되어 있지 않으나, 대학의 특수교육학과나 대학병원 또는 종합병원의 소아과 및 발달연구소 등에서 종합적인 진단과 평가를 받을 수 있다.

전문가는 부모 자신

특수아동의 부모는 아이를 길러가는 동안 자신이 자기 아이에 대해 누구보다 잘 이해하고 또 대화(communication)할 수 있는 전문가가 된다. 내 아이에게 어떤 발달장애가 있는지, 그가 무엇을 좋아하고 싫어하는지, 어떻게 하면 동기유발(motivation)을 시킬 수 있는지, 아이에게 어떤 도움들(needs)이 필요한지에 대해 제일 많은 정보를 가진 사람이 되는 것이다.

그러나 부모는 내 아이에 대해서는 잘 알지만, 그렇다고 해서 부모의 능력이 전문가를 대신할 수 있다는 뜻은 아니다. 특수아동 전문가들은 이에 대한 지식과 학문적 배경을 가지고 있으며, 그들을 평가하고 보육하는 방법을 꾸준히 훈련받으며 경험을 쌓아온 사람들이다.

발달장애 전문가들은 의학 외에 사회과학과 행동과학 등에 대한 지식을 가지고 있다. 한편 특수아동에 대한 연구는 복잡하기 때문에 매우 다양한 분야로 전문화되어 있다. 그들은 수준 높은 지식으로 아이들의 장애를 진단하고 개선하는 방안만 아니라, 특수아의 출생 자체를 미연에 방지할 수 있는 문제도 연구하고 있다.

어떤 진단기관을 선택할 것인가

특수아동의 치료는 부모와 전문가들이 서로 협력해서 노력할 때 제일 도움이 된다. 여러 분야의 특수아동 전문가들에 대해 우리 부모가 많은 이해를 가지면, 누구에게서 어떤 도움과 조언을 받을 수 있는지 판단하게 될 것이며, 그들은 전문적인 눈으로 평가하여 보육에 도움될 가장 좋은 정보를 알려줄 것이다.

어떤 부모는 이런 저런 다양한 분야의 전문가들을 여러 사람 만나본 후 너무 많은 조언들을 듣게 되어 혼란을 느끼기도 할 것이다. 장애 진단과 평가에 시간 소모가 많을지라도 그들을 만나보는 것이 아이의 발달과 보육에 필요한 정보를 얻는 효과적인 방법이다.

장애를 종합적으로 진단 평가받으려면 다음 세 가지 조건을 갖춘 곳을 찾으면 좋을 것이다.

1. 각 분야의 장애 전문가들이 함께 일하는 곳
2. 평가 후에 보다 정밀한 검사를 받을 수 있는 곳
3. 진단 후에 장애상태가 어떻게 진행될 것인지 그 예후(豫後)를 말해주고, 약물치료나 물리치료법에 대해 전문적인 조언을 들을 수 있는 곳

아이를 도울 발달장애 치료 의사와 전문가들

일차적으로 발달장애 진단과 판별이 이루어지면, 우리는 보다 전문화된 병원이나 학교, 협회, 복지기관 등으로부터 구체적인 정보를 얻어

야 할 것이다. 예를 들면 시각장애, 청각장애, 정신지체장애, 자폐, 과다행동, 다운증후군, 이분척추, 뇌성마비 등 장애 종류에 따라 다른 전문가나 기관을 찾아야 한다.

어느 곳에서든 좋은 전문가를 만나면 그때부터 우리는 그분들과 좋은 유대관계를 장기적으로 유지하며 아동의 치료와 발달에 도움이 될 최선의 방법을 수시로 상담하면서 협조를 얻어야 할 것이다.

신생아는 의사와 간호사의 보호 속에 태어난다. 그러나 출생 후 장애가 발견되면 다양한 전문가의 도움이 필요하게 된다. 다음은 우리가 만나고 상담해야 할 여러 전문분야와 그들의 역할을 간단히 소개한다. <가나다 순>

*** 간호사**

의사의 전문분야가 다양하듯이 간호사의 전문분야도 전문화되어 있다. 미국에서는 간호사의 기능에 따라 일반간호사와 대학원 과정을 거쳐 자격을 갖는 전문간호사가 있으며, 아동의 발달평가와 관리를 전문으로 하는 간호사도 있다.

*** 검안사(optometrist)**

의사가 아니면서 시력을 검사하고 그에 필요한 특수 안경을 만들도록 훈련받은 전문가이다.

*** 내과전문의(internist)**

인체 내부 장기를 검사하고 치료하는 전문의사이다. 이들은 일반적으로 수술은 하지 않는다.

*** 내분비전문의(endocrinologist)**

인체 생리 조절에 중요한 역할을 하는 호르몬과 효소를 분비하는 기관(내분비선 內分泌腺)의 기능을 전문으로 다루는 의사이다. 예를 들면 뇌하수체, 갑상선, 부갑상선, 부신(副腎), 췌장, 난소(卵巢), 정소(精巢)

등이 내분비기관이다. 이런 내분비선에서 나온 호르몬은 혈류 속으로 들어가 각기 독특한 기능을 하는데, 분비량이 너무 많거나 적으면 병을 일으킨다.

* 마취전문의(anesthesiologist)

장애 상태에 따라 정밀진단이나 수술 등을 하기 위해 마취를 해야 할 경우, 의사는 마취전문의와 상의하여 적절한 마취방법을 적용토록 한다.

* 물리치료사(physical therapist PT)

손발의 움직임 또는 몸의 균형 잡기에 지장이 있는 사람을 치료하는 전문인으로서 발달장애아에게는 매우 중요한 역할을 한다. 걷고, 기고, 구르고, 물건을 잡고, 들고, 던지고 할 때 우리 몸은 대근육운동(gross motor activity)을 한다. 물리치료사는 이런 대근육운동을 치료하는 전문인이다. 발달장애 아동의 근육 상태, 힘, 관절의 운동범위, 신경반응, 자세, 운동 형태, 운동 숙련도 등을 판단하여 적절한 치료를 하며, 신체구조의 이상을 교정하기도 한다.

물리치료사는 대학에서 물리치료학을 전공하고 국가시험에 합격해야 자격을 갖는다. 그들은 장애아만 아니라 거동이 어려운 노인, 수술 후 또는 장기 입원 후의 환자 재활에 중요한 역할을 하고 있다.

많은 발달장애아들은 물리치료, 직업치료, 언어치료, 호흡치료, 심리치료 그리고 사회적응훈련 등 개인에 따라 특수한 치료와 훈련이 일생 필요하다. 물리치료는 일찍 시작할수록 효과가 크다.

* 산부인과의사

의사들은 일반적으로 산과와 부인과를 겸하고 있으나, 전공을 더 전문화한다면 부인과의사(gynecologist)와 산과의사(obstetrician)로 구분하게 된다. 부인과의사는 여성 생식기관의 건강 즉 불임문제나 생식기관 수술 등을 전문으로 하고, 산과의사는 임신 후부터 출산 그리고 산모와 아기의 건강을 다루는 전문의사이다.

그러므로 아기를 가지면 이후부터 주기적으로 산과의를 찾아 임부와 태아의 건강상태, 장애 유무 등을 체크한다. 이때 산과의사는 임부에게 적절한 영양 섭취, 운동과 휴식, 면역 문제, 피해야 할 약, 담배, 술 그리고 검진(엑스선 촬영 등)이나 특수한 치료 등에 대해 다양한 사항을 알려준다.

*** 비뇨기과의사(urologist)**

오줌을 만들어내는 신장과 방광, 요도 등을 전문으로 진단하고 치료하는 의사이다. 그들은 진찰도구로 요도관(catheter), 방광경, 엑스선사진 등을 사용한다. 이분척추나 척수에 장애가 있으면 비뇨기(泌尿器)에도 이상이 발생하는 경우가 많다.

*** 사회복지사(social worker)**

발달장애아를 가진 부모는 사회복지사로부터 많은 정보와 도움을 받지 않으면 안 된다. 그들은 정부나 지방자치단체의 복지기관, 시군구청의 사회복지과 외에 전국의 복지시설 및 종합병원 등에서 활동하고 있다. 사회복지사가 되려면 복지사로서 필요한 전문과정을 이수하여 그 자격을 얻어야 한다.

사회복지사는 직업적인 업무 외에 상담과 심리치료 기능도 일부 한다. 그들은 우리에게 필요한 치료병원, 전문의사, 치료사, 교육시설, 생활시설, 이웃의 장애인 가족, 국가나 민간단체 등으로부터 받을 수 있는 복지혜택 등에 대해 적절한 정보를 알려준다.

*** 소아과의사(pediatrician)**

신생아로부터 청년기까지의 어린이를 전문으로 치료하는 의사이다. 아이들이 앓는 일반적인 병을 치료하며, 전염병 예방과 면역치료 등을 한다. 소아과의사는 흔히 아이들의 여러 가지 이상행동과 소아문제(childrearing)에 대해 좋은 조언을 해준다. 예를 들면 오줌가리기 훈련법에서부터, 형제간의 갈등 해소방법, 독립심 훈련법 등에 대해서도 조언해준다.

* 소아정신과의사

특수아동을 비롯하여 어린이의 정신건강을 전문으로 보살피는 의사를 말한다. 과다행동, 자폐, 학습장애, 정서장애 및 소아 정신질환 등을 진단하고 치료한다.

* 소화기전문의사(消化器專門醫師 gastroenterologist)

위장, 소장, 대장, 식도, 간, 담낭(쓸개), 췌장 등 소화기관의 건강을 전문으로 진단하고 치료하는 의사이다.

* 신경과의사(neurlogist)

뇌, 척수, 신경에 대한 전문의사이며 발작, 뇌 손상, 근육활동의 이상 등을 다룬다. 신경과의사 중에는 특수아동에 대한 진단평가를 전문분야로 하는 소아전문 신경의(pediatric neurologist)가 있다. 신경의가 검진에 사용하는 의료장비는 다양하고 복잡하다. 발작(간질) 증상의 진단에는 뇌파검사가 필수적이다. 뇌의 내부 상태를 입체적으로 알아보기 위해 단층촬영(CT), 자기공명영상촬영(MRI), 양전자방출단층촬영(PET), 척추천자검사 등을 한다. 신경의 중에는 뇌와 척수 등 신경 부분에 대한 수술을 주로 하는 전문의(neurosurgeon)가 있으며, 뇌수종(腦水腫 hydrocephalus), 뇌손상, 뇌종양, 뇌출혈 등을 수술한다.

* 심리학자(psychologist)

인간의 지적 기능과 행동에 대해 연구하는 전문학자이다. 심리학은 임상심리, 교육심리, 학습심리, 아동심리, 범죄심리, 상담심리 등 다양한 전문분야가 있다. 특수아동의 부모가 만날 심리전문가는 임상, 학습, 아동심리 전문가일 것이다. 이들은 장애아동의 지능을 검사하고 행동을 관찰하여 판별하며, 부모와 교사 또는 다른 분야의 전문인과 협력하여 심리치료에 임한다.

* 심장전문의사(cardiologist)

선천적으로 심장에 이상을 가지고 태어나는 신생아는 다른 신체 또는 정신장애를 동반한 중복장애를 가진 경우도 있다. 심장전문의는 심장박동소리를 청진기로 직접 듣기도 하고, 심전도(electrocardiogram), 초음파심음향도(echocardiogram), 심장카테터법(catheterization) 등으로 심장의 이상을 검진한다. 심장카테터법은 팔 또는 목의 정맥을 통해 작은 카테터를 심장으로 넣어 이상을 검사하는 방법이다.

* 안과의사(ophthalmologist)

안과의사는 눈의 이상을 진단하고 치료하며, 장애아동의 시각 관련 문제를 관리한다. 시각장애의 정도에 따라 특수하게 설계된 렌즈로 만든 안경을 제공한다.

* 언어치료사(speech-language therapist)

발음이나 말하기에 지장이 있는 아동이나 성인을 치료한다. 말을 늦게 하거나, 말을 잘 하지 못하게 된 원인이 청각장애 때문인지 또는 다른 이유인지 특수한 장치로 검사한다. 목소리를 내지 못해 말로는 대화할 수 없는 경우, 언어기호(sign language) 또는 첨단 통신 전자장비를 쓰도록 지도한다.

언어치료는 장애 상태에 따라 몇 아이를 동시에, 또는 개별적으로 치료할 수도 있다. 전혀 말을 하지 못하는 아이의 입을 움직여 말할 수 있도록 발음기관에 자극을 주는 훈련에서부터 종알거리기, 따라 말하기, 자람에 따라 차츰 분명하게 말하기 지도를 차례로 한다.

난청인 장애아에게는 듣는 훈련과 함께 소리와 손동작으로 교신하는 방법을 지도한다. 또한 생각을 표현할 수 있는 온갖 그림이 그려진 대화판(communication board)을 이용하기도 하고, 아이의 성장과 인지(認知) 정도에 따라 첨단 컴퓨터 음성합성장치를 활용하도록 지도하고 있다.

* 영양사(nutritionist)

병원의 특수영양사는 환자 치료와 깊은 관계를 가지고 있다. 대사장애를 가진 아동의 경우 음식은 매우 중요한 요소가 된다. RD (registered dietitian)라 불리는 특수 과정을 거친 영양사는 대사장애 아동을 가진 부모에게 중요한 상담 대상이다.

많은 장애아들은 음식물 섭취를 조심해야 한다. 의사와 간호사 및 영양사의 조언에 따라 필요한 영양분과 비타민 등이 고루 섞인 음식을 먹도록 하고, 앨러지를 유발하지 않는 음식과 먹어서는 안 되는 것은 피한다. 반면에 체중이 늘지 않고 생장이 매우 느린 아이에 대해서는 특별한 고영양식을 제공하며, 하루에 먹는 회수도 달리할 필요가 있다.

어느 정도의 음식량을 어느 시간대에 먹도록 해야 하는지도 중요하다. 너무 많은 영양식을 먹여 과체중이 되게 해서는 안 된다. 삼키지 못하거나 씹지 못하는 아이의 식사법 또한 특별하다. 대사장애, 예를 들어 페닐기톤뇨증 환자는 페닐알라닌 단백질이 적게 포함된 음식을 섭취해야 한다. 그렇지 않으면 음식물 속의 페닐알라닌이 분해되지 않고 몸과 뇌에 축적되어 지능장애를 쉽게 초래하게 된다.

* 외과의사(surgeon)

외과의는 큰 상처나 감염이 심한 부분, 암조직 등을 수술로 치료하는 전문의사이다. 그들은 신체의 기형이나 이상 부분을 수술하여 기능이 회복 또는 개선되도록 한다. 외과의사 중에는 손, 발, 심장, 폐, 혈관 등 특정 부분만을 전문으로 수술하는 의사가 있다. 그러므로 아이의 치료에 수술이 필요한 경우, 전문 외과의사를 찾는 것은 중요한 일이다.

외과수술로 많은 장애를 치료할 수 있다. 수술에는 입원해야 하는 대수술도 있고, 탈장이나 편도 적출처럼 가볍게 하는 수술도 있다. 수술치료를 위해서는 소아과의사를 비롯하여 신경과, 정형외과, 심장의 등 전문의사의 종합적인 정밀진단이 필요하다. 장애아동의 수술은 까

다롭다. 체격과 건강상태를 잘 보아 수술 후 합병증을 조심한다.

*** 유전상담가(genetic counselor)**

어떤 장애나 선천성 질병은 선조로부터 가계를 따라 전해오는 유전적인 문제를 가지고 있는 경우가 있다. 유전상담가들은 유전과 관련된 장애들에 대해 구체적으로 설명하고 상담해준다. 오늘날의 유전학은 첨단과학 분야여서 일반 의사들이 충분한 지식을 가지기 어렵다. 그러므로 가계에 의심이 가는 병이 있으면 유전상담가를 만나면 도움이 된다. 그들은 가계조사를 통해 원인을 추적하기도 하고, 염색체를 검사하여 이상을 찾아내기도 한다. 우리는 유전전문가로부터 후대에 나타날 가능성이 있는 유전적 문제에 대해서도 조언받을 수 있다.

*** 이비인후과의사(otolaryngologist)**

귀, 코, 인후(咽喉 목구멍)의 병을 전문으로 치료하는 의사이다. 그들은 진단을 위해 여러 가지 의료장비를 이용한다. 이비인후과전문의는 전문 영역에 따라 이과의(耳科醫 otologist), 비과의(鼻科醫 rhinologist) 그리고 인후과의(咽喉科醫 laryngologist)로 세분하기도 한다.

*** 가정의(family physician)**

의학 전반에 대한 광범한 지식을 가지고 있는 가정의는 일반 진료를 비롯하여 혈액, 소변 등으로 각종 병리검사를 담당하며, 식이요법, 운동, 위생문제, 병을 미리 막도록 하는 예방의료 등을 담당한다.

*** 재활의(再活醫 physiatrist)**

신체적 장애나 신경장애를 가진 환자를 치료하는 의사이다. 재활병원의 의사는 특히 발달장애아에게 중요하다. 그들은 정형외과의나 물리치료사, 직업치료사와 밀접한 관계를 갖고 치료에 임한다. 재활치료법으로는 열, 광선, 전기, 마사지, 운동, 방사선 등을 이용하며, 재활장비로 특수한 휠체어와 온갖 보조장비를 고안하기도 한다.

* 정신과의사(psychiatrist)

정신장애나 정서장애, 이상행동 등을 전문으로 진단 치료하는 의사로서, 환자를 직접 관찰하고, 이야기를 나누고, 의학적인 테스트도 하여 진단한다. 그들은 환자의 주변 사람도 만나 환자 병력(病歷)을 자세히 알아보기도 한다. 정신질환자의 치료방법은 환자에 따라 다양하다. 일정한 약물치료 외에 개별적으로, 때로는 여러 환자를 모아 집단치료할 경우도 있다. 정신과 중에서 어린이를 전문으로 진단 치료하는 분야를 소아정신과라고 한다.

정신과의사의 도움을 받아야 할 대상은 장애아만 아니라 그 부모와 가족까지 해당한다. 정서와 행동에 문제를 보이거나, 사회적응이 어려운 아이, 학습장애를 보이는 아동 등에 대해 정신과의사와 상담하면, 의사는 문제점을 발견하고 그에 대처하는 훈련방안을 조언할 것이다. 정신과의사는 필요에 따라 부모 외에 학교 교사, 물리치료사 등과 정보를 나누며 치료방안을 강구하게 된다. 치료방법으로는 놀이치료, 행동관리, 그룹치료 등이 있다.

특수아동을 보육하는 부모는 지속적으로 반복되는 매일의 스트레스 때문에 극복하기 어려울 만큼 심신이 지칠 수 있다. 이럴 때 정신과의사와 상담하면 부모는 본인의 정신건강 외에 장애아에 대한 더 많은 이해도 얻게 될 것이다.

* 정형외과의사(orthopaedist)

뼈와 관절 및 근육의 이상을 진단하고 치료하는 전문의사이다. 정형외과의는 뼈와 근육의 이상뿐만 아니라 근육의 강도, 운동범위, 근육의 반응, 기형의 유무 등을 검사하고 치료한다. 뼈와 근육에 이상을 가진 장애인은 수술 외에 물리운동, 직업치료, 부목(副木 splint), 깁스(cast), 보조대(brace), 보조장구 등을 사용한다. 물리치료사나 직업치료사는 정형외과의사로부터 처방과 협의를 거쳐 치료행위를 하고 있다.

* 직업치료사(occupational therapist OT)

장애인에게 독립적으로 살아갈 수 있는 직업훈련을 전문으로 하는 사람이다. 장애인에게 적절한 기능을 습득시켜 재활을 돕는 직업치료는 여건에 따라 직업재활시설이나 가정에서 한다. 직업치료를 받는다고 하면 많은 사람들이 의문을 갖는다. 이 말은 원래 부상이나 신체결함으로 직업활동을 하지 못하는 성인 장애인의 직업훈련을 실시하면서 생겨난 말이다. 즉 장애아라도 손발을 적절히 움직여 숙련된 직업인이 되도록 훈련하기 때문에 직업치료라 부르고 있다.

특수아동을 직업치료한다는 것은 손의 근육(소근육)을 잘 움직일 수 있도록 훈련하는 것을 말한다. 말하자면 손을 내뻗고, 움켜쥐고, 붙잡고 하는 등의 작은 운동부터 시작한다. 직업치료 범위에는 얼굴 근육과 입을 움직이고, 씹고, 삼키고, 침과 음식을 흘리지 않도록 입술을 오므리는 등의 훈련도 포함된다. 그래야 물건을 향해 손을 뻗어 잡고 감각을 느끼면서 스스로 컵에 물을 담아 마실 수 있고, 크레파스로 그림을 그릴 수 있으며, 목적하는 직업적 일을 할 수 있게 된다.

직업치료에는 다른 근육끼리 서로 협동하여 움직이도록 하는, 예를 들면 눈과 손이 서로 협동토록 하는 훈련도 있고, 어떤 아이들은 감각자체가 잘 안 되기 때문에 감각훈련부터 하는 감각통합(sensory integration)이라는 직업치료를 한다. 직업치료에서는 개인의 장애 특성에 따라 손놀림이 가능하도록 특별히 만든 보조장비를 적절히 쓰고 있다.

직업치료는 치료사와 부모 사이에 충분한 정보교환과 협력이 필요하다. 부모는 직업치료에 도움이 되는 특수한 장비와 손동작을 돕는 각종 보조장비에 대해서도 알아두어야 할 것이 많다. (보조장비는 7장 참조).

* 청각전문의사(audiologist)

소리를 듣지 못하는 아이를 검진하는 전문의로서 이비인후과 의사가 일반적으로 이에 속한다. 하지만 청각장애인만 전문으로 다루는 의사가 있다. 이들은 진단장비를 사용하여 아이의 청각반응을 검사한다. 여러 주파수의 소리를 양쪽 귀에 들려주어 반응을 조사하고, 고막을 검사하는 장비로 고실계측(鼓室計測 tympanometry)도 한다(제22장 참조). 소리에 대한 반응은 뇌파검사로 측정하는데 이것을 청력환기검사(auditory evoked response AER)라 한다. 때로는 뇌간환기검사(brain stem evoked response BSER)도 한다(제4장 8절 참조).

청각검사는 한 차례로 끝나지 않을 수도 있으며, 때로는 청각전문의 단독으로 하지 않고 언어치료사, 이비인후과의, 소아과의, 정신과의, 교육전문가 등과 함께 검진하기도 한다. 보다 정밀한 청각능력을 테스트하기 위해 central auditory processing이라 부르는 검진법을 쓰기도 한다. 검사 결과 청력에 장애가 있음이 판단되고, 청각보조장비가 도움이 된다면 적절한 장치와 사용법을 일러준다.

*** 치과의사(dentist)**

이빨과 잇몸 또는 입의 이상을 전문으로 치료하는 의사이다. 충치 등으로 대부분의 사람이 치과를 찾아간다. 다운증후군 아동을 비롯하여 많은 특수아동이 선천성 치과 장애를 가지고 있다. 이빨진단에도 엑스선 촬영을 하는 등 여러 의료장비가 이용된다. 이빨이 불규칙하게 났을 때 이빨 교정만 전문으로 하는 의사를 치과교정의(orthodontist)라 하고, 잇몸의 이상을 전문 치료하는 의사는 따로 치주전문의(齒周專門醫 periodentist)라 한다.

*** 상담가(counseler)**

정신의학자, 심리학자, 사회복지사, 특수교육교사, 간호사 등이 주요한 상담가이다. 어떤 상담가가 필요한지는 아이의 장애 상태에 따라 다를 것이다. 그들은 개인적으로 상담도 하지만 그룹 토론도 하고, 판정을 위해 여러 가지 검사법을 사용하며, 특수한 행동검사도 한다. 상담가는 아동과 그 부모 및 가족에게 도움이 될 의학적, 사회적 대안을 제시해준다.

*** 특수교육교사(special educator)**

특수아동을 교육하는 방법을 전문 공부하여 자격증을 가진 교사를 말한다. 특수교육교사(특수교사)는 특수학교만 아니라 발달장애아동이 있는 일반학교에서도 근무하고 있다. 우리 부모는 아이가 재학 중인 동안만 아니라 그 후에도 특수교육교사와 밀접한 관계를 갖게 된다. 특수교사는 장애 종류 즉 학습장애, 청각장애, 시각장애, 정신지체장애 등에 따라 각기 다른 특별교육을 행한다.

지능장애가 없거나 가벼운 뇌성마비아는 일반학교에서 다른 아이들과 함께 교육받는다. 지금은 장애 정도가 상당히 심한 특수아동이라도 일반학교에서 통합교육을 받고 있다. 그러나 아주 심한 중복장애아들이라면 특별한 교육환경을 갖춘 특수반에서 개별화 교육계획(individualized education program)에 따라 교육받게 하는 것이 효과적이다.

*** 호흡치료사(respiratory therapist)**

호흡에 지장을 가진 환자를 도와 주는 훈련을 받은 전문가이다. 산소마스크, 수증기 공급기(mist tent), 고압호흡기 등의 특수한 도구를 사용하여 호흡을 도우며, 가슴 부위에 물리적 자극을 주어 호흡기능을 강화하도록 치료하기도 한다. 또한 그들은 호흡기관이 감염되는 것을 예방하고, 호흡 자체를 효과적으로 하도록 환자 자신을 훈련시킨다.

호흡치료에는 호흡기구를 쓰거나 산소마스크, 가습장치 등을 사용하기도 하고, 가슴을 두드리는 흉부타진(chest percussion)으로 기관지에서 점액성 분비물을 배출토록 한다. 낭포성섬유증 장애를 가진 아이는 폐의 감염과 충혈을 방지하기 위해 부모도 치료법을 익혀 집에서 정기적으로 호흡치료에 임해야 한다.

제4장 특수장애의 종류

특수아동의 장애 종류를 명확하게 진단하고 구분하기는 어렵다. 많은 경우 특수아동은 어느 한 가지 장애만 아니라 중복장애를 가지고 있으며, 장애의 정도 또한 개인차가 매우 크다. 의학의 발달에 따라 장애의 종류가 다양하게 세분되고 있으나, 이 책에서는 빈도가 높은 일반적인 장애에 대해 주로 다룬다.

1999년에 개정된 우리 나라 장애인복지법에서는 장애의 유형을 편의상 다음 도표와 같이 분류하고 있다.

표1. 장애인 분류

대분류	중분류	소분류	세분류
신체적 장애	신체 외부 장애	지체장애	절단장애, 관절장애, 지체(肢體)기능장애, 변형 등
		뇌병변장애	중추신경 손상 장애
		시각장애	시력장애, 시야결손장애
		청각장애	청력장애, 평형기능장애
		언어장애	언어장애, 음성장애
	신체 내부 장애	신장장애	신장의 장애
		심장장애	심장의 장애
정신적 장애	정신지체		지능지수 70 이하
	정신장애		정신분열, 우울장애 등
	자폐증		자폐성 장애

제1절 정신지체장애(精神遲滯障碍)

지능장애의 범위

정신지체장애인(정신지체인, 지능장애인 mental retardation)을 엄밀하게 규정하기는 어렵다. 미국정신지체장애협회(AAMR)가 정의하고(1992년) 있는 내용을 보면,

- 정신지체인은 지능이 평균보다 현격하게 제한되어 있다.
- 지능 외에 1) 의사소통(commucication), 2) 자기관리(self-care), 3) 가정에서의 생활(home living), 4) 사교성(social skill), 5) 공동생활성(community use), 6) 자발성(self-direction), 7) 건강관리와 자기보호 능력(health and safety), 8) 학구성(functional academics), 9) 여가활용(leisure), 10) 일하는 기능(work) 등 10가지 기능 중에서 2~3가지 이상의 장애를 동반하고 있다.
- 정신지체는 18세 이전에 드러난다.

여기서 '지능의 제한'이란 지능지수검사 점수가 70~75 이하로 낮은 상태를 말한다. 어린이들을 대상으로 지능지수검사(intelligence quotient IQ)를 하기 위해 고안된 '스탠포드-비네 지능검사'(Stanford- Binet Intelligence Scale)와 '웩슬러 지능검사'(Wechsler Intelligence Scale)는 세계적으로 많이 이용되는 검사방법이다.

위에서 든 10가지 생활적응 기능도 개인마다 그 경중(輕重)이 매우 다양하다. 장애 정도가 얼마나 심각한지에 따라 1) 아주 심한 정도(深症 profound), 2) 심한 정도(重症 severe), 3) 중간 정도(中度 moderate), 4) 가벼운 정도(輕微 mild) 등의 말로 표현하고 있으나, 이것 역시 그 경계를 구분하기는 어렵다.

한편 미국정신의학회(American Psychiatric Association)는 장애상태를 남의 도움이 얼마나 많이 필요한지에 따라 지속적(pervasive), 광범위적(extensive), 제한적(limited), 일시적(intermittent) 4단계로 구분

하고 있다.

정도가 제일 심한 '지속적' 단계는 일생을 두고 모든 면에서 끊임없이 도움이 필요한 상태이고, '광범위적'은 가정이나 작업장에 있는 동안 여러 면에서 항시 돌봐야 하는 사람이다. 그 아래 단계인 '제한적' 단계는 일정한 때에만 도움이 필요한 경우이고, 제일 경미한 '일시적' 단계는 직업을 잃거나, 주거(住居)가 없어지거나, 건강이 위급할 때 등에 일시적으로 도우면 되는 사람이다.

정상지능과 장애지능

일반적으로 지능지수가 84~116인 사람은 평균지능인데, 인구의 68% 정도가 이 범위에 있다고 한다. 1983년에 워싱턴의 한 장애인협회가 조사한 지능지수의 인구 백분율을 참고하면 아래와 같다. 이 수치는 시대와 나라, 또는 사는 곳에 따라 차이가 나는 것으로 알려져 있다.

	지능지수	인구 비율
정상(normal)	84-116	68%
경계(boardline)	68-85	14%

경계 범위의 사람은 독립적인 생활을 할 수 있기 때문에 지능이 낮다고 말하기 어렵다.

가벼운 정도(mild)	50-70	2%

전체 정신지체장애아의 85% 정도를 차지하는 이들은 일반 사람들과 잘 구별되지 않는다. 학습능력이 많이 떨어지고(학습지진), 말할 때 적절한 언어를 선택하지 못한다. 매우 의존적이며 일상생활과 사회생활을 제대로 하기 어렵다. 직업적 기술을 배우면 최소한으로 일할 수 있으나 감독과 지도와 지원이 필요하다.

중간 정도(moderate)	35-55	0.5%

전체 정신지체장애아의 10% 정도를 차지하는 이들은 생활에 필요한

기초적인 셈은 배울 수 있다. 그러나 자기를 돌보는 훈련을 받아야 한다. 교육과 기술훈련이 발달에 도움이 되지만 초등학교 2학년 수준을 넘기 어렵다. 성인이 되면 숙련이 필요치 않거나 또는 반숙련 작업을 지도 감독 하에서 할 수 있다.

심한 정도(severe) 20-40 0.25% 이하

운동기능과 언어능력까지 장애를 가진 경우가 많다. 학교에서는 의사소통법과 생활적응 훈련을 집중해서 한다. 전체 정신지체아의 3~4%를 차지하며, 성인이 되면 철저한 감독 아래서 단순작업을 할 수 있다.

아주 심한 정도(profound) 20-25 이하 0.25% 이하

지능장애가 가장 심한 상태이다. 이들은 전체 정신지체장애아의 1~2%를 차지하며, 기초적인 생활적응 훈련을 집중적으로 해야 한다. 만일 시각이나 청각, 운동장애까지 중복되어 있으면 특별한 시설 내에서 보호해야 한다. 보호자와 지도 감독이 계속 필요하다.

정신지체장애 아동

정신지체장애아는 지능이 떨어지고(지능장애), 학습이 지진하며(slow learner), 운동 기능 발달이 늦고, 의사소통이 어려운 아이들을 말한다. 정신지체라고 판정된 아이들은 평균적인 아이들에 비해 배우는 것과 행동이 숙련되는 것이 훨씬 느리다. 그러나 그들도 교육을 통해 조금씩은 배우고 변화되고 지능이 성장해간다. 그들을 가망 없는 아이라고 생각하는 것은 잘못이다. 신체적인 심한 장애가 없고 적당한 환경에서 살게 하면 그들도 발전을 계속해 간다.

어떤 아이들은 2~3세까지는 늦다가 나이 들어가면서 상당히 달라지기도 한다. 그러므로 어릴 때 모습이 정상이고 근육이 제대로 움직이고 있으면 발달이 늦어보여도 정신지체라고 단정할 수는 없다. 아이마다 인지능력(cognitive functioning)이 발달하는 시기에 차이가 있기 때문이다.

어떤 아이는 반응이 적고, 기력이 없으며, 너무 자주 놀래기 때문에, 또는 병치레가 끊이지 않아, 생장이 너무 느려, 아니면 정상적인 동작을 못하거나 신체장애가 있다고 하여 정신지체로 오판하기도 한다.

어떤 아이는 몇 달 또는 몇 년 사이를 두고 지능검사를 할 때마다, 또는 지능검사 종류가 달라짐에 따라 다른 결과를 나타내기도 한다. 그러므로 지능검사 결과는 매우 신중하게 판정해야 하고, 경우에 따라 일정 기간 후 다시 해볼 필요도 있다. 더욱 의문이 있다면 소아정신과 의사의 소견을 들어보아야 한다.

정신지체의 원인

지능장애가 되는 대부분의 원인은 뇌에 어떤 손상이 있어 뇌 활동이 정상적이지 못하기 때문이다. 그러나 그 원인을 찾아낼 수 없는 경우도 있다. 예를 들어 체내 화학반응이 불완전하게 일어나거나, 신경 연결에 이상이 있으면 뇌 기능에 심각한 장해를 일으킬 수 있다. 뇌파검사나 단층촬영, 뇌척수액(spinal fluid) 검사 등으로 일부 원인을 찾기도 하지만 정확히 판정하지 못하는 경우가 많다.

일반적인 정신지체장애는 출생 전, 출생 도중, 또는 출생 후에 사고라든가 세균감염, 뇌손상 등의 원인으로 발생한다. 다음은 정신지체장애의 원인 중에 대표적인 것이다.

- 유전적인 장애나 염색체 이상
- 임신 중에 먹은 알코올이나 약물 및 마약
- 임신 중 특수한 세균에 감염된 경우
- 출산을 전후하여 뇌가 발달하는 시기에 영양실조
- 임신 중인 임부가 당뇨나 페닐케톤뇨증과 같은 대사장애(代射障碍)가 있을 때
- 조산으로 미숙아 상태에서 심한 병에 걸린 경우 (합병증合併症)
- 출산 시 과도한 출혈
- 분만 때 머리에 상처를 입거나 산소 부족
- 갑상선 기능 저하와 같은 분비선(分泌腺)의 이상

l. 뇌막염이나 뇌염과 같은 뇌 감염이 되었을 때
l. 납 중독 등의 중금속 영향
l. 사고로 인해 뇌가 심하게 손상된 경우 등

정신지체장애인은 전인구의 약 1%이며, 아주 심한 사람은 0.3~0.4%라고 한다. 그런데 정신지체아는 10~20%가 시력 또는 청력 장애를 가지며, 20~30%는 뇌성마비와 같은 운동장애를, 30~40%는 행동장애나 정신적 장애까지 동반하고 있다.

제2절 주의력 결핍 과잉행동장애

주의력 결핍 (attention deficit AD) 및 과잉행동장애(hyperactivity disorder HD)라 부르는 특수아동의 증상은 행동이 부주의하고 산만하며, 말릴 수가 없도록 충동적으로 행동하는 것이 특징이다. 의학용어로 AD/HD로 나타내는 이런 아이들은 '주의력결핍 과잉행동 장애'라는 긴 이름보다, 단순히 과잉행동아 또는 주의력 결핍아라 칭하고 있다.

과잉행동(주의력 결핍행동)은 3,4세를 전후하여 두드러지게 나타난다. 이 아이들은 가족들로부터 "애는 잠시도 가만히 있지 못한다. 도저히 말릴 수가 없다."는 소리를 듣는다.

이런 아이들은 일반적으로 다른 아이들과 함께 놀기 어렵고, 성장이 느리며, 동작이 서툴고 잠자는 버릇이 일정치 못하다. 과잉행동 증상은 유아원에 보낼 나이에 현저히 드러난다. 그러나 어떤 아이는 초등학교에 들어가서야 과잉행동이 확인된다. 학교에서는 함부로 행동하지 못하고 차분히 제자리에 앉아 공부해야 하는데 그것이 어려운 아이들이다.

쉽게 실증내고 점잖게 놀지 못하는 이 아이들도 컴퓨터게임 따위는 즐겨 하고, 현란한 텔레비전 쇼 같은 것은 오래도록 보고 있다. 과잉행동아는 부모들이 백화점이나 상점에 데리고 들어가기가 어려운 경우가 많다. 이 아이들은 의사 앞에서는 얌전해지기도 하기 때문에 진찰실에서 보는 소견만으로는 평가하지 않고, 부모와 교사의 보고를 들어야 한다.

만일 우리 아이가 다음과 같은 행동을 몇 달 동안 계속한다면 전문가의 치료 (심리치료, 미술치료 음악치료 등의 방법이 있음)를 받아야 한다. 치료는 빨리 시작할수록 효과가 크다.

성격적인 면

1. 가만히 앉아있지 못하고, 부적절하게 뛰어다니거나 기어오르고, 조용히 놀지 못한다.
1. 참을성이 없고 도무지 말을 듣지 않는다.
1. 세부적인 면에 면밀한 주의를 기울이지 못하고, 부주의로 실수가 잦다.
1. 혼란스럽고, 재료를 흩뜨려놓고, 분실하고, 부주의하게 다루거나 손상시킨다.
1. 사소한 자극에 산만해지고, 다른 사람들은 무시하는 소음이나 일에 주의를 기울인다.
1. 한 장난감을 오래 가지고 놀지 않고 계속해서 이것저것 바꾼다.
1. 놀이에 집중하지 못한다.
1. 무슨 일을 다 끝마치지 못하고 다른 행동으로 넘어가는 일이 빈번하다.
1. 부모나 교사의 지시를 따르지 않고 반항적이다.
1. 자기 물건과 숙제 도구를 잘 잃어버린다.
1. 외부의 자극에 쉽게 산만해진다.
1. 매일 하던 일을 잘 잊어버린다.

행동적인 면

1. 계속해서 몸을 뒤틀거나 손가락 발가락을 꼼지락거린다.
1. 제자리에 앉아있지 못하고 소란을 피운다.
1. 너무 뛰어다니고 책상을 마구 넘어 다닌다.
1. 다른 아이들이 노는데 침범하여 방해한다.

1. 말이 많고, 질문이 끝나기도 전에 대답이 튀어나온다.
1. 남의 말이나 지시를 경청하지 못하며, 적합하지 않은 시기에 대화를 시작한다.
1. 다른 사람의 활동을 방해하고, 남의 물건을 가로채고, 만지지 않아야 할 것을 만진다.
1. 두려움을 모르고 위험한 행동을 할 때가 많다.

과잉행동의 원인과 출생 빈도

과잉행동의 원인은 아직 밝혀지지 않았다. 뇌의 어느 부분이 손상되어 과잉행동을 하게 되는지 이론은 몇 가지 있지만 지금까지 정확하게 모르고 있다. 신경과 뇌 사이를 연결하는 어떤 신경전달물질의 이상 때문이라는 이론도 있고, 납중독과 같은 환경오염의 결과라든가, 출산 전 또는 조산되어 미숙아로 있을 때 입은 상해(傷害) 등이 원인이라는 설명도 있다.

그러나 이런 이유도 이론일 뿐이지 확실하게 드러나지는 않고 있다. 어떤 가계(家系)에서는 유난히 과다행동아가 많아 유전과 관계가 있어 보이기도 하고, 부모가 과잉행동이었던 경우도 있다. 최근에는 과잉행동과 관계가 있다고 생각되는 유전자에 대한 연구도 이루어지고 있다.

전문가들은 다방면으로 조사하여 과잉행동아의 진단을 신중하게 하고 있다. 입학연령기에 과잉행동을 보이는 아이들의 비율은 상당히 높아 3~5%에 이른다. 과잉행동은 남아가 여아보다 4 : 1 또는 9 : 1 정도로 많은 것도 특징이다.

과잉행동아의 치료

과잉행동아는 그 수가 많기 때문에 종합병원의 소아과와 대학의 특수교육학과 또는 특수교사 등으로부터 검사와 치료에 대한 조언을 얻을 수 있다.

과잉행동아로 진단이 나면 약물, 적응훈련 등으로 치료한다. 치료약으로 리탈린(Ritalin : methylphenidate hydrochloride), 덱시드린

(Dexedrin : dextroamphetamine sulfate), 사일러트(Cylert : pemoline) 등이 이용되는데 모두 신경전달물질이다.

약물치료는 부작용을 염려하여 처음에는 소량을 먹이고 결과를 보아 점점 양을 적량까지 늘여간다. 부작용으로 알려진 두통, 복통, 흥분, 수면장애, 식욕상실 등은 미미하거나 일시적인 것으로 알려져 있다. 부작용이 발견되면 다른 종류의 약을 먹이거나, 약 먹는 시간대를 바꾸어 보기도 한다 (제7장 참조).

과잉행동아는 특수교사나 (소아)정신과의사 또는 훈련된 사회복지사로부터 적절한 행동훈련과 사회훈련을 받는 것이 중요하다. 또한 교사와 부모 사이에 충분한 상담도 있어야 치료에 도움이 된다. 이런 아이들은 친구와 잘 사귀지 못하고 공격적이거나 충동적인 행동을 하지만 꾸준히 치료받으면 많이 완화된다. 이들의 행동치료에는 지시를 잘 따를 때 좋아하는 음식을 주거나, 보고 싶어 하는 텔레비전 프로그램을 늦게까지 볼 수 있게 허용하는 등의 보상교육방법을 흔히 쓴다.

과잉행동아는 지능이 정상이더라도 학습이 어렵다. 이 아이들에게는 기분장애, 불안장애, 학습장애, 의사소통장애도 함께 보인다. 이러한 장애는 청소년기를 지나면서 비교적 안정되거나 약화된다. 그러나 성인이 되어도 대인관계가 원만하지 못하고 직장을 자주 바꾸는 경향이 심하다. 적절한 치료를 계속하면 대부분의 아이들은 생산적인 삶을 살아갈 수 있다.

제3절 학습장애아동

책읽기를 도무지 잘 배우지 못하고, 소리대로 글씨를 받아쓰지 못하는 학습장애(learning disability)를 가진 아동이 있다. 그들은 정신지체장애나 행동장애, 시각 또는 청각장애가 없는데도 학습이 어렵다. 말하자면 그들은 생각하기, 말하기, 읽기, 쓰기, 철자법, 수리계산 등이 잘 안 되고, 지각장애(知覺障碍), 읽기를 못하는 난독증(難讀症 dyslexia), 언어를 잃어버리는 실어증(失語症 aphasia), 미세한 운동장애 등을 함께 가지기도 한다.

시각 또는 청각장애, 운동장애, 정신지체, 행동장애, 환경이나 문화의 장애 등이 원인이 되어 학습이 어렵다면 학습장애아라고 말하지 않는다. 또 '학습부진아'라는 말도 쓰고 있는데, 이 경우는 특별한 이유 없이 공부를 못하는 아동에 대해 적용하고 있다.

학습지진아의 출생 빈도가 어느 정도인지 정확히 측정하기는 어렵다. 그러나 취학아동의 약 10~20%가 학습장애를 가지고 있다. 학습장애의 원인을 엄밀하게 찾아내기는 어렵지만 주로 신경과 관계가 있다. 그 외에 유전적인 이상, 체내 생화학적인 문제, 뇌 손상, 혈액 속에 납 성분이 다량 포함되거나 하는 환경도 문제가 되고 있다. 때로는 이런 요인들이 복합적으로 작용하여 학습장애를 가져오기도 한다.

학습장애아는 크게 다음 4가지 장애를 가지고 있다.

1) 읽기 장애(reading disorder, dyslexia) : 소리내어 읽을 때, 읽는 속도가 느리고, 글자를 빼먹거나, 다른 말로 읽거나, 없는 말을 넣어 읽기도 한다.

2) 쓰기 장애(writing disorder) : 철자법이 틀리고, 띄어쓰기와 구두점을 적절히 사용하지 못한다.

3) 수리(數理)장애(mathematics disorder) : 반복해서 가르쳐도 더하기, 빼기, 곱하기, 나누기를 어려워하며, 때로는 +와 × 수학 기호도 혼동한다.

4) 감성(感性 receptive)과 언어표현(expressive language)의 장애

이 외에 운동장애, 기억장애, 인지장애와 같은 요인도 학습장애의 원인이 된다.

학습장애의 판정과 치료

학습장애의 판정은 여러 전문가가 동참하여 해야 올바르게 판단하고 적절한 대책을 찾을 수 있다. 학습장애가 있다고 의심되면, 취학 전에 확실하게 판정해보는 것이 마땅하다. 검사자들은 아이의 지능과 학습능력 사이에 얼마나 큰 차이가 있는지 여러 가지 방법으로 조사한다.

초등학교에서 학습장애아의 치료는 특수교사가 아이의 읽기와 쓰기,

셈하기 능력을 보아가며, 판정 결과에 따라, 또한 담임교사의 조언을 얻어 아이를 하나씩 붙들고 개별교육 프로그램(individualized education program)을 준비하여 교육한다. 특수교사는 이들을 교육하는 여러 가지 특수교육 교재들을 준비하고 있다.

교육방법이 잘못 선택되면 교육효과가 잘 나지 않으므로, 아이의 능력을 잘 판단하여 적절한 방법으로 교육해야 한다. 교사가 자주 바뀌면 교육효과가 더 늦어질 수 있다.

학습장애를 가진 아동은 학습만 아니라 그것이 원인이 되어 학교가기를 싫어할 수 있다. 치료를 받으면 대부분의 아이들은 상당히 호전되어 읽기를 좋아하게 된다. 그러나 어떤 아동은 학습은 물론 특수교육 그 자체까지 싫어한다.

훈련된 특수교사들은 학습장애아의 여러 가지 성질을 잘 알고 있어서, 어떻게 하면 아이들이 좋아하며 적극적으로 배우려 하게 되는지 판단할 것이다.

특수교육에 의해 학습장애아동의 학습능력은 상당히 호전되지만 대부분은 일생동안 학습장애를 보인다. 그렇지만 이러한 특수교육은 빨리 시작할수록 그 효과가 크다. 그리고 대개의 학습장애아는 부모가 이해를 가지고 잘 보조해주면, 기대에는 못 미칠지라도 자라서 정상적으로 생활하고 조직 속에서 생산적인 일도 한다.

제4절 의사소통 장애아동

말이나 표정, 행동 등으로 서로의 생각을 주고받는 것이 의사소통(communication)이다. 인간은 성장하면서 말을 배우고 글을 익혀 서로의 의사를 효과적으로 교환한다. 교신방법으로 가장 편리한 것은 대화이다. 그런데 자음(子音)과 모음(母音)을 제대로 발음하지 못하거나, 말하는 속도가 너무 늦든가 빠르든가 소리의 강약이 맞지 않거나(발음장애), 목소리가 제대로 나오지 않거나(음성장애), 심하게 더듬거리거나 하면 의사소통이 어렵다.

발성기관의 장애

의사소통장애는 언어적인 것과 비언어적인 것이 있다. 언어적 장애의 원인은 발성기관에 이상이 있거나 환경적인 문제 때문일 수 있다.

자음과 모음을 똑똑히 발음하려면 발성(發聲)에 관여하는 입술, 혀, 입천장, 턱이 조화를 이루어 움직여주어야 한다. 이런 발성기관은 아기 때 젖을 빨고, 음식을 씹고, 삼키고, 조금 더 자라서는 컵의 물을 마시고 하는 동안에 조화롭게 발달해간다. 아기가 처음 말을 배우기 시작할 때는 발음이 제대로 나오지 않지만 차츰 개선되어간다. 그리하여 6, 7세가 되면 아기소리를 하지 않고 정확하게 자음과 모음을 발음하게 된다.

그러나 발성기관에 해부학적인 문제가 있으면 발음이 불분명하고 말을 늦게 시작하게 된다. 입술이 갈라진 구개열(口蓋裂)은 대표적인 발성기관의 장애이다. 삼키기와 씹기를 잘 하지 못하거나, 침을 너무 흘리는 아이는 발성기관 장애가 있어 자음과 모음 발음이 순서대로 되지 않을 수 있다.

음성장애

음성이 바르게 나오지 않는 장애아가 드물게 있다. 쉰 목소리나 콧소리(鼻音) 또는 코가 막힌 무비음(無鼻音)을 2~4주 이상 계속 낸다고 판단되면 의사의 진단을 받아 치료와 교정을 해야 할 것이다. 쉰 목소리는 성대의 감염, 앨러지, 괴성이나 비명을 심하게 질렀을 때 나타난다. 1주일 정도가 지나도록 회복되지 않으면 바로 이비인후과에서 검진하고 치료받는 것이 중요하다.

심한 콧소리(과비음성 hypernasality)은 말할 때 소리가 콧속으로 너무 많이 흘러나감으로서 생기고, 그 반대 현상이 일어나면 저비음성(低鼻音聲 hyponasality)이 된다. 두 경우 다 발음이 불명확하게 되므로 치료가 필요하다. 과비음성은 구개 뒷부분에 있는 연한 조직인 연구개(軟口蓋)가 제대로 닫히지 않아 발생하는데, 이런 아이는 대개 구개부 조직이 충분히 발달하지 못하고 있다.

말더듬 장애(stuttering)

아이가 몇 마디 말을 붙여서 말할 단계가 되었을 즈음에, 말을 시작하면서 또는 도중에 같은 말을 되풀이하거나, 주저하거나, 한참 머뭇거리다가 말하거나 하는 것을 말더듬이라고 한다. 언어발달 과정에 말을 약간 더듬는 일은 흔히 발생하지만, 그것이 오래 가면 언어치료사의 검진을 받아 빨리 그 원인을 알고 언어치료를 받도록 해야 한다. 더듬기가 습관화되면 아이는 다른 아이들과 대화하는 것을 꺼리거나 두려워하게 된다.

말을 유창하게 하지 못한다고 해서 어른이든 아이이든 반드시 문제가 되는 것은 아니다. 그러나 보다 더 잘 대화할 수 있도록 부모는 아이의 언어기능에 관심을 가지고 있어야 할 것이다.

말을 더듬게 되는 원인은 여러 가지 이론만 있을 뿐 확실하지 않다. 일부 학자들은 어린이의 가족 환경이나 어린이 자신의 정서적 또는 정신적 문제와 연관이 있다고 믿는다. 반면에 어떤 학자는 중추신경계와 관계가 있다고 생각한다.

언어장애(language disorder)

대화를 하면서도 의미가 맞는 단어를 골라 말하지 못하는 언어장애가 있다. 그들은 의미를 알아듣지(언어 이해) 못하거나, 글 또는 문장으로 표현을 적절하게 하지 못하며, 장기적 또는 단기적인 기억력에도 문제를 보인다.

◆ 중추신경 손상에 의한 언어장애

뇌 속의 중추신경은 감각과 행동을 지배한다. 아이들은 주변에서 일어나는 현상을 보고 듣고 감각하여 정보로서 받아들인다. 만일 이런 중추신경계에 이상이 있으면 언어의 이해와 표현이 안 되거나 어려워 의사소통에 장애가 온다.

중추신경 이상으로 발생하는 두 가지 의사소통 장애에 실어증(aphasia)과 무동작증(apraxia)이 있다. 이런 증상은 정보를 받아들이고 내보내는 시스템에 고장이 생긴 결과이다.

언어장애가 있으면 어떤 경우 상대의 말을 따라하거나 반복하는 짓을 한다. 그들은 일반적으로 주의가 산만하고 알아듣지 못할 말도 한다. 어떤 때는 바르게 말을 하는 것 같아, 다시 말해보라고 하면 그때는 못하는 경우가 자주 있다. 이런 언어장애는 모두 전문가의 조언을 얻어 재활 프로그램에 따라 훈련을 받아야 된다.

◆ 언어학습장애에 의한 언어장애

학교에 입학할 때가 되어도 대화나 문자를 이해하지도 배우지도 못하여 언어장애를 나타내는 아이가 있다. 그들은 올바르게 언어를 배우기도 어려울 뿐만 아니라 학습장애까지 가질 수 있다. 학습장애아들을 보면 40~60%가 이런 언어학습장애를 가지고 있다.

언어학습장애는 입학을 전후하여 비교적 늦게 발견된다. 이런 아이들은 대화 중에 집중력을 보이지 못하며, 두서없이 말을 하고, 동화책을 큰 소리로 읽어주었을 때 잘 알아듣지 못한다.

상황에 따라 올바른 말을 구별하여 쓰지 못하는 아이가 있다. 예를 들어 '이것'과 '저것'을, 또는 '왜'와 '어떻게'를 구별하지 못하는 경우 등이다. 또한 어제와 오늘, 멀고 가까움을 잘 구분하지 못하기도 하고, 두 가지 이상의 뜻을 가진 단어를 이해하기 어려워한다. 물론 은유어(隱喩語)의 의미를 잘 판단하지 못하는 경우가 말할 것도 없다. 어떤 아이는 언어장애를 가지고 있지만, 수를 차례로 헤아리거나 가나다순을 바르게 외우기는 한다. 그러나 그에 대한 개념은 가지지 못하고 있다.

이상에서와 같은 대화장애의 원인 역시 아이마다 서로 다를 만큼 다양하며, 아직도 그 이유를 찾지 못하는 것도 많이 있다. 대화장애는 문제가 발견되었을 때, 가능한 빨리 의사와 언어전문가의 검진을 받아 의사와 교사 및 부모가 함께 협력하여 적절한 프로그램으로 훈련하면 상당히 개선시킬 수 있다.

◆ 언어장애의 검사

언어전문가는 아이의 발성기관을 조사하여 어떤 의학적 문제가 있는지 먼저 판별한다. 즉 입의 해부학적인 구조와 말할 때 움직이는 혀, 입술, 턱을 관찰하며, 말 또는 소리를 흉내내게 했을 때 얼마나 잘 따라 하는지 등을 본다. 그 외에 청각능력, 말하는 능력, 발음의 정확도, 목소리, 말의 리듬, 언어 이해 정도, 언어표현 능력 등을 확인한다.

언어능력 판별은 아이의 나이, 언어능력, 집중력 정도에 따라 달라지며, 일반적으로 표준화된 검사법(국제적으로 통용되는 여러 검사법)에 따라 행한다. 아이에게 그림이나 장난감을 보이기도 하면서 명사, 동사, 형용사 그리고 크기, 질, 양 등에 대한 개념을 알고 있는 지 확인하는 것이다. 언어능력 검사법은 나라마다 그 언어에 맞게 여러 가지 방법이 개발되어 있다.

얼마나 적절한 말로 생각을 표현하는지 확인하는 언어 표현능력 검사에서는 아이가 쓰는 어휘, 언어구성(sentence structure), 생각하는 순서, 발상력, 질문(무엇, 왜, 언제, 어디서 등)에 대한 반응 등을 조사한다. 이때 검사자는 어떤 단어를 말할 때 아이가 가지는 얼굴표정, 몸동작, 손 움직임을 조사하는데, 이것은 언어장애를 테스트하는 데 매우 중요한 사항이다.

언어능력 검사는 이런 것 외에 아동이 가진 다른 질환을 비롯하여 교육의 정도, 심리종합 검사도 병행한다. 검사가 모두 끝나고 결과를 집계하면, 아이의 언어능력이 같은 나이의 다른 아이들과 비교되어 나타나게 된다.

검사 결과는 여러 전문가가 함께 논의하여 종합적으로 판정하고, 그에 맞는 교정과 치료프로그램을 찾아내게 된다. 아이에게 적합하도록 정해진 특수교육 프로그램을 보통 '개인교육 프로그램(individualized education program IEP)이라 말한다.

오늘날 의사소통 장애아동을 교정하고 교육하는 프로그램은 잘 발달되어 있으며, 언어치료사의 기능 또한 매우 전문화되어 있다.

읽기를 배우기 이전에 자녀에게 부모가 동화책이나 여러 가지 어린이 책을 읽어주는 것은 언어능력과 지능발달에 매우 큰 영향을 미친다. 옆에 부모나 다른 말할 상대가 없이 혼자서 자라는 아이는 언어발달이 늦어 학습과 지능발달에 지장을 받는다. 그러나 부모와 자주 대화하고 온갖 동화를 듣는 동안에 아이들은 자연스럽게 언어에 대한 이해력을 높여가게 되는 것이다. 언어능력은 지적능력이며, 언어발달은 사고력 발달을 의미하는 것이다.

의사소통의 보조도구

언어장애가 아주 심한 아이에게는 언어치료 프로그램이 별로 도움되지 못한다. 그런 아이들은 대화도구로서 간단한 그림을 이용한 대화카드(communication card)를 사용하기도 하고, 수화를 배우도록 한다. 또한 컴퓨터화된 전자장치를 이용하여 모니터에 글을 쓰거나 전자적인 합성언어를 말하게 할 수도 있다. 이것은 개인의 나이와 지능, 신체적 능력, 경제 능력 등에 따라 선택이 달라진다.

대화카드는 그림카드나 그림책 형태로 만들고 있다. 카드에는 그림, 글씨, 기호 등이 그려져 있다. 아이는 뜻하는 그림이나 기호, 글씨가 있는 카드를 고르거나, 책의 페이지를 펼쳐 손으로 지적하는 방법으로 자기가 원하는 바를 표현하게 하고, 또 반대로 정보를 받아들이게 한다. 어떤 카드를 선택하는가는 아이의 지능과 교육, 장애 정도에 따라 달라진다. 만일 지능장애가 심하여 '물 주세요', '밥 주세요' '과자 주세요'를 그림카드로 표현하기 어렵다면, 실제 물건을 닮은 미니 물건(miniature objects)을 만들어 두고 대화카드 대신 쓰기도 한다.

전자적인 대화 보조장치

손의 소근육을 제대로 움직이지 못해 글을 쓰기 어려운 아이라면 컴퓨터 키를 눌러 표현하게 하는 것이 편리하다. 오늘날 전자기술의 발달에 따라 작은 컴퓨터로 글을 쓰고 프린트하고, 한걸음 더 나아가 그 내용을 인공합성 음성으로 변환시켜 스피커로 말하게 할 수 있다.

천재물리학자로 잘 알려진 영국의 호킹 박사는 전신마비로 인하여 휠체어에서 손가락 하나만을 고정된 위치에서 겨우 움직이지만, 키 하나를 눌러 심오한 물리학 이론을 모니터에 표현하고, 또 그 내용이 합성어로 소리나는 전자장치를 이용하여 세계를 다니며 강연도 한다.

신체장애와 청각 및 언어장애를 동시에 가진 사람을 위한 전자적인 보조장치가 계속 개발되고 있다. 손이나 팔목, 팔꿈치를 잘 못 움직일지라도 그 사람에 맞는 보조대화기구를 만들 수 있는 시대이다. 대화보조장치에 대한 상세한 정보는 관련 전문가나 재활병원 등에서 얻을 수 있을 것이다.

제5절 자폐성 아동

우리말에 '미운 세 살'이란 말이 있듯이, 영어에서는 같은 의미로 'terrible 2s'라는 말을 쓰고 있다. 실제로 아이가 미워서 하는 말은 물론 아니다. 이 시기가 되면 아이들은 자기의 주장이 강해지고, 행동도 활발해져 어디서나 뛰고 기어오르고 닥치는 대로 만지려 하고 던지고 소리 지르며 때로는 고집을 부린다. 이것은 정상적인 발달과정이다.

그러나 어떤 아이는 그 정도가 너무 심하여 도저히 말릴 수 없는 증상을 보인다. 일반적으로 PDD(pervasive developmental disorder 자폐)라고 부르는 증상은 사회성이나 대인관계에 지장이 많은 드물게 나타나는 발달장애의 하나이다. 이 증세는 만 3살 경에 분명하게 드러나는데, 여기에는 레트 신드롬(Rett syndrom)과 아스퍼거 신드롬(Asperger syndrom) 그리고 자폐증(autism) 3가지가 있다. 이 3가지 증세는 서로 비슷하여 명확히 구분하기는 어렵다.

이 가운데 대표적으로 많이 나타나는 것이 자폐증이다. 과거에는 전체를 영어로 autism이라 불렀으나 지금은 PDD란 용어를 더 일반적으로 사용하며, 여기에는 자폐증, 레트 신드롬, 아스퍼거 신드롬 3가지 모두가 포함된다.

자폐아동의 증세들

일반적으로 자폐아라고 부르는 특수아동의 탄생 비율은 10,000명에 2~4명인데, 많은 경우 15명에 이른 예도 있으며, 남자 아이가 여자보다 4배 정도 많다.

자폐라는 말은 "주변에서 일어나는 일에 개의치 않고 자신에게만 빠져있다."는 의미를 갖고 있다. 자폐는 뇌신경 장애가 원인이라고 믿고 있다. 그들은 감각기능에서 한두 가지 또는 복합적으로 장애를 가지고 있다. 예를 들면 시각, 청각, 미각, 촉각을 일반인과 다르게 감각한다.

자폐아의 감각기능을 테스트해보면, 일반적으로 개인마다 다른 반응을 보인다. 이것은 감각기관에 문제가 있어, 감각기관에서 받아들인 정보에 대한 반응이 개인마다 다르기 때문이다.

자폐아를 의학적으로 간단하게 검진하는 방법은 없다. 다만 세심한 관찰로 판별할 뿐이다. 자폐아인지 어떤지 의심이 가면, 단정을 내리기 전에 정신과의사나 전문가의 진단을 받아야 확실히 알 수 있다.

◆ 아기 때의 자폐아 증상

다음은 자폐아의 일반적 증상이다. 자폐아라고 해서 이런 증상을 모두 나타내는 것은 아니다. 이 가운데 몇 가지 증상을 나타낸다면 의심할 수 있다.

1. 아기 때 대개 매우 신경질적인 데다가 부모가 편안히 보호해주려는 것에 대해 저항한다. 껴안아주는 것조차 싫어하여, 보듬었을 때 포근하게 안기지 않고 뻣뻣해진다. 때문에 젖을 먹이기조차 어렵다. 어떤 아이는 먹는 것도 매우 제한적이어서 먹어보지 않은 음식은 먹지 않으려 한다.
1. 부모와도 눈을 마주치지 않으며, 무언가를 가리키면서 "저게 뭐야!" 하고 말을 걸어도 반응이 없다.
1. 다른 아기에 대해 관심을 보이지 않고, 호기심을 가지고 무엇인가를 손가락으로 가리키는 일이 없으며, 이것 보라고 무엇을 들어 보이는

경우가 없다.

l. 퍼즐이나 장난감 놀이를 하면 한 가지만 계속 가지고 논다.

l. 사소한 물건에 대해 강한 애착을 보이거나 매료된다.

l. 소리나 빛, 냄새 등에 대해 과민한 반응을 보이기도 한다.

l. 일상생활에 조금만 변화가 있어도 그것에 저항하거나 놀라거나 매우 싫어한다.

l. 사람들에 대한 경계심이 강하고 구석진 곳에 숨어 있기 좋아한다.

l. 그들과 대화가 안 되는 것은 큰 어려움이다. 언어 발달이 늦으며, 말을 하려하지 않는 아이도 있다. 말을 얼마큼 하게 되어도 억양과 목소리, 말하는 속도, 자기 표현능력에서 장애를 나타낸다. 또한 같은 말을 반복해서 하는 일이 매우 많다.

◆ 성장하면서 보이는 증세

l. 친구 관계를 형성하는 것에 관심이 없으며, 상호작용을 이해하지 못한다.

l. 다른 사람과 기쁨이라든가 관심을 나누지 못한다.

l. 아픔감각(痛感)과 촉각에서도 남과 다른 반응을 보인다. 비명을 지르거나, 화를 내거나, 머리를 찧거나, 매우 긴장하거나, 자기를 깨무는 돌출적인 짓을 수시로 한다. 이처럼 자폐증을 가진 아동은 감각, 생각, 언어, 대화, 사회성에서 장애를 드러낸다.

l. 사회성이 매우 결여되어 친구와 어울리는 등의 대인관계가 이루어지지 못한다. 다른 사람과 눈을 마주치려 하지 않으며 어쩌다 마주치더라도 금방 돌려버린다.

l. 엄마 외에는 누구와도 말을 하지 않거나, 다른 사람이 이름과 나이를 물으면 절대 대답하지 한고 관심도 두지 않는다. 억지를 부리거나 무조건 울어 달래기를 기다린다.

l. 흔히 몸을 흔들거나, 빙빙 돌거나, 손가락을 튀기거나 하는 자기도취(自己陶醉) 행동을 한다.

l. 같은 동작을 반복해서 하거나, 같은 말을 계속하거나, 괴상한 언어를 사용한다.

1. 음성의 고저, 억양, 속도, 리듬, 강도가 비정상적일 수 있다.
1. 기분이 잘 변하는 것도 특징이다. 전혀 위험하지 않은 것에 대해 공연히 겁을 내는가 하면, 반대로 두려워해야 할 것에 대해서 공포심을 보이지 않기도 한다.
1. 비정상적인 동작, 예를 들면 반복해서 손을 흔들거나 손가락을 꼼지락거리거나, 손 자세를 이상하게 취하거나, 발끝으로 걷거나 하는데, 이것은 어떤 자극에 흥분되어 그 반응으로 보이는 행동이 아닌가 생각하고 있다.
1. 자기 세계에만 몰두하고 있다. 그들은 자기 가족을 포함하여 다른 사람에 대해 관심과 반응을 보이지 않는다.
1. 그들의 표정이나 몸짓을 읽기내기 어려우며, 무얼 바라는지도 알기 힘들다.
1. 존칭과 반말을 구분하지 못하고, 비유어, 농담, 재담(才談), 두 단어가 복합된 말, 사자성어(四字成語) 등 널리 쓰는 말을 이해하지 못하는 것이 보통이다.
1. 일부 음식만을 먹거나, 반대로 음식에 대한 집착이 강하여 냉장고를 시도 때도 없이 열어 음식을 먹어대며, 아무 상점에나 들어가 음식을 먹기도 한다.
1. 전체적으로 대근육의 힘은 강하지만 손끝의 소근육 힘이 약하여 혼자 단추를 끼우거나, 신발 끈을 매고 풀거나, 가위질 같은 미세동작을 어려워한다.
1. 대부분 지능장애를 가지고 있으며, 생각과 인식이 비정상이다. 그러나 어떤 아이는 매우 높은 지능을 가지고 있지만, 그 생각이 정상인과 다르게 뒤틀려 있다.

이상에서 여러 가지 자폐증세 중의 일부를 열거했으나 장애 종류와 정도에 따라 개인마다 매우 다른 성격을 보인다. 그러나 대부분의 자폐아는 마음이 착하고 순수하고 구김 없는 성격을 가지고 있으며 수동적이다. 자폐아의 증세는 개인차가 심하여 확실한 판정은 전문가도 어려울 수 있다.

자폐의 원인과 치료

자폐의 원인은 뇌신경 장애 때문이라고 말하고 있을 뿐, 확실한 이유는 알려지지 않고 있다. 바이러스나 임신 중에 어떤 화학물질 노출, 복강의 감염, 풍진 등이 원인이 될 수 있다고 한다. 유전적인 문제도 말하고 있으나 자폐와 관련된 유전자는 발견되지 않았다. 그래서 여러 가지가 복합된 신경장애라고 생각하고 있다.

한때 부모의 정신적인 심한 스트레스가 자폐아를 탄생케 한다는 잘못된 설이 있었으나, 어떤 증거도 발견되지 않아 지금은 인정되지 않는다.

자폐아(PDD를 포함하여)에 대한 교육과 훈련 목표는 증세를 완화시키고, 대화를 발달시키며 사회성을 높이는 것이다. 자폐는 똑같은 증세를 가진 사람이 없을 정도로 다양하다. 그러므로 교육방법도 아이마다 다르게 프로그램하여 실시한다. 아이가 성장해감에 따라 교육과 훈련 프로그램도 달라지는데, 언제나 특수교사와 보모가 협력하여 일관되게 해야 그 효과를 높일 수 있다.

자폐는 그 원인이 뇌신경에 있기 때문에 완전 치료가 불가능하다. 그러나 집중적인 교육과 훈련을 통해 개인차는 있지만 증상을 많이 완화시켜 생산적인 생활을 하도록 할 수 있다. 그들의 자폐행동을 완화시키는 대증요법으로는 교육, 행동 훈련, 언어 프로그램, 촉감 시각 청각 등에 대한 감각훈련이 실시되고 있으며, 상당한 효과를 얻고 있다.

자폐아의 교육과 훈련은 초등학교에 입학하기 전후에 일찍 시작하여 집중적으로 할수록 효과가 좋다. 이때 부모와 온 가족이 교육에 적극적으로 참여하는 것이 좋다. 특수학교에서는 자폐아 특별반을 만들어 개별교육 또는 소그룹 지도를 한다. 어떤 아이는 재학 중 계속 자폐아 지도를 받아야 하지만, 어떤 아이들은 2~3년 지도받은 뒤 일반학교로 옮겨가도 좋을 정도로 호전된다. 자폐아 지도에는 교육설비도 중요하지만, 적절한 프로그램을 운용하는 특수교사의 노력이 중요하다.

자폐아 부모의 어려움

다른 특수아동의 부모도 마찬가지이겠지만, 자폐아동은 성인으로 자랐을 때도 많은 어려움을 준다. 집안에 혼자 두고 외출할 수 없다는 사정, 발작이 나면 밤낮이 없이 울고 소리 지르고 하는 일을 며칠씩 계속 하는 것, 거리에 데리고 나갔을 때 이상행동 때문에 사람들이 바라보는 시선, 아파트나 빌라에서는 2층 이상에 입주하기가 어려운 사정 등 온갖 곤란한 일이 따른다. 사고력과 판단력이 없는 아이의 행동인지라 부모에게는 고통만 쌓인다. 결국 보모의 병이 되기 일쑤이다.

자폐증세는 일생을 가는 장애이다. 교육과 훈련의 효과가 증세에 따라 다르겠지만, 많은 아이는 자폐 외에 간질, 청각장애, 시각장애, 신체장애 등 복합장애를 가지고 있어 지도하기 더욱 어렵기도 하다. 그러나 자폐아동 6명 가운데 1명은 사회집단 속에서 독립적으로 일할 수 있을 정도로 발전하고, 다른 1명은 상당한 성과를 보이고 있다. 하지만 나머지 3분의 2는 일생 상당한 증세를 가지고 살아간다.

우리 사회는 자폐장애에 대해 충분히 이해하여 사회 속에서 그들과 함께 일하고 도우며 살아가도록 하는 성숙이 필요하며, 심한 자폐아동을 위한 국가 정책적 보호제도의 확립이 절실하다.

아스퍼거 장애

아스퍼거 장애(Asperger's disorder)은 1944년 오스트리아의 정신의학자 핸스 아스프거(Hans Asperger)가 처음으로 이 증상을 소개했다. 아스퍼거 장애는 자폐증과 비슷하면서 다른 점이 있다.

1. 일반적인 자폐증 사람과는 달리, 사회와의 접촉에서는 자폐증세를 보이지 않는다. 그러나 다른 사람과 쌍방 대화가 되지 않는다.
1. 언어와 인지력의 발달은 늦지 않으면서 사회성에서 큰 장애를 보인다.
1. 사회생활에서 행하는 기본적인 규칙을 이해하지 못하는 것으로 보인다.

1. 지능이 평균 또는 그 이상인 사람도 가끔 있으며, 언어에서 높은 지능을 보이기도 한다.
1. 같은 동작을 반복하기도 하고, 일상의 변화를 싫어한다.
1. 운동능력이 매우 부족하며, 관심이 있는 한두 가지 물건이나 일에 집착한다.
1. 대화를 하면 자기가 관심을 가진 일에 대해서만 고집스럽게 말한다. 대화할 때 문법은 상당히 바르지만, 대명사를 적절히 쓰지 못하는 경향을 보인다.
1. 얼굴표정에 변화가 잘 없고, 말할 때 억양도 비정상이다. 말에 맞지 않는 몸짓과 손짓을 하거나 몹시 과장하기도 한다.
1. 성인이 되어도 대개 혼자 일하고 독신으로 산다.
1. 우울증을 보이거나 반사회성 행동 또는 자살을 시도하는 경우가 있다.

아스퍼거 장애의 원인은 아직 알려지지 않고 있다. 한 가계를 6대에 걸쳐 조사한 보고를 보면, X염색체와 관계되는 유전성이 있는 것으로 보이며, 여자보다 남자에게서 많이 나타나고 있다. 또 어떤 사람은 뇌파에서 비정상적인 파형을 보이기도 한다는 보고도 있다.

레트 장애(Rett syndrome)

출생 후 5, 6개월 정도는 정신과 운동 기능이 정상으로 발달하던 아기가 이 시기부터 해오던 동작을 못하게 되고, 손을 씻는 것 같은 움직임을 반복하고, 걷기와 다른 동작에 장애를 보이면서 언어발달이 안 된다.

여자 아이에게서만 나타나는 매우 드물게 보는 이 증세는 자폐와 비슷하며, 심한 지능장애와 의사소통장애를 일생 가지게 된다.

소아기 붕괴성(小兒期 崩壞性) 장애

출생 후 적어도 2년 동안은 정상으로 발달하던 아이가 서서히 여러 가지 기능이 퇴행하는 증세를 보여, 언어 능력을 비롯하여 사회성과 적응능력, 대소변 보기, 놀이, 신체 각부의 동작 기능이 약화되는 것을 소아기 붕괴성 장애(childhood disintegrative disorder)라 한다.

헬러 신드롬(Heller syndrome)이라고도 부르는 이 장애가 나타나면, 의사교환이 안 되고 자폐아 비슷한 증상을 보이게 된다. 또한 지능장애도 나타나기 때문에 성장 도중에 중추신경계에 이상이 발생한 것이 아닌가 생각되지만, 아직 그 원인은 밝혀지지 못하고 있다. 대개 3,4세 때 발병하는데 서서히 진행되기도 하고 갑자기 시작되기도 한다.

◆ 자폐 관련 주요 홈페이지

* 한국자폐학회 홈페이지 (www.autism.or.kr) : 자폐학회 외에 자폐아동 학부모회를 비롯하여, 전국의 자폐아 조기교육교실과 치료연구소, 상담소 등을 안내하고, 주요 강좌 내용도 소개하고 있다.

* 자폐증 클리닉센터 (www.autismcenter.or.kr) : 자폐아동의 진단과 검사, 상담, 정보제공, 치료 및 교육 등에 대해 안내하고 있다.

제6절 품행장애

어린 시기에는 발견되지 않으나 소년기를 맞으면서, 그리고 청년기와 성인에 이르러 드러나는 심각한 인격장애의 하나가 품행장애(conduct disorder)이다. 이들은 다른 사람의 기본적 권리를 침해하고, 지켜야 할 사회 규범을 위반하는 행동을 지속적으로 반복하는 반사회성을 나타낸다.

품행장애는 공격적 행동, 파괴적 행동, 불법적이나 규칙위반 등의 행동을 반복적으로 그리고 지속적으로 보이면서 사회적응에 말썽을 일으키는 것을 말한다. 아이가 어릴 때는 장애가 있는지 어떤지 알 수 없으며, 학교에 입학한 이후부터 점차 드러난다. 그리고 많은 아동들은 어릴 때 다소 문제를 보이다가도 사춘기 이전에 완화된다. 그러므로 품행장애는 18세 이후까지 계속될 때 문제가 된다.

정신지체아동의 12~15% 정도가 품행장애를 보이고 있다. 품행장애인은 다음과 같은 행동을 보인다.

I. 다른 사람을 위협하거나 협박하고, 빈번하게 육체적 싸움을 건다.
I. 거짓말과 약속 어기기, 빚이나 의무 회피하기, 훔치기, 위조하기를 장기간 행한다.
I. 칼, 돌, 깨진 병, 총 등의 무기를 사용하며, 사람만 아니라 다른 동물에 대해서도 잔혹성을 보인다.
I. 강도질, 날치기, 신체적 폭력, 불 지르기, 창문이나 기물파괴, 성폭행, 살인 등을 할 수 있다.
I. 다른 사람과의 공감대라든가 남의 감정이나 소망, 안녕에 관심이 없다.
I. 냉혹하고 자책감이나 죄책감이 없다.
I. 남을 헐뜯고 자신의 잘못을 남의 탓으로 돌린다.
I. 인내심이 적고 자극받기 쉬우며, 폭발적인 기질에 무모함도 보인다.
I. 많은 경우 평균 이하의 지능을 가지고 있으며, 학업이나 독서, 언어적 표현이 수준에 미치지 못한다. 따라서 학습장애, 의사소통장애, 과잉행동장애가 따른다.

사춘기 이후에 위에서 기록한 행동을 보이면서 부모의 금지를 무시하고 밤중에 집나가기, 가출, 학교 무단결석, 반항 등의 행동을 자주 보인다면 품행장애를 의심할 수 있다. 이 시기의 품행장애 행동은 친구 관계에도 문제를 일으킨다.

품행장애는 여성보다 남성에서 더 많이 나타나며, 장애의 상태 역시 가벼운 정도에서 심한 정도까지 개인차가 심하다. 이 장애를 가진 여성은 거짓말, 무단결석, 가출, 약물 남용, 매춘 등의 행동을 나타내는 경향이 있다.

품행장애는 대부분의 경우 성인이 되면서 완화되지만, 상당수는 인격 장애 행동을 계속한다. 품행장애의 원인에 대해서는 아직 명확하게 모르고 있다. 아동이 자라면서 이런 품행장애를 보인다고 의심이 가는 경우, 부모는 정신과의사와 상담하도록 해야 할 것이다.

반항성 장애

품행장애와 매우 비슷한 행동장애에 반항성 장애(oppositional defiant disorder)가 있다. 반항성 장애는 불복종하고, 거부하고, 도전적이며 적대적인 행동을 지속적으로 나타내는 것이다. 예를 들면 화를 잘 내고, 어른 말에 대해 잘 따지고, 남의 요구나 규칙을 무시하거나 거절하고, 고의로 타인을 귀찮게 하며, 자기 잘못을 남의 탓으로 돌리고, 원망이 심하다. 또 악의에 차 있거나 앙심을 품는 행동 양상을 보이기도 한다.

이러한 반항성 장애는 8세 이전에 품행장애보다 먼저 발견된다. 이러한 장애를 가지면 학업과 직업에 심각한 지장을 받게 된다.

분리불안장애

취학연령에 이르러 아이를 학교에 입학시킬 때 학교에 가는 것을 지나치게 불안해하는 아이들이 있다. 자녀가 유치원보다 엄격하게 단체생활을 하는 학교생활에 적응을 하면 다행이지만, 그것이 안 되어 학교 가기를 거부할 때는 난감해진다.

그런 아동은 학교에 갈 시간만 되면 두통, 복통, 구토 또는 다른 신체적 고통을 호소하는 것이다. 어머니에게서 떨어지기가 두려운 분리불안 증후군(separation anxiety disorder)이다. 이런 아이들은 집에 그냥 있으면 멀쩡해져 태평하게 논다. 이 아이들은 대개 또래 아이들과 잘 어울리지 못하고 엄마만 따라다닌다.

강제로 학교에 보냈다가는 극단적인 반응을 보이기도 한다. 그렇다고 언제까지나 학교에 보내지 않을 수는 없다. 이런 불안 행동을 보이는 원인은 아직 확실치 않다. 이런 아동이 있을 경우, 소아정신과의사를 만나 먼저 상담하기 바란다. 그리고 필요에 따라 심리치료나 놀이치료를 받아야 할 것이다. 만일 6개월 이상 학교 가기를 기피하는데도 그대로 두면 곤란하다.

학교에 보내는 방법으로, 등교할 때 어머니가 동행하여 아이와 함께 학교에서 1시간 수업을 하고 같이 돌아오고, 다음에는 1시간 수업 후에 데리러 오고 하다가, 그 시간을 차츰 늘여가는 방법으로 적응시킬 수 있다. 초등학생의 3% 정도가 분리불안 증세를 가지고 있으나, 성장하면서 18세 이전에 사라진다. 아이가 분리불안에 더하여 우울증세를 보일 때는 약물치료도 병행한다. 육아 중에 아이를 너무 감싸지 말고 독립성을 키워주는 것은 이런 면에서도 매우 중요하다.

◈ 분리불안장애의 다른 증후

1. 혼자 자는 것을 두려워하고 악몽, 수면장애를 보인다.
1. 집이나 애착을 가진 대상에서 멀어지는 것에 대해 심한 불안을 느낀다.
1. 그러한 일이 일어날 것에 대해 미리 두려워한다.
1. 혼자 있을 때 동물, 괴물, 어둠, 유령, 강도, 사고 등에 심하게 공포를 느낀다.
1. 누가 보고 있다거나, 공포의 대상이 다가온다고 느끼고 불안을 말한다.

섭식장애

먹지 못하는 흙, 털, 벌레, 재, 숯, 머리카락 등을 2세가 넘어서까지 반복해서 먹는 경우 이식증(異食症 pica)이라 한다. 또한 음식에 대해 이상스럽게 신경을 쓰면서도 제대로 먹지를 않는 신경성 식욕부진(anorexia nervosa) 증상을 가진 아동이 있는가 하면, 식사량을 조절하지 못하고 지나치게 먹는 폭식증(bulimia)을 가진 아이도 있다.

이러한 섭식장애의 원인은 심리적 요인 외에 여러 가지 설명이 있으며, 정신과적 치료와 심리치료, 약물치료 등이 필요하다.

제7절 시각장애 아동

시각이나 청각이 아주 나쁘면 아기 때 일찍 발견되지만, 그 정도가 약하면 유치원이나 학교에 보낼 때에 이르러 알게 된다. 시각, 청각 등의 감각장애를 가진 아이는 잘 쓰러지거나 자주 다친다. 오늘날에는 텔레비전의 영향으로 후천적 시각장애아동이 급증했다. 아이들을 텔레비전 앞에서 장기간을 두고 장시간 놀게 하면, 안근발달에 지장이 생겨 심각한 근시의 원인이 된다.

시각장애의 발견

시각장애에 대한 검사는 안과에서 한다. 시력검사 때, '20/20'이라는 수치가 나오면, 그것은 일반 사람들이 20피트 거리에서 볼 수 있는 것을 자기도 20피트 떨어진 곳에서 볼 수 있는 표준 시력을 가지고 있다는 의미이다. 그러나 '20/40'이라면 다른 사람이 40피트 먼 곳에서 볼 수 있는 것을 20피트까지 접근해야 본다는 뜻이므로 시력에 장애가 약간 있는 것이다. 만일 시력검사 결과가 '20/200'으로 나온다면 맹인에 가까운 심각한 시력장애를 가진 것이다.

만일 빛에 대한 반응이 전혀 없으면 그는 전맹(全盲)이다. 시각장애는 원인에 따라 장애가 다양하다.

- 안구를 통해 받아들인 정보를 뇌로 전달하는 시신경에 결함이 있는 경우
- 시각을 판단하는 뇌 부분에 장애가 있는 경우
- 사고나 부상, 어떤 질병 등으로 시각 시스템이 손상된 경우
- 유전적, 대사 장애, 선천적 이상

시각장애의 종류

시각장애인이라고 하면 전혀 보이지 않는 사람만 아니라, 여러 가지 이유로 시력이 아주 나쁜 사람과 한쪽 눈을 실명한 사람까지 모두 포

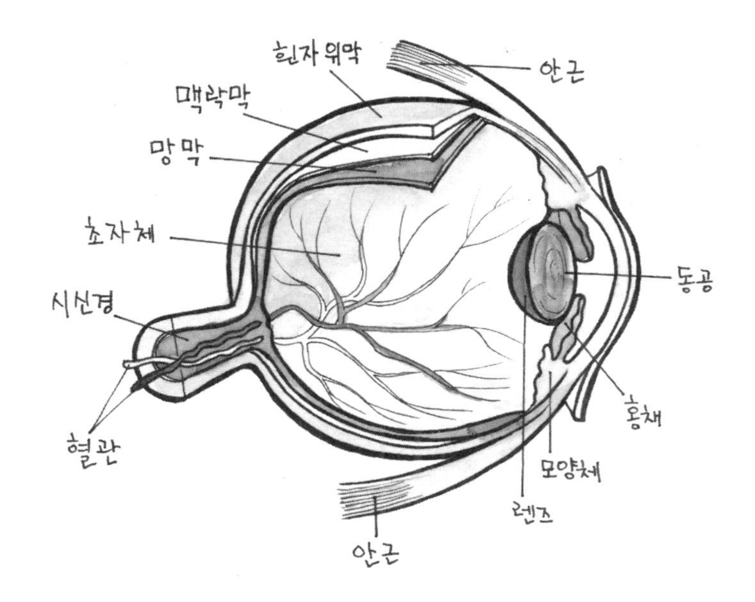

그림1은 눈의 구조를 단순하게 그린 것이다. 빛은 각막(1)을 통해 전실(前室 2)과 동공(3), 수정체(水晶體 lens 4), 유리액(硝子液)을 지나 안구(眼球) 뒤편의 망막(網膜 7)에 도달한다. 이 망막은 받아들인 빛을 영상으로 바꾸고 영상신호는 시신경(8)을 따라 뇌(시각중추)로 간다. 뇌의 시각중추는 전해온 정보를 영상으로 판독하여 시각을 느끼게 한다.

함한다.

◆ 시야결손장애

눈은 멀리 떨어진 것을 선명하게 보기도 해야 하지만, 시야(視野)의 각도(시각 視角)도 중요하다. 일반적으로 사람들은 두 눈으로 좌우 약 180도 각도를 본다. 어떤 이유로 시야가 20도 정도에 불과하다면, 시력을 가졌다 하더라도 주변이 넓게 보이지 않아 위험에 대처하기 어렵다. 그 역시 장님에 가까운 '시야결손장애'라고 할 수 있다. 따라서 시각장애 등급에서는 시력장애와 동시에 시야결손장애를 측정하는데, 시야가 5도 이하로 낮은 사람도 있다. 이런 장애인은 손바닥 정도보다 좁은 시야만 볼 수 있다.

◆ 백내장(白內障 cataract)

수정체가 혼탁되어 빛이 정상적으로 통과하지 않으면 잘 보지 못하게 된다. 백내장은 고령이 되면서 잘 생겨나지만, 출생시부터 백내장인 경우가 있다.

◆ 미숙아의 망막장애(retinopathy of prematurity ROP)

미숙아 때 망막에 발생한 장애로 빛에 대한 반응이 악화된다.

◆ 색소성 망막염(retinitis pigmentosa)

망막에 색소가 침착하여 발생하는 망막염. X염색체와 관계가 있다.

◆ 망막아세포종(retinoblastoma)

눈에 발생하는 일종의 암이다.

◆ 시신경 장애

선천적으로 시신경이 형성되지 않거나, 손상되거나, 부종 등이 원인이 되어 망막에 생긴 영상신호를 뇌에 전달하지 못한다.

◆ 안근(眼筋)장애

눈에는 3개의 신경이 조절하는 6개의 근육이 있다. 신경과 근육 사이에 조화가 잘 이루어지지 않으면 여러 가지 시각장애를 일으킨다.

◆ 사시(斜視 strabismus)

양쪽 눈의 시선이 보려고 하는 물체를 동시에 향하지 못하는 사시는 내사시(안쪽으로 쏠림)와 외사시(바깥쪽으로 쏠림)가 있다. 사시는 양쪽 눈에서 들어오는 시각정보 중 어느 한쪽의 정보를 시각중추가 느끼지 못할 때 생긴다.

◆ 안진(안구진탕증 nystagmus)

안구에 경련이 일어나 안구가 상하, 수평, 원으로 마구 움직이는 이상이다. 안구진탕증을 줄여서 안진(眼振)이라 부른다.

◆ 근시(myopia)와 원시(hyperopia)

안경이나 콘택트렌즈로 조절할 수 있는 장애이다. 유아 때 텔레비전을 반드시 먼 거리에서 보도록 하지 않으면 근시가 될 위험이 많다.

시각장애의 검진과 치료

눈앞에 보이는 물건을 보고 아기의 눈동자가 정상으로 이동하는지, 손에 든 물건을 너무 눈 가까이 가져가지 않는지, 시선과 손이 잘 협동되고 있는지를 살펴 이상이 있다고 판단되면 의사의 검진을 받아야 한다.

안과의사는 글씨나 그림으로 된 시력검사 차트(만국 공통의 시력표)를 사용하여 시각을 조사한다. 만일 아이가 너무 어리거나 지능장애로 검진이 어려우면, 뇌파검사를 하여 검진하기도 한다. 뇌파검사는 아이에게 그림을 보여주었을 때 나타나는 시각중추의 반응을 뇌파로 판단하는 방법이다.

많은 시각장애는 안경이나 콘택트렌즈로 교정이 된다. 약시(弱視)의 경우 한쪽 눈에 안대(眼帶)를 해주면, 다른 약시 눈의 시력이 강화되는 효과를 보기도 한다. 또 안근(眼筋)의 이상이나 백내장은 수술로 치료하는데, 빨리 할수록 효과가 크다.

학교에 입학하여 읽기를 잘 하지 못하는 아이 중에 시력 장애를 가진 경우가 있다. 이런 아이들에게 특별한 눈 운동이나 훈련을 시켜 개선하기도 하는데, 많은 비용을 들였지만 결과가 만족하지 못한 예도 있다.

선천적으로 전맹(全盲)인 아이는 출생 후에 시력장애가 발생된 경우보다 적응이 더 힘들다. 이런 아이는 크고 작은 것에 대한 공간개념을 가지기 어렵고, 안근 역시 잘 움직이지 않는다. 그들은 시각 대신 다른 감각을 개발시키게 되는데, 촉각과 청각이 매우 발달한다. 시각장애는 언어발달에 영향을 주지 않는다.

시각장애 등급

시각장애인의 판정은 시력과 함께 시야결손장애까지 검사하는데, 장애등급을 매기는 기준은 장애인복지법 시행규칙에 근거하고 있다. 시각장애인 등록은 동사무소에서 진단의뢰서를 받아 전문 안과병원에서 장애판정을 받는다. 이 판정서를 동사무소에 제출하면 시각장애인의 복지카드를 발급받는다. 만일 다시 판정을 받으려면 2년의 기간이 지나야 한다.

1급장애 : 만국식 시력표를 사용한 시력검사에서 좋은 눈의 시력이 0.02 이하 사람
2급 : 좋은 눈의 시력이 0.04 이하
3급 1호 : 좋은 눈의 시력이 0.08 이하
3급 2호 : 두 눈의 시야가 각각 주시점(注視點)에서 5도 이하인 사람
4급 1호 : 좋은 눈의 시력이 0.1 이하인 사람
4급 2호 : 두 눈의 시야가 각각 주시점(fixation point)에서 10도 이내인 사람
5급 1호 : 좋은 눈의 시력이 0.2 이하인 사람
5급 2호 : 두 눈의 시야 2분의 1 이상을 잃은 사람
6급 : 나쁜 눈의 시력이 0.02 이하인 사람

제8절 청각장애 아동

귀는 외이(外耳), 중이(中耳), 내이(內耳) 세 부분으로 나눌 수 있다. 외이와 중이의 중간에 있는 고막은 귓구멍을 따라 들어온 음파에 따라 진동하는 얇은 판이다. 고막 뒤의 작은 뼈로 이루어진 소골(小骨 ossicle)은 그 진동을 중이로 보내는 역할을 한다. 소리는 귀를 이루고 있는 이 기관들이 정상으로 작동할 때 뇌가 느끼게 된다.

귀의 각 부분 중에서 어딘가에 이상이 있으면 난청이 된다. 소리가 전달되는 과정에 장애가 발생된 경우와, 청신경에 이상이 있는 두 가지 장애가 있으며, 이 두 장애가 중복되기도 한다. 청각장애아 중에는 한쪽 귀만 난청인 예가 많다. 이것을 편측청력손실(unilateral hearing loss)이라 한다.

청각장애는 소리를 느낄 수 있는 크기의 차이로 확인한다. 소리의 크기 단위로 데시벨(decibel dB)이라는 용어를 쓰는데, 일반인들은 20데시벨 또는 그 이하의 소리도 듣는다. 만일 20~40 데시벨이라야 듣는다면 그는 약간 난청이다. 이 정도 청각장애를 가지면 가까이서는 대화할 수 있지만, 멀리서 들리는 소리나 속삭이는 말은 듣지 못한다. 아기가 청력이 나쁘면 일반적으로 말 배우는 시기가 늦으며 발음도 나쁘다.

만일 41~70데시벨 정도의 청력을 가졌다면 대화할 때 보통 소리로 말해서는 듣지 못할 정도의 난청이다. 그리고 71~85데시벨 정도의 난청은 심한 청각장애이다. 일반 대화는 거의 들리지 않아 보청기를 사용해야만 겨우 듣는다. 이 정도의 난청 어린이는 교실에서 주파수변조증폭기(FM amplication)라는 특별히 만든 장치를 보청기로 사용할 필요가 있다.

85데시벨 이상의 난청은 심각한 청각장애이므로 보청기도 도움이 잘 안 된다. 그러므로 이런 아이는 부득이 수화(手話)를 하거나, 언어그림판, 컴퓨터를 이용한 음성합성장치 등을 사용해야 의사교환을 할 수 있게 된다. 컴퓨터 음성합성장치는 자기가 하려는 말을 컴퓨터의 키보드로 치면 그것이 기계음성으로 바뀌어 스피커를 통해 발음되게 만든

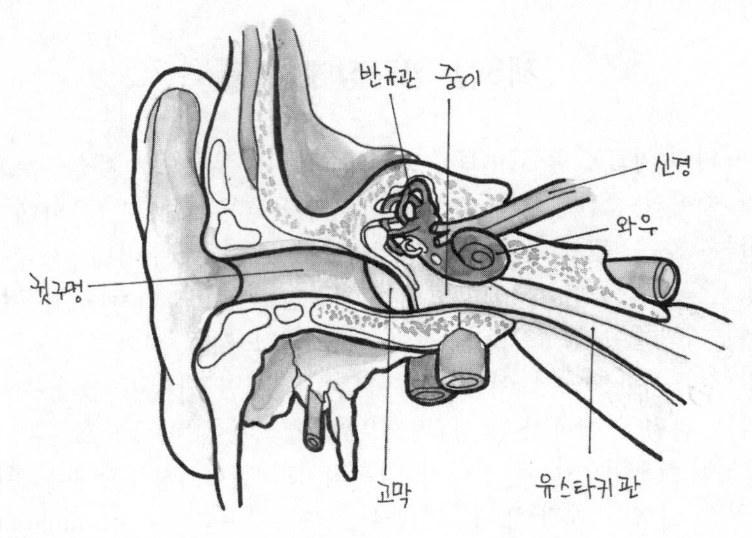

그림 2. 귀의 구조

장비이다.

난청이 되는 여러 원인

많은 어린이들이 자라는 도중에 머리의 상처나 감염으로 청각장애를 갖게 된다. 초등학교 어린이 중에는 목이나 중이에 세균이 침범하여(중이염) 청력장애를 가져오는 예가 허다하다. 만성중이염이 되면 가벼운 난청을 보이는데 잘 치료하면 대개 청력을 회복한다.

때로는 귀지가 심하게 생겨 난청이 되기도 한다. 귀지를 잘못 후벼내다가 귓구멍이나 고막에 심각한 상처를 내기도 하므로 그럴 때는 이비인후과를 찾도록 해야 한다.

청각신경의 이상으로 난청인 경우도 있다. 출생 때부터 듣지 못한다면 유전적인 문제, 임신 초기에 어떤 약물의 복용, 바이러스 감염 등이 원인일 수 있다. 때로는 난산으로 아기의 뇌에 산소가 충분히 공급되지 않아 청력장애가 발생하기도 한다.

한편, 어릴 때 또는 그 후라도 스트렙토마이신 같은 항생제를 장기간 사용하거나, 뇌막염을 앓거나 했을 때 청신경에 장애가 발생하는 경우가 있다.

또한 너무 시끄러운 환경(기계 소음, 음악 등)에서 오래 지내게 되면 가벼운 난청이 될 수 있다. 이런 경우 환경이 바뀌면 회복되기도 한다. 그러나 장기간 계속 소음 속에서 지내면 난청이 굳어버린다. 락(rock) 연주음은 제트엔진의 소리인 120데시벨에 이르기도 하여 난청을 유발할 수 있다.

어린이들이 청각을 잃게 되는 이유는 여러 가지 밝혀져 있지만, 지금도 원인을 모르는 난청이 있다. 대개 1,000명의 어린이 중에 1명 정도가 농아(聾兒)이며, 이들 중 65%는 선천성 농아이다. 그런데 경증에서 중증의 청각장애를 가진 어린이의 비율은 1,000명당 15~30명에 이르며, 청각장애 어린이 중에 약 40%가 다른 장애를 복합적으로 가지고 있다.

청각장애의 발견

아이가 청각장애를 가지고 있으면 부모나 가족이 먼저 발견하게 된다. 큰 소리를 질러도, 이름을 불러도 반응을 보이지 않기 때문이다. 그러나 청각장애가 가벼운 상태이면 발견이 어렵다. 청각장애를 가진 아이는 말을 잘 배우지 못하는데, 장애가 심할수록 언어발달이 늦어진다.

소리를 정확히 들을 수 없으면 발음도 바르게 하지 못한다. 청각장애가 심한 아이는 듣지 못하는 탓으로 말을 배울 수 없어 부득이 수화(手話)를 쓰게 하거나, 전자적인 언어합성장치를 이용하거나, 그림으로 교신하는 판(交信板 communication board)을 사용해야 한다.

청각장애아가 수화와 동시에 말하기 특수훈련을 받으면 노력에 따라 거의 정상에 가까운 발음으로 말할 수 있다. 상대의 입술 움직임을 보고 말을 알아듣고, 또 바르게 발음하는 것을 구화(口話)라고 한다.

아이가 감염으로 자주 귀를 앓거나, 언어발달이 늦거나 하면 청력검사를 받아볼 필요가 있다. 의사는 아동의 나이에 따라 다른 청각검사법을 쓴다. 청력검사는 방음시설이 된 방에서 여러 가지 파장과 주파수의 소리를 들려주어, 그것을 듣는지 어떤지 반응을 조사한다. 이때 검사자도 헤드폰을 끼고 어린이의 반응을 살핀다.

또한 청각검사 때 임피던스 청력검사법(impedance audiometry)이라는 방법으로 고막의 유연성과 진동 상태를 검사하기도 한다. 만일 너무 어리거나 다른 이유 때문에 이 방법으로 검사가 어려우면 청각유발반응(auditory evoked response AEV) 또는 뇌간유발반응(brain stem evoked response BSER)이라는 방법을 쓴다.

청각장애의 치료와 교육

감염으로 자주 귀를 앓거나 중이(中耳)에 수액이 차 청력이 나쁜 경우는 항생제 치료나 진물을 제거하면 대부분 낫는다. 수술이 필요할 때는 전신마취 상태에서 고막을 약간 찢고 중이 안으로 작은 관을 넣어 진물을 뽑아낸다.

그러나 청신경이 손상된 경우는 치료가 거의 불가능하다. 그렇더라도 어떤 어린이에게는 보청기가 큰 도움이 되는데, 완전하게 소리를 판별하지는 못하지만 얼마큼 큰 소리는 듣는다. 완전 농아는 학교에 입학하기 전에 되도록 일찍 특수교육을 시작하는 것이 좋다.

기타의 감각장애

감각장애아 중에는 촉감, 통감(痛感), 온도감각, 진동(振動)감각, 공간감각(空間感覺) 등에 이상이 있는 경우가 있다. 선천적으로 통증을 느끼지 못하는 감각장애는 이분척추와 같은 신경장애인에게 발생하는 것이 일반적이다.

만일 아이에게 감각장애가 있다고 의심되면 소아과의사나 신경과의사에게 보여 정확한 진단을 받아야 할 것이다. 감각장애는 어떤 병을 앓을 때 일시적으로 나타났다가 병이 나으면 바로 회복되기도 한다. 그러나 영구적인 무감각 장애라면 상처를 입지 않도록 평소 훈련을 잘 시켜야 할 것이다. 예를 들어 아픔을 느끼지 않아 휠체어에 장시간 같은 자세로 앉아 있으면 피부에 욕창이 생기므로 수시로 자세를 바꾸도록 교육해야 한다.

제9절 다운증후군

영국의 의사 존 랭던 다운(John Langdon Down)이 구체적으로 증상을 발표한 이후 '다운증후군'(down syndromes)으로 불리는 이 증세를 가진 아동은, 신생아 600~800명에 1명 비율로 출생하고 있으며, 남녀의 비는 비슷하다.

다운증인 사람의 염색체를 검사해보면 95%가 제21번 염색체가 3개(3염색체성)이다. (제10절 참조) 그 외에 21번 염색체의 끝 부분이 끊어져 그것이 다른 염색체의 말단에 연결된 경우가 4% 정도 있다.

다운증 아기는 나이가 많은 어머니나 아버지에게서 태어나는 확률이 높다. 임부가 25세 미만이면 그 확률이 2100분의 1이지만, 36세 이상이면 75분의 1로 높아진다. 이 때문에 일부 나라에서는 고령 여성이 임신하면 의무적으로 태아 염색체검사를 받게 하여 이상이 발견되면 유산을 권유한다.

이 아이들은 대개 건강하고 낙천적이며 온순하지만, 정서 불안정으로 고집스럽고 심한 감정 기복을 나타내는 경우도 있다. 또한 동작이 둔하고 손놀림이 서투르며, 평형감각이 떨어진다. 대개 일찍 노화가 오기 시작하지만 지금은 평균수명이 50~60년 정도로 상당히 장수한다.

대부분의 다운아동은 지능장애를 가지는데, 그 원인이 무엇인지 모르고 있다. 다운아동 중에는 개인 차이가 커서 일부는 정상 지능을 가질 정도이다. 그들은 신체와 지능에 장애가 있더라도 교육 프로그램에 잘 참여하고, 어떤 사람은 사회에서 직업을 가질 정도로 상태가 좋기도 하다.

다운증후군 아이들은 다른 어려운 장애를 가진 아이들보다는 키우는 어려움이 적은 편이다. 이 아이들 중 일부는 5세 정도 되어야 걷기도 하지만, 대개 2살 이전에 걷는 것을 배우고, 혼자 옷을 입고 먹을 수 있도록 발전한다. 그들은 5세 이전에 화장실도 혼자 가도록 가르칠 수 있으며, 사람들과 대화하기 좋아하고 친구도 잘 사귄다.

지능이나 언어장애가 너무 심하거나, 자폐증이 중복되면 훈련이 더

디고 주변에 대한 관심도 적지만, 일반적으로 다운증후군 아동은 성격이 밝고 좋아 귀여운 아이로 자란다. 그들은 교육과 훈련에 따라 발전할 잠재력을 많이 가지고 있다. 그러므로 부모나 보호자가 전문가로부터 교육법을 배워 훈련을 잘 하기만 하면, 혼자서 할 수 있는 일이 많아진다. 생활보호시설에서도 다운증후군 아동은 사회성이 높고, 직업재활훈련에도 적극 참여하여 상당한 발전을 보인다.

그러나 상당수의 부모들은 인내하지 못하고 일찍 교육을 포기하여 잠재력을 살려내지 못하고 있다고 한다. 그 원인은 훈련을 마음으로 하지 않고 머리로 하려 하기 때문인 경우가 많다. 때로는 아버지와 어머니의 의견이 충돌하여 서로 스트레스를 만들기도 한다. 다운증후군에 대한 정보를 많이 얻도록 노력하고, 전문가나 다운증후군 부모회와 접촉하면 많은 도움을 얻게 될 것이다.

다운증후군의 특징

1. 머리가 작고 뒷머리가 납작하다.
1. 천문이 크고 늦게 닫힌다.
1. 눈은 약간 안쪽으로 사시이며, 눈의 안쪽 끝 피부가 접혀 있다 (epicanthal folds).
1. 콧등은 눌린 모습을 하고, 코와 귀가 다른 아이들보다 작다. 귓바퀴의 윗부분이 접혀 있으며 구조적으로도 변형되었다.
1. 많은 신생아는 목 뒤의 피부가 늘어져 있다.
1. 손과 발이 유난히 작고 손가락도 짧다.
1. 혀가 주름이 잡히고, 겨울이면 피부가 건조해져 입술이 잘 튼다.
1. 뼈와 뼈를 연결하는 인대(靭帶)가 느슨하고 근육이 약하다.
1. 40~50%가 선천적으로 심장질환을 가지고 있으며, 대장(大腸) 폐쇄나 백내장을 가지고 태어나기도 한다.
1. 한 손 또는 두 손의 손금이 일자로 가로지른 경우가 50% 정도 된다.
1. 손가락과 발가락 사이의 피부가 접혀 있다.
1. 턱이 작아 이가 다닥다닥 난다.

같은 다운증후군 아동이라도 서로의 차이가 크다. 그리고 다운증후군 증세가 없는 다른 형제자매는 염색체에 이상이 없으므로 결혼에 대해 염려할 이유가 조금도 없다.

사단법인 다운회 홈페이지

다운증후군에 대해 좀더 알기 원하면, 국내 다운증후군 아동의 부모 모임인 '사단법인 다운회' (www.down.or.kr)를 방문하기 바란다. 다운회의 복지관에서는 부모를 위한 교육과 다운아동을 위한 심장병 무료검진 등이 실시되고 있으며, 소식지도 발간하고 있다.

제10절 다양한 유전과 염색체 이상 장애

근년 세계의 생명과학계에는 거대한 과제를 한 가지 추진해 왔다. 그것은 인간의 모습과 정신을 지배하는 모든 유전자의 암호를 해독하는 것으로, 23쌍의 인간 염색체 상에 있는 모든 유전자의 염기배열(DNA라고 부르는 구성 분자의 종류와 그 배열)을 밝히는 연구였다. '인간 지놈(genome) 분석'이라고 알려진 이러한 프로젝터의 중요한 목적 중 하나는 유전자의 비밀을 분자 수준까지 알아내어 그와 관계되는 유전질병을 치료하고 예방하려는 것이었다.

2000년에는 인간의 23쌍 염색체에 있는 모든 유전자(약 8만5천개)의 위치와, 각 유전자의 분자구조(염기서열)가 모두 밝혀졌다. 그러나 그것을 안다고 해서 유전질병을 막을 방법이 당장 나오게 된 것은 아니다. 유전병을 과학적으로 치유하는 연구의 첫걸음이 시작된 것이다. 오늘날 유전자와 관련된 연구 분야를 유전체학(遺傳體學 genomics)이라는 새로운 말로 부르고 있다.

유전자나 염색체 이상으로 오는 장애는 지금까지 수십 가지 알려져 있다. 유전질병은 치유할 수 없는 병으로 생각해왔다. 그러나 유전체학의 발달과 인간 복제, 인체조직배양 및 장기이식 등의 첨단과학이 발달하면서, 유전병도 머지않아 극복해갈 수 있다는 희망을 가지고 있다.

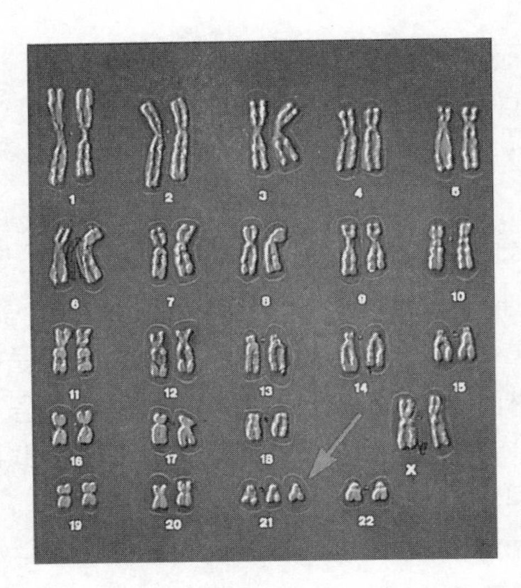

그림3. 다운증후군의 염색체. 21번 염색체가 3개이다. 사람의 염색체는 23쌍인데, 고릴라나 침팬지 또는 오랑우탄은 24쌍이다. 과학자들은 원래 인간의 조상도 24

즉 사람의 2번 염색체는 유인원의 중간 크기 염색체 2개가 융합된 것이다.

인간의 염색체와 유전자

인간의 몸은 약 100조(1에 0이 14개 붙음)개에 이르는 세포로 이루어져 있다. 0.1밀리미터도 안 되는 세포 속에는 더 작은 핵이 있고, 그 핵 내에 46개의 염색체가 담겨 있다. 46개 염색체는 아버지에게서 받은 염색체 23개와 어머니에게서 받은 염색체 23개가 쌍을 이루고 있다. 사진3에서 보듯이 인간의 염색체 23쌍은 저마다 서로 조금씩 다른 크기와 모양을 가지고 있다. 그러나 성염색체 한 쌍만은 X와 Y의 모양이 아주 달라 X가 훨씬 크다.

과학자들은 각 쌍의 염색체에 크기 순서에 따라 1번부터 22번까지 번호를 붙이고, 나머지 한 쌍인 성염색체를 23번으로 정하고 있다. 염색체 23쌍에는 유전자라는 것이 약 8만5천개 줄지어 자리 잡고 있는데, 최근까지 그것의 유전적 역할이 알려진 것은 1만개를 넘지 못하고 나머지는 연구 중에 있다.

유전자(gene)는 염색체(chromosome)라는 긴 자루에 담겨 있다가 생명활동에 필요한 모든 기능을 선대에서 후대로 전달한다. gene과 chromosome 두 말을 합친 'genome'(지놈 또는 게놈)이라는 말은 '염색체상의 유전자'를 의미한다. 유전의 암호는 이 지놈에 각기 다른 화학분자(핵산)의 모습으로 실려 있다가 그대로 복사되어 후대에 전해진다. 그래서 유전자를 흔히 사진의 원판필름과 같다고 표현하기도 한다.

이 23쌍의 염색체 중에서 1쌍의 염색체는 남녀 성을 결정하는 염색체이기 때문에 성염색체'(sex chromosome)라 부르고, 나머지 22쌍의 염색체는 '상염색체'(autosome)라 한다.인간의 세포는 모두 23쌍의 염색체를 가졌지만, 성세포(생식세포)라 부르는 정자와 난자세포 안에는 그것이 반씩 나누어진(감수분열된) 23개의 염색체 1벌만 들어 있다.

염색체나 유전자에 이상이 생기는 이유

난자나 정자와 같은 생식세포가 만들어지는 세포분열 과정이나, 체세포가 분열하는 과정에는 염색체 상에서 흔히 여러 가지 사고가 발생한다. 이것은 마치 책을 정성껏 만들었는데도 오자가 생기고, 줄이 바뀌기도 하고, 앞뒤가 섞여 있거나, 일부 삭제되거나, 같은 단어나 행(行)이 중복되는 등 여러 가지 실수가 있는 것과 비슷하다.

핵분열이 일어난다는 것은 염색체가 나누어지는 것이다. 이렇게 염색체가 분리되고 할 때는 염색체의 작은 조각이 떨어져 나가거나, 떨어진 조각이 다른 염색체에 붙거나(insertion) 하는 현상이 매우 드물게 생긴다. 만일 이런 염색체 사고가 나쁜 방향으로 발생한다면 염색체 질병이 나타나게 되고, 그것이 자손에 그대로 영향을 미칠 수도 있게 된다.

고등학교 생물 교과서에 나오는 역위(逆位 inversion), 결실(deletion), 삽입(insertion), 중복(duplication), 돌연변이(mutation) 등과 같은 말은 염색체의 사고와 관련된 용어들이다. 유전자가 크게 변해버리는 돌연변이는 남성이 여성보다 5배 정도 높은 확률로 발생하는데, 이는 많은 수의 정자를 만드느라 복제작업을 더 자주 해야 하기 때문이다.

성세포가 감수분열할 때는 쌍을 이룬 염색체가 반씩 나누어지는데,

이때 23쌍 가운데 어느 한 쌍이 어떤 이유로 나뉘지 않은 상태로 세포 분열이 일어나면, 한쪽은 24개 한쪽은 22개의 염색체를 가진 정자(또는 난자)가 된다. 만일 24개인 정자나 난자가 23개를 가진 난자나 또는 정자와 결합하게 되면, 염색체 수가 하나 늘어나 47개가 되면서, 23쌍의 염색체 중 하나는 쌍이 아니라 3개가 되고 만다. 이를 3염색체성(trisomy)이라 부른다. 앞장에 나온 다운증후군(Dawn syndrome)은 21번 염색체가 3염색체성이 된 결과로 나타나는 대표적인 장애이다. 21번 외에 13번과 18번의 3염색체성도 알려져 있다.

3염체성이 된 수정란은 배발생을 계속하지 못하고 대개 죽게 되는데, 염색체 크기가 작은 21번 염색체가 3염색체성이 되면, 태아로 발달하여 다운증후군 아기로 태어나게 된다. 21번 외에 13번이나 18번의 염색체를 하나 더 가진 아기는 며칠 밖에 살지 못했다.

반대로 염색체 1개가 부족한 22개 염색체를 가진 성세포가 23개를 가진 정상세포와 수정하게 되면 45개 염색체로 되는데, 이때 한 염색체는 짝이 없이 외톨이가 된다. 이런 경우 1염색체성(monosomy)라 부른다.

염색체가 23쌍씩 정상으로 나뉘었더라도, 염색체 일부분이 상하가 바뀌어 붙거나, 다른 염색체에 가서 연결되거나 하면 전위(轉位 translocation)라고 하는 염색체 이상이 생긴다. 이런 사건이 일어나면 부모에게는 없던 장애나 이상이 아이에게 나타날 가능성이 생긴다.

어떤 경우, 임신 전까지는 아무런 이상이 없었으나, 수정 후에 수정세포가 둘로, 4개로, 8개로 분열하여 배발생을 해가는 도중에 어느 세포에서 염색체 이상(모자익현상 등)이 발생하기도 한다.

이상에서 소개한 염색체의 이상은 염색체 검사법을 통해 일부 판별할 수 있지만, 대부분은 찾아내기 어렵다.

유전장애의 종류

부모가 가진 유전적인 형질(질환)이 자손에게 전달되어 장애를 나타내는 경우가 수십 가지 알려져 있다. 유전적 장애는 그 유전자가 상염색체에 있는가 아니면 성염색체에 있는가, 그리고 그것이 우성으로 유전하는가 아니면 열성인가에 따라 구분할 수 있다.

◆ 상염색체 우성 유전장애

연골의 성장장애로 다리가 짧고 얼굴이 작으며 척추가 앞으로 휘는 연골발육부전(소인증 achondroplasia)과, 헌팅턴병(Huntington disease)은 대표적인 우성 상염색체 유전질병이다. 우성유전 질환을 가진 사람은 50%의 자녀가 유전병을 가지고 태어날 확률이 있다. 간혹 부모 중 어느 쪽에도 없는데 이런 장애가 나타났다면, 그것은 그 아이의 염색체에 돌연변이가 일어난 결과이며, 이 아이는 성인이 되었을 때 그의 자손에게 우성으로 그 질병을 전할 수 있다.

◆ 상염색체 열성 유전장애

장애가 되는 유전자를 양쪽 부모가 다 가지지 않고, 어느 한쪽만 가지고 있다면 자손에게 유전장애가 나타나지 않는다. 이런 열성유전자를 가진 사람을 '보인자'(carrier)라고 부른다. 그러니까 보인자에게는 유전병이 나타나지 않는다. 그러나 만일 양쪽 부모가 다 보인자인 경우, 그 자손이 유전병을 나타낼 확률은 25%이다.

상염색체 열성유전장애로 잘 알려진 질병으로 페닐키톤뇨증이 있다. 페닐알라닌 하이드록실레이스(phenylalanine hydroxylase)라는 효소를 체내에서 만들지 못하는 이 유전병은 지능장애를 가져온다.

◆ X염색체 열성 유전장애

근육이영양증(筋肉異營榮養症) 또는 근위축증(muscular dystrophy)이라는 근육장애, 혈액응고가 안 되는 혈우병(hemophilia), 색구분에 장애가 있는 색맹(color blindness)은 X염색체를 따라 열성으로 유전된다. 즉 XX′인 여성에서는 장애가 나타나지 않으나(보인자), X′X′인 경우에만 증세가 나타나기 때문에 'X염색체 열성유전'이라고 말한다. 그러나 X′는 Y에 대해서는 우성으로 작용하여, X'Y인 남자라면 색맹이라는 유전장애가 나타나게 된다.

◆ 복합 유전장애

몇 개의 유전자가 어떤 환경요인과 함께 작용하여 유전장애를 나타내는 것을 복합 유전장애(multifactorial inheritance)라고 말한다. 대표적인 복합 유전장애로 토순(cleft lip), 구개파열(cleft palate), 내반족(clubfoot), 이분척추(spina bifida), 고관절탈구(hip dislocation) 및 선천성 심장병 등이 있다.

비멘델성 유전-마이토콘드리아 유전병

위에서 예를 든 4가지 유전장애로 분류되지 않으면서, 멘델유전법칙과도 관계가 없는 유전 장애가 있다. 대표적인 것이 마이토콘드리아 유전병이다. 마이토콘드리아는 핵이 아닌 세포질 속에 있는 소기관이다. 그런데도 마이토콘드리아는 DNA합성과 같은 중요한 화학반응에 작용하기 때문에, 거기에 결함이 있으면 장애를 나타내게 된다.

대표적인 '마이토콘드리아 뇌근증(腦筋症)'은 뇌와 신경에 장애가 나타난다. 이 뇌근증은 어머니로부터 유전되고 있는데, 그 이유는 난자의 세포질 속에 마이토콘드리아가 있고, 아버지의 정자에는 세포질이 전혀 없고 핵만 있기 때문이다.

염색체와 유전자 이상에서 오는 각종 장애

염색체라든가 유전자에 결함이 생기는 원인은 아직 확실하지 않다. 바이러스 침입, 호르몬 분비 이상, X선과 같은 방사선, 해로운 약물 외에 유전적 성향 등이 원인이 될 수 있다고 생각되지만 분명한 증거는 없다.

◆ 혈우병(hemophilia)

X′염색체를 따라 열성으로 유전되는 대표적인 유전병의 하나이다. 여자는 두 X염색체 모두 혈우병 인자(X′X′)를 가져야 발병하지만, 남자(X′Y)는 모두 혈우병을 나타낸다. 혈액응고 기능을 상실한 혈우병 환자는 외상을 입지 않더라도 구강, 잇몸, 입술, 혀, 피하, 근육 등에서

쉽게 출혈하여 생명에 위협을 받는다.

우리 나라에는 약 1,700명의 혈우병 환자가 등록되어 있다. 2004년 3월에는 장이 꼬여 장절제수술을 받게 된 한 남성 혈우병 환자에게 40일간의 입원치료비로 10억원이라는 진료비가 청구되었다. 2~3시간 마다 1병에 수십만원인 '노보세븐'이라는 혈액응고제를 주사해야 했기 때문이다. 혈우병환자의 치료비는 의료보험에서 80%를 부담하고, 나머지 20%는 보건복지부와 그가 사는 시군구가 절반씩 부담하게 되어 있어 환자 자신의 부담은 없다. 우리 나라에는 '한국코엠회'라는 혈우병 환자의 모임이 있다. <한국코엠회 홈페이지 : www.kohem.net>

◆ 터너(Tuner) 신드롬

'단일 X염색체 신드롬'이라고도 부르는 이 장애는 여자에게만 나타나며 X염색체가 하나뿐이다. 터너 신드롬 아이들은 손과 발등이 자주 부풀어 오르고, 뒷머리의 머리카락선이 아주 낮아 목이 짧게 보이는 것이 특징이다. 또한 유륜(乳輪) 부분이 넓게 퍼져 있으며 가슴이 넓다. 심장에서 혈액이 흘러나오는 대동맥이 협소하여 심장장애를 나타낸다.

자라면서 손발이 붓는 것은 줄어들지만, 성장이 더디고 키도 작아 1미터 50센티를 넘기 어렵다. 그래서 성장호르몬 치료를 제안하기도 한다. 터너 소녀들은 자라도 자궁이 발달하지 못해 불임이 되기 때문에 청년기에 이르면 여성호르몬 치료가 필요하다. 신생아 1만명에 1명 비율로 탄생하며, 그들의 외모와 지능은 정상이거나 조금 낮은 편이다. 종종 사회적응이 부족한 면을 보인다.

◆ 고양이 울음 신드롬

'고양이 울음'(cry of the cat)이라는 이 장애는 제5번 염색체의 일부가 없어 생기는 증후이다. 약 2만분의 1의 비율로 탄생하고 있으며, 장애 여부는 생후 곧 발견된다. 이 아이들은 매우 작고, 생장이 더디다. 그러나 걸음걸이는 배운다. 우는 소리가 꼭 고양이 울음소리를 닮아 이런 이름을 가지게 되었다.

이 신드롬 어린이는 지능장애와 언어장애를 가진다. 그들은 머리가 작고 둥근 얼굴(비대칭적)을 가지며, 긴 눈의 안쪽 피부가 약간 접혀 있다. 사시안(斜視眼)을 가진 아이도 종종 볼 수 있으며 귀 모양도 다르다. 흔히 선천성 심장병이 있고, 다른 여러 가지 장애도 보인다. 대개 성인이 되도록 생존한다.

◆ 18번 3염색체성 장애

제18번 염색체 수가 하나 더 많은(3염색체성) 이 장애는 1만명에 2~3명꼴로 탄생하고 있다. 이 아이들은 일반적으로 매우 작게 태어나며 울음소리가 연약하다. 두상(頭狀)이 길고 모양이 이상한 귀, 좁은 눈꺼풀, 작은 입과 뺨을 가졌다.

이 아이들은 손가락이 겹치도록 손을 꽉 움켜쥐고 있으며, 손톱이 매우 작다. 그들은 다른 장애도 여러 가지 나타내는데, 일반적으로 너무 약하며, 심지어 호흡조차 제대로 못하는(무호흡증 apnea) 아이도 있다. 이런 아이는 젖을 빨아먹지도 못해 튜브를 통해 먹여야 한다. 18번 3염색체성 아이는 생후 며칠 살지 못하고 10% 정도만 겨우 1년 이상 생존하며, 지능장애도 아주 심하다.

◆ 누난(Noonan) 신드롬

누난 신드롬은 터너 신드롬과 증상이 매우 비슷하다. 그러나 이 신드롬은 남자나 여자 모두에게 출현하고 있다. 염색체상에서 이상 부위는 찾지 못하고 있으나, 상염색체 우성유전을 하고 있으며, 탄생 빈도는 터너 신드롬보다 높다. 이 신드롬을 가진 어린이는 터너 증후군보다 더 심한 선천성 심장병을 가지며, 지능장애와 언어장애 또한 심각하다.

◆ 허약 X 신드롬(fragile X syndrome)

22번 염색체의 FMR1 유전자에 이상이 생겨 발생하며 지능장애를 갖는다. 이 증후군의 사람은 얼굴 모양이 이상하고, 남자인 경우 정낭(精囊)이 크고, 퇴행성 정신질환을 일으킨다.

◆ 레트 신드롬(Rett syndrome)

X염색체에 이상이 있으며, 여자에게만 나타나는 이 증세는 생후 1년 안에는 잘 발견되지 않는다. 그러나 2년째에 들면서 그동안 할 수 있던 행동을 못하게 되는 퇴행을 보이기 시작한다. 자폐증상과 심한 지능장애, 언어발달장애를 보이며 사회적응을 하지 못한다. 과민하고 잠을 잘 자지 않으며, 달랠 수 없도록 울기도 한다. 걸을 때 균형을 잡지 못해 다리를 벌리고 걷는다.

이 아이들은 대개 머리가 조그마하고 체중도 미달이다. 많은 아이들이 경련을 일으키고 척추도 휘어 있으며, 숨 가쁜 상태로 과호흡을 한다. 이 아이들은 특징적으로 두 손을 마주 비비거나, 두 손을 잡고 비틀거나 하는 두 손 동작을 보인다. 레트 신드롬의 원인은 아직 모르고 있다.

◆ 알캅톤뇨증(alkaptonuria)

제3번 염색체 이상으로 발생하는 희귀한 증상의 하나이다. 환자의 소변과 귀지가 공기 중에 노출되면 섭취한 음식에 따라 붉거나 검은색으로 변하는 것이 이 병의 특징이다. 이런 현상은 소변과 귀지에 호모제니신산염(homogentisate)이라는 물질이 축적된 때문인데, 이 물질은 모든 사람이 다 체내에서 생성하고 또 분해할 수 있다. 그러나 이 환자는 그것을 분해하는 효소가 생산되지 않는다. 음식을 조절하는 방법으로 검은색 소변을 치유할 수 있으며 장애나 생명위험은 없다.

알캅톤뇨증 환자와 정상인의 유전자를 비교하면 모두 같은데, 3번 염색체의 690번째나 901번째의 핵산 하나만 다른 것으로 밝혀졌다. 이것은 인체의 단백질 대사 이상의 하나인데, 열성(劣性)으로 유전하고 있다.

◆ 월프-히르시혼증(Wolf-Hirschhorn)

어려서 목숨을 잃는 매우 위험한 병이다. 제4번 염색체에 발생한 유전자 이상이 이 병을 가져온다. 이 유전자를 이루는 단어(염기)가 몇 번 반복되고 있는가에 따라 증세가 달라지는데, 39번 이상 반복되면 중년 이후부터 몸이 균형을 이루지 못하는 퇴행현상이 서서히 일어나며, 그 외에도 사지 경련, 지능 저하, 우울증, 환상 등이 생기다가 일찍 죽게 된다.

◆ 헌팅턴병(Huntington disease)

이 병은 미국 롱아일랜드섬의 조지 헌팅턴이라는 의사가 1872년에 처음으로 진단하고 가계를 따라 나타나는 유전병임을 발견했다. 그가 조사한 한 집안에는 12대에 걸쳐 이 병을 가진 사람이 1천명 이상 있었다.

헌팅턴병은 알캅톤뇨증과 달리 우성으로 유전하기 때문에 한 가문에 이 병이 생기면 후대에 환자가 발생할 가능성이 높아진다. 헌팅턴병의 증세는 30세 이상 중년을 넘어야 나타나므로 어릴 때는 장애가 있는지 없는지 알지 못한다.

이 병은 4번염색체의 짧은 팔 끝 쪽에 있는 한 유전자에 돌연변이가 생긴 결과이다. 환자는 헌팅턴이라는 단백질이 분해되지 않고 소뇌에 서서히 축적되어 끝내 세포를 죽게 만들기 때문에, 몸을 움직이기 어려워하다가 마침내 조절 불능에 이른다.

◆ 중증 복합면역결핍증(severe immune deficiency)

매우 드문 유전병이다. 발병하게 되면 백혈구 세포가 모두 죽게 되어 면역기능이 없어진다. 그러므로 이 병을 앓는 어린이는 무균실에서 지내지 않으면 거듭되는 감염으로 생명을 지키기 어렵다. 이 유전병은 20번 염색체의 한 유전자(ADA유전자)의 문자 배열이 틀려진 결과이다. 1990년에 PEG-ADA라는 주사로 치료하는 방법이 개발되었다.

◆ 근긴장성 디스트로피(myotonic dystropy)

19번 염색체의 어떤 유전자 이상으로 발병하는 돌연변이 유전병이다. 세포 내에 분해되지 않는 단백질이 축적되어 결국 세포를 죽게 하는 12종이 넘는 글루타민다량체(polyglutamine) 질병 가운데 하나이다. 헌팅턴병도 글루타민다량체 질병의 일종이다.

◆ 유전과 관계되는 천식과 앨러지

치명적인 장애는 아니지만 천식과 앨러지도 유전자와 관계가 있는 것으로 밝혀지고 있다. 대표적인 앨러지로는 아토피성 피부염, 땅콩 앨러지, 벌 독 앨러지 등이 있다. 천식과 앨러지를 일으키는 유전자는 염색체 중 어느 하나의 일정 위치에만 있는 것이 아니고 제5번, 6번, 11번, 12번, 13번, 14번 등 여러 염색체에 흩어져 있으며, 그것도 어떤 염색체에는 그것이 15개나 있다고 한다. 유전자와 천식 및 앨러지 사이에 대한 문제는 매우 복잡하다.

5번 염색체 중의 한 유전자는 기관지 이완과 수축을 조절하는 특수한 단백질을 만든다. 천식이란 기관지의 수축증세이다. 따라서 천식 약은 이런 유전자를 조정하여 기관지를 이완시키도록 만들고 있다.

◆ 브로카 실어증(Broca)

언어를 관장하는 부위는 뇌의 왼쪽 일부인데, 브로카 영역에 손상을 입으면 대화에서 문법을 사용 또는 이해하지 못한다. 반면에 베르니케(Wernicke) 부위라는 뇌 일부가 손상되면 의미가 통하지 않는 단어를 연속하여 말한다. 그래서 브로카 영역은 말하는 것을 관장하고, 베르케 부위는 해야 할 말을 브로카 영역에 지시하는 것으로 생각하고 있다. 7번 염색체의 이상으로 나타나는 증세이다.

◆ 윌리엄증

11번 염색체의 어떤 유전자에 변화가 생긴 아이는 지능은 아주 낮지만 말을 잘하고 수다스럽다. 이들은 다른 감각기능은 약해지고 언어를 배우는 능력은 높아져 있다.

◆ 유전성 고콜레스테롤 빈혈증 (familial hypercholesterol anemia)

선천적으로 심장병에 걸리기 쉬운 매우 희귀한 유전병이다. 19번 염색체에 있는 한 유전자(APOE 유전자)의 염기서열이 바뀌어 일어나는데, 콜레스테롤이 혈관에 쌓이는 동맥경화를 가져와 어려서부터 심장질환을 앓게 될 가능성이 높다. 최근 연구에서 이 APOE 유전자는 노인성 알츠하이머(치매)를 일으키는 여러 원인 중의 하나가 된다는 것이 알려졌다 (알츠하이머 환자 중에는 콜레스테롤 수치가 높은 사람이 흔히 있다).

◆ 특정 언어 손상(specific language impairment)

윌리엄증과 반대로 7번 염색체의 어떤 유전자가 손상되면 지능에는 영향을 받지 않으면서 언어능력이 침해를 받는다.

◆ 유전적 성기능 장애

X와 Y 두 성염색체는 짝을 이루지만 Y염색체가 훨씬 크다. X염색체 상에는 DAX라는 유전자가 1개 있다. 그런데 남성의 XY염색체 중 X염색체 위에 어떤 이유로 2개의 DAX 유전자가 있으면, 그는 유전적으로 남성이지만 여성으로 자란다. 그 이유는, 남성을 만드는 유전자는 Y염색체 위에 있는 SRY라는 염색체인데, 이 SRY가 하나의 DAX와 대립하면 남성을 발현(發現)하지만, 2개의 DAX와 대립하면 남성을 발현하지 못하고 만다. 이런 현상을 '유전자의 충돌'이라고 말한다.

◆ 동성애의 유전성

오래 전부터 남성이든 여성이든 동성애는 유전적 경향이 있다는 생각을 해왔다. 서양의 통계에 의하면 4%의 남성이 같은 남성에게 매력을 느끼는 동성애자라고 한다. 최근 많은 연구가 이루어지면서 동성애의 유전성에 대한 믿음은 높아지고 있지만 확실한 증거는 찾지 못하고 있다.

◆ 스테로이드 효소 생성 장애

일반인들은 콜레스테롤이라고 하면 고혈압의 주범으로 두려워한다. 그러나 콜레스테롤은 몸의 필수 성분이다. 콜레스테롤은 코르티솔, 테스토스테론(남성호르몬), 오스트라디올 등 (이들을 스테로이드 호르몬이라 한다)을 만드는 주원료이기 때문이다.

제10번 염색체에 있는 CYP10이라는 유전자는 콜레스테롤을 스테로이드 호르몬으로 변화시키는 효소를 만든다. 따라서 이 유전자가 정상 기능을 하지 않게 되면 성호르몬을 만들지 못해 사춘기가 되어도 2차 성장을 하지 않아 남성이라도 여성처럼 보이게 된다.

◆ 프레이더-윌리 증후군(Prader-Willi syndrome)

제15번 염색체의 일부분이 결여되어 발생하는 매우 드문 유전병이다. 이 병에 걸리면 식욕을 참지 못해 과식한 결과 너무 뚱뚱해지고 피부는 창백해진다. 또한 손발이 작고 성기가 제대로 발달하지 않으며 약간의 지능장애를 보인다. 이 증상은 아버지의 제15번 염색체 일부가 떨어져 나가버린(결실) 결과로 생기는 장애이다.

◆ 엥겔만 증후군(Angelman syndrome)

프레이더-윌리 증후군과 마찬가지로 제15번 염색체의 같은 부분이 결여되어 나타나는 더욱 드문 유전병이다. 이 아이들은 가냘파 보이면서 매우 활동적이다. 머리가 작고, 턱이 길며, 긴 혀를 자주 내민다. 낙천적인 성격으로 늘 웃으며 종종 발작적으로 웃음을 터뜨린다. 불안정한 걸음걸이, 불면증, 심한 지능장애를 가지며 말을 배우지 못한다.

15번 염색체의 같은 부분이 결여되었지만, 다른 점은 아버지로부터 받은 15번 염색체 일부가 없으면 프레이더 윌리 증후군으로 나타나고, 어머니로부터 받은 염색체 일부가 없으면 엥겔만 증후군이 되는 것으로 알려졌다.

◆ 낭종성 섬유증(囊腫性纖維症 cystic fibrosis)

7번 염색체의 한 유전자(CFTR)의 이상으로 몸에 필요 없는 섬유조직이 형성되어 생명에 위협을 주는 병이다. 이 병은 열성이어서 한 염색체에만 이상이 있으면 발병하지 않는다. 과거에 유대인 사이에 발병자가 많았으나 보인자의 결혼 기피로 지금은 거의 나타나지 않는다.

◆ 고세병(Gaucher disease)

1번 염색체의 유전자(GBA) 이상으로 글루코실세라미드(glucosyl-ceramide)를 분해하는 효소가 결핍되어 나타나는 대사장애의 하나이다. 매우 드물게 보며 정신지체와 근육마비를 가져온다.

◆ 바덴버그 증후군(Wardenburg syndrome)

2번 염색체의 유전자(PAX3) 이상으로 난청과 백색 눈썹, 흰색 앞머리, 이색 홍채, 백반 등의 색소 이상 장애가 발생한다. 우성으로 유전하는 이 증후군에서는 합지증(合指症), 구개열, 심장 기형, 발꿈치와 무릎 근육이 오그라드는 구축(拘縮)증세가 합병되기도 한다.

◆ 소뇌 운동실조증(cerebella ataxia)

6번 염색체의 SCA1이라는 유전자 이상으로 소뇌에 문제가 생겨 발병하는 이 병은 운동능력이 점점 약해지며, 우성으로 유전하는 것으로 알려져 있다.

◆ 조로증(早老症)

신체적으로 일찍 늙게 되는 드문 이 병은 8번 염색체의 WRN 유전자 이상이 원인이다.

◆ 중증 면역결핍증

20번 염색체의 ADA 유전자에 이상이 있으며, 면역력이 매우 약하다.

◆ 독서장애증(dyslexia)

글자가 거꾸로 보이는 병으로 독서장애증을 가진다. 유전적 돌연변이의 하나이다.

제11절 출생 전후 병원균 감염에 의한 장애

지난 수십 년간 이루어진 의학의 발달은 어린이들을 많은 질병으로부터 구했다. 심한 호흡기병이면서 전염성이 강한 백일해, 독성 세균의 전염병인 디프테리아와 파상풍, 바이러스성 전염병인 회백수염(灰白髓炎 poliomyelitis)과 홍역 등의 질병을 면역학의 발달로 방지할 수 있게 되었다.

이러한 병에 걸리면 신체적으로도 심한 손상을 입지만 운이 나쁘면 지능장애까지 가져온다. 오늘에 와서는 적절한 예방조치만 취하면 그러한 병에 걸릴 염려가 없어졌다. 그러나 불행하게도 면역 조치를 취해도 아무 소용이 없는, 그리고 태어나기도 전에 이미 감염되어 세상에 나오는 병들이 늘어났다.

아기가 박테리아나 바이러스 또는 기생충 등에 감염되는 시기는 출산 전, 출산 때 그리고 출산 후로 나눌 수 있다. 톡소플라스마증(toxoplasmosis), 풍진(rubella), 사이토메갈로 바이러스병 그리고 에이즈(HIV) 등은 어머니 뱃속에서 출산 전에 감염될 수 있다. 한편 수포성 피부병인 허피스(herpes)나 에이즈와 같은 병은 출산 시에 감염되기도 한다. 치명적인 뇌막염이라든가 뇌염은 출생 후에 걸리고 있다.

◆ 톡소플라스마증

톡소플라스마는 고양이가 주된 숙주라고 알려진 세포 내에 사는 하등생물(원충)이다. 고양이의 배설물에 들어 있던 원충이 덜 익은 또는 날 음식 등을 통해 어머니에게 감염되면 뱃속의 태아에게 옮겨갈 수 있다. 감염된 태아는 정상발달을 하지 못해 달이 차도 미숙아 상태로 태어나 일찍 죽거나 지능장애, 시각장애 등을 가지게 된다. 때로는 아이의 머리가 너무 크거나(수두증) 너무 작은(소두증) 경우도 있다. 감염 확률은 신생아 1천명에 0.5~1명이며, 이들 중 25% 정도가 장애를 나타내는 것으로 알려져 있다.

◆ 풍진

모체 안에서 풍진 바이러스(rubella virus)에 감염된 태아는 체중미달로 태어나며 난청, 선천성 심장장애, 백내장이나 망막 감염 증상을 가질 수 있다. 증상이 심하면 후기 합병증으로 시력장애, 청력장애, 지능장애를 나타내기도 한다. 오늘날에는 풍진 감염아를 보기 어려운데, 성인이 된 여성이 결혼 전에 항체검사를 하여 항체가 없으면 예방접종을 함으로써 아기에게 감염시킬 위험을 없앨 수 있다.

◆ 거대세포(사이토메갈로) 바이러스병

사이토메갈로 바이러스(cytomegalo virus)는 전 세계에서 발견된다. 자궁 내에서 이 바이러스에 감염된 아기는 출산 초기에는 대부분 아무런 증상을 찾을 수 없지만, 자라면서 청력을 잃을 위험이 있다. 출산 때 이미 감염증상을 드러내는 신생아는 체중 미달이고, 피부에 붉은 혈흔(점상출혈 petechiae)을 보이며, 황달증상을 나타낸다. 이런 아기는 머리가 작고 성장이 느리며 지능장애도 있다. 사이토메갈로 바이러스에 감염되어 태어나는 신생아의 비율은 0.2~2%이고, 그중 극히 일부만 장애를 가지게 된다.

◆ 단순포진 바이러스 감염

허피스(herpes) 또는 헤르페스라고 불리는 바이러스 감염증은 '구강(口腔) 허피스'와 '생식기 허피스' 두 가지가 알려져 있다. 허피스 바이러스에 감염된 신생아는 모체의 생식기에서 바이러스가 옮겨진 것이다. 그러므로 생식기 허피스(성병의 일종)에 감염된 여성이 출산할 때는 아기에게 전염되는 것을 방지하기 위해 제왕절개수술을 택하고 있다.

허피스에 감염된 아기는 약 1달 이내에 피부에 작은 수포(水疱)가 집합하여 돋는 증상을 나타내는데, 심한 경우 뇌에까지 발생한다. 1만 명의 신생아 중에 1~5명이 허피스에 감염되고 있으며, 감염된 아기는 지능장애를 가지거나 일찍 죽기도 한다.

◆ 후천성 면역결핍증

에이즈(AIDS) 바이러스는 인체 면역결핍 바이러스(human immunodeficiency virus : HIV)라고도 불린다. 이 병은 성적 접촉이나 바이러스가 감염된 혈액 또는 주사바늘 등을 통해 전염되고 있다. 만일 어머니가 이 바이러스를 가지고 있으면 아기가 감염될 확률이 30~50%에 이른다. 또 모유를 통해서도 이 바이러스가 전염될 수 있으므로 산모는 아기에게 젖먹이는 것도 금지하고 있다.

이 바이러스에 감염되면 다른 병원균에 대한 면역력이 없기 때문에 아기는 세포성 폐렴을 비롯하여 온갖 세균성 병에 시달리게 된다. 모체 속의 아기가 HIV에 감염되었는지 의심스러우면 'HIV 항체검사'라는 방법으로 확인이 가능하다. 에이즈 바이러스에 감염된 아기는 2살 때쯤부터 증세를 나타내기 시작하는데, 신경계에 병이 잦고 여러 가지 질병이 복합되어 늘 병치레를 한다.

◆ 수막염(세균성 수막염)

수막염(meningitis)은 뇌를 덮고 있는 막과 척수 또는 그 주변에 세균이 감염되어 발생하는 병이다. 감염 박테리아 종류에 따라 폐렴구균성 뇌막염, 헤모필루스 인플루엔자 뇌막염 등으로 구분도 한다. 이들 세균에 감염되면 일정 기간 후 완전히 회복되기도 하지만, 어떤 아이는 시력이나 청력을 잃고 마비증세, 발작(간질) 또는 지능장애 등을 나타내게 된다.

◆ 뇌염(일본뇌염)

뇌염(encephalitis)은 뇌 조직에 바이러스가 감염되어 염증이 생기면서 발병한다. 아기가 오래도록 고열, 두통, 경련, 혼수상태가 진행된다면 뇌염 증세일 수 있다. 병원균으로 일본뇌염 바이러스 외에 여러 종류가 알려져 있다. 뇌염에 걸리면 바이러스 종류와 아이의 나이, 감염 정도에 따라 회복되기도 하고 장애를 입기도 한다. 어떤 아기는 풍진 바이러스, 이하선염 바이러스, 허피스 바이러스에 감염되어 뇌염을 앓기도 한다. 뇌 조직이 심하게 감염되면 지능장애와 행동장애를 나타내게 된다.

병원균 감염의 진단과 치료

병원균 감염 여부에 대해 확실한 진단이 필요할 때는 'TORCH 역가검사'라는 방법으로 확인한다. TORCH의 T는 톡소플라스마, O는 기타의 세균, R은 루벨라(풍진), C는 사이토메갈로 바이러스, H는 허피스를 의미한다. 모체와 아기의 혈액을 채취하여 이들 세균에 대한 항체반응을 조사하여 감염 여부를 판단한다. 뇌막염이나 뇌염 감염이 의심될 때는 척추액을 뽑아내어 확인할 수 있다.

검사 결과 어떤 병원균에 감염되었는지 확인되면 그에 알맞은 항생제 치료를 한다. 풍진이나 사이토메갈로 바이러스에 감염된 아기에게는 항생제 치료를 하지 않는다. 이 아이들은 이미 모체 속에서 피해를 입었기 때문이다. 출생 후에 뇌염에 걸린 경우에는 새로 개발된 항바이러스제를 치료제로 쓴다.

제12절 출산시의 사고로 인한 장애

임신 후 정기검진을 하면 의사는 임신부와 태아의 건강을 점검한다. 출산일이 가까워진 때에 태아의 심장박동 수가 정상보다 빠르거나 느리면 질식을 염려하여 제왕절개로 분만하게 된다. 분만 직후 신생아는 아프가르 채점(Apgár score 제2장 참조)으로 0~10점까지 건강점수를 매긴다. 출산 후 5분 안에 신생아의 피부색, 호흡, 근력(筋力), 자극에 대한 반사반응, 심장 박동수를 점검하여 점수가 7~10점이 나오면 건강한 아기이다. 그러나 0~4점이라면 아기는 불안전한 상태에 있으므로 바로 대책을 강구해야 한다.

오늘날처럼 임신부의 건강관리가 철저히 되고 있는데도 임신 중, 분만시 그리고 출산 후에 여러 가지 질환이 생길 수 있다. 이 시기에 일반적으로 일어날 수 있는 심각한 증세는 호흡곤란(respiratory distress syndrome), 기관지폐 형성 장애(bronchopulmonary dysplasia), 미숙아 망막장애(retinopathy of prematurity), 괴사소장결장염(necrotizing enterocolitis) 등이 있다.

아기는 임신 후 약 280일 만에 출생한다. 이 기간을 재태기간(在胎期間 gestation)이라 한다. 이 기간에 태아는 모체 속에서 외부 세상에서 살아갈 준비를 한다. 만일 재태기간 동안 태아가 완전히 성숙하지 못하면 생존이 어렵다. 미숙아라고 하면 임신 후 36주(252일) 이내에 출산된 아기를 말한다.

미숙아 출산 원인

미숙아가 태어나는 비율이 약 8~10%에 이르고 있으며, 조산 이유는 여러 가지이다. 예를 들면 산통이 미리 오면서 양막(羊膜)이 일찍 찢어지기도 하고, 임부의 신장이나 방광에 염증이 생겨 자궁을 자극함에 따라 조산하기도 한다. 젊은 나이에 다산하거나 쌍둥이를 가졌을 때도 조산이 잦다. 흡연이나 마약류 사용도 조산의 원인이다.

어떤 임신부는 자궁경부(자궁 아래쪽 끝 부분)가 약하여 (무력경관 incompetent cervix) 조산하게 되고, 때로는 임신부나 태아의 건강 위험 때문에 산과의사가 조산을 유도하기도 한다. 임신중독증(고혈압, 저혈압, 단백뇨증 등의 복합증세)이 심하면 모체의 생명이 위험해질 수 있다. 이럴 때는 의사의 판단으로 조산을 유도하여 임부를 보호하게 된다.

기타 자궁벽이 아닌 자궁경부 안쪽에 태반이 착상하여(전치태반前置胎盤 placenta previa) 임신 8개월경에 심한 무통출혈이 일어나기도 한다. 자궁벽으로부터 태반이 조기에 분리되는 태반조기박리(abruptio placenta, premature separation of the placenta) 현상이 일어나면 모체로부터 태아에게 혈액공급이 중단되어 태아의 생명이 위험해진다. 이럴 때 조산을 권하여 아기를 보호하게 된다.

아기는 조산할수록 발육에 여러 문제를 지닌다. 오늘날에는 26주만에 태어난 체중 1kg 안팎의 조산아도 살려낼 정도로 의학이 발전했다. 임신중독증이 있거나 과거에 조산 경력이 있는 임신부에 대해서는 조산을 대비하여 특별히 신경을 쓴다. 만일 조산아가 태어나면 아기는 니쿠(NICU neonatal intensive care units)라고 부르는 신생아중환자실(집중보호실)로 보내 신생아전문의(neonatologists)라는 특수 소아과의사와 간호사들이 보육하게 된다. 니쿠에서는 미숙아와 장애를 가지고 태어나는 아기를 집중적으로 보호한다.

체중이 너무 작은 미숙아는 신경계와 대사(metabolism) 및 호흡계 등이 미발달된 상태에 있으므로, 유감스럽게도 오늘의 훌륭한 의술에도 불구하고 일부 조산아들이 발달장애를 가지게 된다.

미숙아의 합병증

◆ 호흡곤란 증후군(respiratory distress syndrome)

상당수의 미숙아들은 유리질막병(hyaline membrane disease)이라는 호흡난조 증세를 가지고 있다. 이 아기들은 출생 후 몇 시간 내지 며칠 동안 호흡이 가쁘고 목구멍에서 골골거리는 소리를 낸다. 미숙아 중에는 20% 정도가 이런 증세를 가진다. 호흡난조가 되는 원인은 미숙아기의 폐에 계면활성제(화학물질)가 생산되지 않기 때문이다. 일반적으로 신생아는 출산 몇 시간 안에 계면활성제가 생겨나 폐의 공기주머니(폐포)를 열어준다. 태아는 임신 32~36주경부터 계면활성제를 생산하기 시작한다. 그러나 이 시기보다 먼저 조산하게 되면 이 물질이 없어 호흡난조증세를 나타내게 된다.

호흡난조 상태가 다소 가벼우면 산소마스크를 씌워 보조하는데, 대개 빠른 시간 안에 증세가 호조된다. 그러나 아주 나쁘면 기도관(氣道

管 endotracheal tube)을 기도에 밀어 넣어 호흡을 보조하도록 한다. 기도관은 공기펌프와 연결되어 있어 강제로 폐에 산소를 공급하도록 되어 있다. 근래에 와서는 표면활성제를 기도와 기관지로 주입하여 호흡을 잘 하도록 하고 있다.

◆ 기관지폐 형성장애(bronchopulmonary dysplasia)

너무 조산한 아기는 폐발생이 미완성되어 심각한 기관지폐 형성장애를 가지는 경우가 많다. 이런 조산아는 몇 달 내지 몇 해에 걸쳐 산소 호흡을 해야 할 수도 있다. 또한 이 아기들은 심장에도 문제가 있을 수 있으며, 감기가 잘 들고 폐렴을 앓기 쉽다. 다행히 기관지폐 형성장애는 대부분 자라면서 완치되어 정상생활을 하게 된다.

◆ 미숙아 망막증(retinopathy prematurity)

미숙아에서 볼 수 있는 심각한 눈의 장애이다. 안구 뒤쪽의 망막에 혈관이 과도하게 형성된 결과 시력을 거의 상실하기도 한다. 오늘날에는 분만 후 조산아의 혈액 내 산소 농도를 검사하여 산소를 충분히 공급하는 방법으로 이를 방지하고 있다. 그러나 악화된 후에는 완치하기가 어렵다.

◆ 괴사성 장염(壞死性腸炎)

괴사성 장염(necrotizing enterocolitis)은 체중이 매우 적은 미숙아에서 볼 수 있으며, 장의 일부가 정상으로 움직이지 않아 병이 되는 현상이다. 이러한 증상의 발생 원인은 아직 불확실하며, 이런 경우 정상적인 방법으로 우유를 먹이지 못하고 혈관으로 영양을 공급해야 한다. 상태가 심하면 장에 구멍이 뚫리게 되어 수술해야 한다.

◆ 뇌실출혈(intraventicular hemorrhage)

뇌조직 내에서나 또는 뇌실(腦室)의 체액공간으로 출혈이 일어나는 증세이다. 조산 시기가 너무 빠를 때 잘 나타나는데, 뇌실의 가장자리

혈관으로부터 혈액이 스며 나온 것이다. 출혈 정도에 따라 1급에서 중증인 4급까지 나누고 있다. 출혈이 가장 심한 4급이면 뇌실에 혈액이 너무 많이 들어차 뇌실이 확대되는 뇌수종이 되므로 뇌실에 파이프를 꽂아 여분의 수액이 복강으로 흘러나가도록 수술(ventricular-peritoneal shunt)한다.

만삭 신생아의 사고

임신기간을 다 채운 만삭의 신생아는 거의 모두 건강하다. 그러나 임신 중에 조심했음에도 불구하고 불행한 일이 발생하는 경우가 있다. 즉 만삭이라 하더라도 출산 중에 난산으로 뇌손상을 입거나, 감염이 있거나, 뇌에 산소공급이 충분치 못하거나 하는 일이 발생할 수 있다. 임신 중에 당뇨가 되거나 영양불량이면 태아에게도 영향을 준다. 또한 알코올이나 약물 사용도 위험을 초래한다. 달을 다 채우고도 이러한 이유들로 인해 발달장애를 가지는 비율이 0.5~1.5%에 이른다.

만삭의 아기라도 난산으로 태아의 머리가 산도에 오래 머물러 있게 되거나, 탯줄이 아기의 목을 단단히 감고 있거나 하면 산소 부족현상을 맞게 된다. 드문 일이지만, 임부에게 당뇨가 있다면 큰 아기(large for gestational age)를 분만하게 되어 위험해질 수 있으며, 또한 신생아는 출생 초기에 혈당을 잘 유지하지 못한다. 만일 저혈당이거나 하면 뇌가 손상될 수 있다.

임신부에게 페닐키톤뇨증과 같은 대사장애가 있어 영양이 부족하거나, 탯줄이 영양을 충분히 수송하지 못하거나 하면 만삭소아(small for gestational age)가 태어날 수 있다. 만삭소아는 임신기간을 다 채웠지만 자궁 밖 외부세계에 적응이 어려울 수 있다. 또 신생아 돌연사(sudden infant death syndrome)의 원인을 찾으면 임신 중에 마약, 수면제, 안정제, 기타 금지약물을 복용한 경우가 많다.

고연령 임신부의 출산 위험과 예방

우리 사회는 만혼과 맞벌이 부부의 수가 날로 증가하고 있다. 그 결과 출산연령이 높아지는 현상을 가져왔다. 여성의 임신능력은 초경 후부터 증가하기 시작하여 24~25세 때 가장 높고, 30세 정도까지 같은 정도를 유지하다가 그 이후 차츰 감소하게 된다.

지난 2003년 우리 나라 임산부의 연령 조사에 따르면, 30~34세가 49.2%로 가장 많고, 40~44세가 2%나 되는 등 30세 이상의 출산율이 63.9%까지 상승했다. 이처럼 출산연령이 높아지면 임신율이 낮아지고, 유산율은 높아지며, 발달장애아를 가질 확률이 증가진다.

정상 부부생활을 할 때 매달 임신할 확률은 20대가 25~30%인데 대해 35세가 되면 18%로 줄고, 40세에 이르면 5%, 45세엔 1%로 감소한다. 이렇게 임신 확률이 줄어드는 이유는 난소의 노화와 성호르몬의 감소라고 알려져 있다.

또한 임신부의 나이가 많을수록 유산율도 높아져, 30세까지는 10% 이내이던 것이 35세에는 25%, 40세에는 40%, 45세는 50%까지 올라가고 있다. 이보다 더욱 염려스러운 것은 발달장애아의 출산율과 임신합병증 발생률이 증가한다는 것이다. 이것은 난자의 노화로 생식세포가 분열하여 태아 발생을 진행할 때 문제가 생길 수 있고, 염색체 이상도 더 잘 일어나기 때문이다.

앞에서도 말했지만 임신중독은 고혈압, 당뇨, 단백뇨, 부종, 심장병, 비만 등인데, 이런 임신에서 오는 변화들은 임신부 사망의 중대 원인이 되고 있다. 이 밖에 태반이 일찍 떨어져나가는 조기 태반박리라든가 태반의 위치가 바뀌는 전치태반율도 높아진다. 이런 여러 가지 사정들은 출산시 제왕절개를 해야 할 경우를 더 많이 만들고 있다.

그러므로 고연령에 임신하게 되면 태아 검사를 반드시 해야 할 것이다. 태아 검사에는 융모막 검사, 제대혈 검사, 양수 검사 등의 방법이 있다. 양수 검사에서는 양수를 소량 채취하여 약 2주간 배양한다. 양수 속의 세포 수를 충분히 검사할 수 있을 정도로 늘이는 것이다. 다음 경우에는 양수 검사를 반드시 할 필요가 있다.

1. 출산시 임부의 나이가 35세 이상인 때
2. 31세 이상이면서 쌍둥이를 임신하고 있을 때
3. 임신 초기에 자연유산이 반복된 임부

4. 초음파 검사에서 기형으로 의심될 때
5. 임부 또는 배우자에게 염색체 이상이 있거나, 유전병의 보인자일 때
6. 이전 출산에서 염색체 이상 또는 발달장애아를 낳은 경우

제13절 뇌 장애와 이분척추 장애

수정란이 자궁에 착상하고 분화를 시작하여 2주 정도 지나면 신경판(neural plate)이 생겨나고, 다시 1주일 더 지나면 보다 분화된 신경관(neural tube)과 원시적인 뇌가 나타난다. 출생할 때는 이들이 뇌와 척수(spinal cord)로 이루어진 신경계를 만들고 있다.

뇌는 지극히 복잡한 기관이다. 뇌의 작용으로 사지를 움직이고 오감(五感)이 작용하며, 온갖 것을 배우고 기억하고 언어를 말할 수 있게 된다. 뇌 깊숙한 곳에 뇌실(venticles)이라는 액체가 가득한 공간이 있다. 이 뇌실은 쿠션 역할도 하고 주변의 뇌조직이 수액에 젖어있도록 한다.

또한 뇌의 아래 부분에는 중뇌(midbrain)와 뇌간(brain stem)이 있어, 이곳에서 숨쉬고 마시고 빨아먹고 하는 기능을 관장한다. 뇌 뒤쪽에 있는 소뇌(cerebellum)는 몸의 모든 동작과 균형을 담당하고 있다.

마지막으로 척추(등뼈)를 따라 길게 뻗어 있는 척수에는 온몸의 근육과 연결된 신경다발이 들어 있다. 뇌와 척수의 이 모든 신경계를 중추신경계(중추)라 부른다. 만일 이 중추에 이상이 있으면 장애를 가지고 탄생하게 된다. 중추신경계 이상으로 발생하는 각종 장애에 대해 소개한다.

여러 가지 뇌 발달장애

◆ 무뇌증(無腦症 anencephaly)

뇌 분화가 되지 않아 뇌가 없는 상태로 태어나는 아기가 매우 드물

게 있다. 출생 직후에는 젖을 빨고 호흡은 하지만, 발육이 안 되고 호흡장애와 감염으로 오래 생존하지 못한다. 무뇌 아기를 출산한 여성은 그 이후에도 무뇌 아기를 임신할 가능성이 2~4% 정도로 높다. 임신 중인 아기가 무뇌인지 의심스러우면 태아검사에서 확인할 수 있다.

◆ 무뇌수두증(無腦水頭症 hydranencephaly)

유난히 큰 두개골을 가지고 태어나는 아기가 있다. 뇌가 들어 있어야 할 두개골 안이 주로 수액으로 가득 찬 탓이다. 뇌간은 기능을 하고 있기 때문에 젖을 빨고 호흡을 한다. 그러나 지능발달은 하지 못하고 수개월 이상 살기 어렵다.

◆ 완전전뇌증(完全前腦症 holoprosencephaly)

임신 3주가 지나 중추신경계가 형성 될 즈음 얼굴과 뇌 전면이 정상으로 생겨나지 못하는 경우가 드물게 있는데, 뇌가 정상 발육하지 않아 정상 기능을 못하게 된다. 이런 아기는 얼굴도 이상하여 두 눈이 너무 가깝고(양안단축증), 코가 아주 작거나 없는 경우도 있으며, 아래위 입술이 심하게 갈라져 있기도 한다. 생후 아기는 대개 수 주일 밖에 살지 못하는데, 혹 더 살더라도 지능발달이 안 되고 심한 경련을 한다. 완전전뇌증 아기는 13번 염색체가 3염색체성이거나 다른 염색체에 이상이 있으며, 그 이유를 알 수 없는 경우도 있다.

◆ 수두증(水頭症 hydrocephalus)

뇌 내부의 공간인 뇌실에 수액이 증가하여 뇌실이 확대되는 증세이다. 뇌실의 증가로 두부가 커지면 뇌조직은 심한 압력을 받게 되고 결국 뇌는 정상 기능을 못한다. 뇌실에 수액이 증가하게 되는 원인은 수액이 빠져나가는 배수조직에 이상이 있거나, 심한 뇌출혈이 있어 그 피가 뇌실에 고인 것으로 보고 있다.

수두증 아기가 태어나는 확률은 1천명에 0.8~1.6명 정도이다. 또한 수두증은 X염색체에 있는 열성 유전자와 관계가 있는 것으로 알려져 있다. 그러나 유전과 관계없이 수두증이 나타나기도 한다. 수두증 치료법으로 뇌실에 고이는 물이 튜브를 따라 위장으로 빠져나가게 하는 수술을 할 수 있으며, 수액 생산을 억제하는 약물을 사용하기도 한다.

초음파 검사를 주기적으로 몇 차례 하면, 임신 중인 아기의 머리와 뇌실 공간 크기의 변화를 비교하여 수두증을 미리 검진할 수 있다. 태아의 뇌가 자궁 속에서 상하지 않도록 하려면, 뇌실의 수액이 양수로 흘러나오도록 하는 매우 어렵고도 위험한 수술을 할 수 있다.

이분척추 장애(spina bifida, meningomyelocele)

척추는 그 내부의 신경다발(척수)을 튜브로 싸서 보호하고 있다. 어떤 이유로 이 척수가 척추 사이로 비집고 나와 밖으로 돌출하는 경우 이를 이분척추라 한다. 이분척추로 인하여 척추 밖으로 나온 척수는 상처를 입기 때문에 주로 다리, 발, 둔부 등의 하체에 마비증상을 가져온다. 또한 내장이나 신장과 연결된 신경에도 장애를 일으킨다.

이분척추 장애는 이분척추가 일어난 위치에 따라 달라진다. 그 부위가 척추 아주 아래쪽인 아이는 가벼운 보조장비를 하거나 아무 장구 없이 가까운 거리는 걸을 수 있으며. 상태가 좀 나쁘더라도 보조장비나 목발을 써서 걷는다. 그러나 척추 제일 상부에서 척수가 밀려나왔다면 장애가 심각하여 일생 휠체어를 사용해야 한다. 만일 중간 부위가 그렇다면 좀 덜하여 휠체어를 타더라도 설 수는 있고 또 보조장비를 이용하여 걷기도 한다.

이분척추가 발생하게 되는 원인(유전, 환경 등)은 아직 확실치 않다. 신생아 1천명에 1명 정도 태어나고 있는데, 이분척추 아기를 낳은 어머니는 같은 장애아기를 가질 확률이 2~4% 정도로 높다. 지금은 태아 검사 때 알파-페토단백질을 검사하여 미리 알 수가 있다.

이분척추의 치료

이분척추 아기는 여러 가지 장애를 나타내기 때문에 의사와 자주 상담하여 적절한 치료와 교육 서비스를 받도록 해야 한다. 출생 직후에

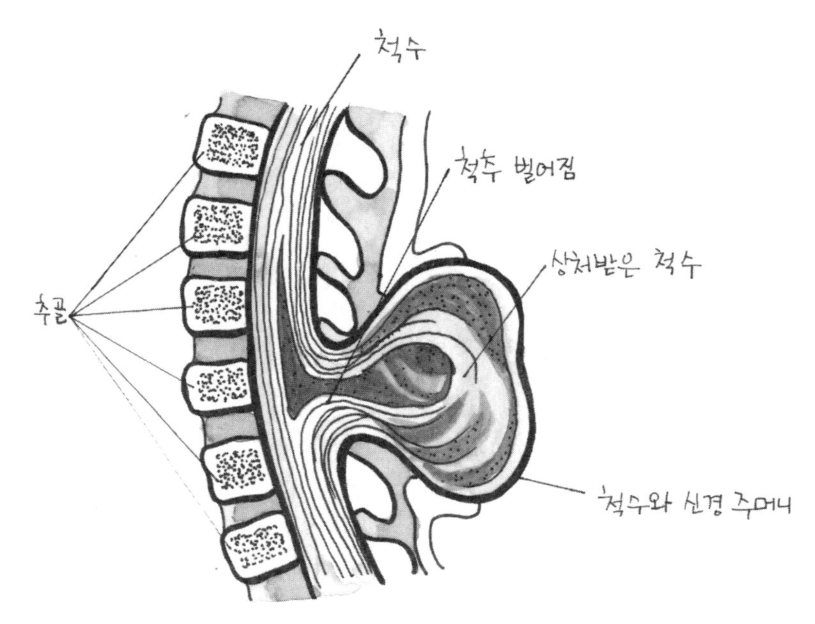

그림4. 척추 일부가 벌어져 내부의 척수가 밖으로 나오면(이분척추) 척수가 상처를 입어 하체 마비를 가져온다.

척수가 나온 부분에 대한 수술이 필요하며, 아기는 조심스럽게 양육해야 한다. 척수를 통해 들어간 세균이 뇌실까지 감염(뇌실염 ventriculitis) 되면 위험하다. 이것만 잘 방지하면 아기는 거의 정상 지능을 가지고 성장한다.

신경계의 손상으로 방광에 문제가 생겨 소변을 배출하지 못하거나 하면, 과거에는 인위적으로 방광에 압력을 주어(크레데법) 배출시켰다. 지금은 가느다란 플라스틱 관을 방광에 연결하여 하루 몇 차례 소변을 뽑아내도록 하는 간단한 시술(intermittent catheterization)을 하고 있다. 많은 아이들이 회장(回腸 ileal)이나 콩팥에서 나오는 요관(尿管)이 만곡(彎曲)되어 있어 수술을 받는다.

이분척추 아동은 피부 일부가 마비 증상을 보일 때, 그곳이 일그러지거나 쉽게 감염되기 때문에 조심스럽게 관리해야 한다. 또한 마비된 신체 증세에 따라 물리치료와 함께 보행이 가능하도록 여러 가지 보조장비(제23장 참고)를 활용해야 한다.

이상에서처럼 이분척추 아동은 여러 신체 부위에 장애를 갖기 때문에 신경과, 비뇨기과, 정형외과, 외과, 소아과 등 전문의사의 도움이 필요하며, 일찍부터 잘 대비하기만 하면 신체적 지능적 장애를 극복할 수 있다.

제14절 선천성 심장장애

심장이란 혈액을 온몸으로 밀어내고 또 빨아들이는 강력한 근육으로 이루어진 펌프가 설비된 기관이다. 이 펌프실은 좌우와 상하에 모두 4개의 방을 가진 구조이다. 위쪽에 있는 좌우의 두 방은 심방(心房 atria)이라 하고, 아래의 좌우 방은 심실(心室 ventricle)이라 부른다. 좌우의 두 심방과 심실은 격벽 또는 격막(septum)이라 부르는 근육으로 된 벽으로 나뉘어 있다.

오른쪽 심방(우심방)의 피는 삼첨판(三尖瓣 tricuspid valve)이라는 밸브를 지나 오른쪽 방(우심실)으로 밀려들어가도록 되어 있고, 왼쪽 심방(좌심방)에서는 승모판(僧帽瓣 mitral valve)이라는 밸브를 거쳐 왼쪽 심실(좌심실)로 혈액이 가도록 되어 있다. 이런 구조의 심장이 정상으로 활동하면 좌심실에서 나간 피는 동맥을 따라 전신의 모세혈관까지 배달된다.

모세혈관에서 세포에 산소와 양분을 전달한 피는 다시 우심방으로 되돌아온 다음 우심실로 흘러나가게 된다. 이곳에서 피는 다시 폐동맥(pulmonary arteries)을 따라 폐로 이동하고 그곳에서 산소를 싣게 된다. 산소를 담은 피는 좌심방으로 흘러가 순환을 계속하게 된다.

그런데 출생 전의 태아는 폐로 호흡하지 않기 때문에 약간 다른 경로를 따라 혈액이 순환된다. 우심방의 피 일부는 난원공(卵圓孔 foramen ovale)이라는 구멍으로 나가 좌심방으로 가고, 우심실에서 펌프질된 대부분의 피는 폐동맥이 닫혀 있으므로 동맥관(動脈管 ductus arteriosus)이라는 특별한 혈관을 따라 심장에서 나오는 대동맥으로

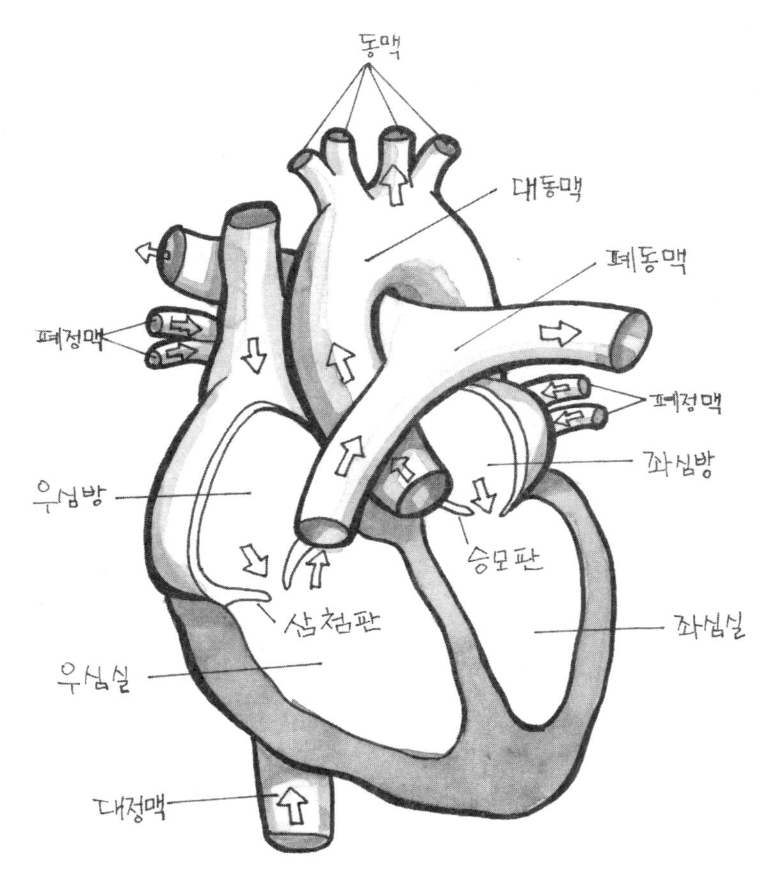

그림5. 심장의 내부구조.

나가도록 되어 있다.

주요 선천성 심장 장애

아기는 출산 순간부터 폐호흡을 해야 하므로 혈액순환 경로가 뱃속에 있을 때와 달라져야 한다. 즉 이제부터는 심장의 피가 폐로 흘러들어가고 이 피가 다시 심장으로 들어가도록 혈액순환 경로가 바뀌는 것이다. 이때 폐로 흘러드는 혈액양이 증가하면서 심장과 폐에 문제를 일으키는 경우가 있다.

선천적으로 심장 구조에 이상이 있거나 하여, 심장과 폐 사이에 혈액순환이 정상적으로 일어나지 않으면 혈액 속의 산소 농도가 낮아져 청색증(靑色症 cyanosis)이 나타난다. 아기의 피부와 입술과 혀가 파래지는 청색증은 생후 며칠 안에 발견되는데, 이런 아기는 혈액순환이 나쁘거나, 산소를 담은 피와 산소가 없는 혈액이 뒤섞이게 되어 나타나는 증상이다. 대표적인 선천성 심장장애 몇 가지를 소개한다.

◆ 팔로 4징(tetralogy of Fallot)

청색증을 일으키는 선천성 심장장애의 4가지 증세를 말한다. 첫째는 우심실과 폐동맥 사이의 좁은 통로(협착), 둘째는 혈류의 장애로 인해 우심실 벽이 두터워짐(우심실 비대), 셋째는 좌심실과 우심실 사이의 벽 결손(심실 중격 결손), 넷째는 대동맥 기저부의 위치 이상(대동맥 우방전위)을 말한다.

◆ 심내막상결손(心內膜床缺損 endocardial cushion defect)

다운증후군 아기들이 흔히 가진 선천성 심장 기형이다. 우심방과 좌심방 그리고 좌심실 사이에 구멍이 나 있으며 더러 승모판(僧帽瓣)이 없다. 그 외에 다른 심장 이상도 발견된다. 심내막상결손은 그 증세가 가벼운 정도에서 중증까지 다양하다.

◆ 심실중격결손(ventricular septal defect)

좌심실과 우심실을 가르는 벽이 뚫려 있다. 이런 아기도 가끔 청색증을 보인다. 일반적으로 좌심실의 압력이 우심실보다 크다. 심실 중격이 없으면 양쪽 심실의 압력이 다른 관계로 혈액이 좌심실에서 우심실로 흐르게 된다. 그 결과 우심실은 혈류양이 많아 더 많은 일을 해야 한다. 심실중격결손이 소규모이면 저절로 막히기도 한다. 그러나 결손이 크면 폐렴이 반복되고 성장이 느리며 심장장애를 갖게 된다.

◆ 심방중격결손(atrial sepal defects)

여기에는 두 가지 결손이 있다. 좌심방과 우심방을 나누는 벽의 구멍이 난원공 근처 높은 위치에 있는 경우(제2공 결손 ostium primum defect)와 낮은 위치에 있는 경우(제1공 결손 ostium primum defect)가 있다. 이 때도 역시 위쪽 두 방의 압력이 달라 혈액은 좌심방에서 우심방으로 흐르게 된다. 한편 증가된 혈액은 우심실로 들어가 우심실 벽을 두껍게 만든다. 이를 우심실 비대(right ventricular hypertrophy)라 한다.

제1공 심장중격결손이면 위 방과 아래 실 사이를 가로막는 밸브(주로 승모판)가 없는 경우가 많다. 승모판이 없다면 좌심실이 펌프질하여 혈액을 몸으로 내보낼 때 좌심실의 피 일부가 좌심방으로 가게 된다. 이런 현상이 심장장애를 가져온다.

심장의 밸브가 나쁘면 심장과 폐로 가는 피의 흐름이 일부 제한된다. 폐동맥협착증(pummonic stenosis)은 우심실과 폐동맥 사이의 밸브가 협소한 증세이고, 대동맥판협착증(aortic stenosis)은 좌심실과 대동맥 사이의 밸브가 좁은 상태이다. 이런 장애증세가 심할수록 심실의 부담이 증가한다. 이런 상태로 시간이 경과하면 심실의 벽이 두꺼워진다. 그러나 여기에도 한계가 있어 심장은 제 기능을 하지 못하게 된다.

이들 외에 대동맥축착증(coarctation of the aorta)이라는 심장 순환장애가 있다. 이것은 대동맥 일부가 좁거나 아니면 없거나 하여 혈액이 다른 가지 혈관(副行血管)으로 흐르게 되는 것이다.

제15절 뇌성마비(cerebral palsy)

뇌성마비(腦性麻痺 CP)는 근육 이상이 아니라 뇌 손상으로 운동장애가 생긴 것을 말한다. 일반적으로 뇌성마비는 근육의 협동에 문제가 있다. 즉 뇌성마비장애인의 근육 자체에는 큰 이상이 없다. 그러나 그들의 뇌는 언제 근육을 펴고 오므리고 해야 하는지 적절히 명령신호를 보내지 못하고 있다.

뇌성마비에는 뇌 손상 위치에 따라 3가지 큰 유형으로 구분하며, 각 유형마다 정도의 차이가 다양한데, 장애의 경중은 손상의 대소에 따라 다르다.

강직성(强直性) 뇌성마비

뇌성마비 아이의 절반 이상이 강직성 뇌성마비(spastic cerebral palsy)이다. 강직성이란 말은 근육의 긴장도가 강하다는 뜻이다. 강직성 뇌성마비는 근육운동을 시작시키는 부분, 특히 추체로(錐體路 pyramidial tract)라고 하는 신경다발이 손상되어 나타나는 장애이다. 그래서 강직성 뇌성마비를 '추체로뇌성마비'라 부른다.

강직성 뇌성마비아는 사지의 근육이 뻣뻣하고 굳어 있어 사지를 잘 움직이지 못한다. 또한 경직된 근육이 다른 약한 근육을 잡아당겨 팔다리의 위치가 뒤틀리게 하기 때문에 비정상 자세가 된다.

사지 중 어느 하나만 마비된 상태이면 단마비(monoplegia), 양쪽 다리나 양 팔이 강직되어 있으면 양측마비(diplegia), 좌우 어느 한쪽만이면 편마비 또는 반측마비(hemiplegia)라 하고, 사지(四肢)가 모두 경직이면 사지마비(quadriplegia)라 한다. 그리고 양쪽 다리만 경직되어 있으면 양하지마비(paraplegia)라고 구분하여 부르기도 한다.

무정위 뇌성마비(choreoathetoid cerebral palsy)

무정위(無定位) 뇌성마비아는 팔과 다리가 자기 의지와 관계없이 갑자기 움직인다. 이 유형의 뇌성마비를 가져오는 뇌 손상 부위는 추체로(錐體路) 바깥 부분이다. 따라서 '외부추체로 뇌성마비'(extrapyramidal tract cerebral palsy)라 부르기도 한다. 이 장애를 가지면 동작 조절이 극히 어렵다. 과거에는 무도병적 뇌성마비아가 지금보다 더 많았다. 그 이유는 임신부와 태아 사이에 Rh 혈액형의 불화합으로 태아의 뇌가 손상되는 예가 다수 있었기 때문이다. 그러나 지금은 RhoGAM이라는 백신이 나와 Rh- 어머니와 Rh+아기 사이의 불화합성을 예방할 수 있어 이 유형의 뇌성마비가 줄어들고 있다.

혼합형 뇌성마비 (mixed typed cerebral palsy)

강직성 뇌성마비와 무정위 뇌성마비가 혼합된 유형이다. 뇌성마비는 신생아 1,000명당 1～4명이 발생하고 있는데, 이들 중 60%는 강직성 뇌성마비이고, 20%는 무정위 뇌성마비이며, 나머지 20%는 혼합형이다. 뇌성마비 장애아는 흔히 다른 발달장애를 가지고 있다. 즉 뇌성마비아의 약 60%는 지능장애를, 40% 정도는 시각장애를, 또 약 35%는 간질, 20% 정도는 언어장애나 청각장애를 가지고 있다. 그리고 경증의 뇌성마비아는 대부분 정상 지능을 가지고 있으며 별다른 발달장애를 볼 수 없다.

뇌성마비는 임신 중, 조산, 출산 때, 신생아기, 유아기 등 어느 단계에 여러 가지 원인으로 발병한다. 임신 중에 유전적 또는 염색체 이상으로 뇌가 정상발달하지 못할 수도 있고, 약물이나 감염, 대사장애, 태반의 기능부전도 원인이 된다. 과거에는 뇌성마비의 주 원인이 분만 때 난산으로 장시간 산소가 부족하여 뇌가 상한 때문이라고 생각했다. 그러나 오늘날에는 의료기술의 발달로 산소 부족으로 뇌손상을 입는 경우는 극히 드물다.

출생 직후 심한 뇌실출혈이 있어도 뇌성마비를 유발할 수 있고, 유아기에 뇌염 등으로 뇌 감염이 원인이 되어 뇌손상을 입기도 한다. 이 외에도 원인을 알지 못하는 뇌성마비가 많이 있다.

뇌성마비를 미리 진단할 수는 없다. 의사는 아이의 동작과 병력(病歷) 즉 운동기능 발달이 늦거나, 이상한 동작을 하거나, 비정상적인 반사반응을 보이거나, 근육이 강직되거나 하는 행동을 보고 뇌성마비를 의심하게 된다. 대부분의 뇌성마비는 출생 후 12~18개월 사이에 발견되는데, 정도가 경미하면 더 늦게 알게 된다.

뇌성마비아의 치료

뇌성마비를 완치하는 방법은 아직 없지만, 그들의 동작을 개선토록 하는 방법은 여러 가지 있다. 뇌성마비아는 복합적인 장애를 가지고 있으므로 전문적인 훈련치료 즉 근육의 굴신(屈伸)과 유연성, 균형을 잃은 근육기능 등을 훈련하는 물리치료가 중요하다. 중증인 경우에는 전문치료사로부터 스스로 옷 입기에서부터 음식 먹는 훈련까지 받을 필요가 있다.

또한 정형외과 전문의의 진단과 조언에 따라 각종 보조장비를 사용하는 것이 좋으며, 때로는 수술이 필요할 수도 있다 (제7장 보조기구편 참조). 보조기구를 적절히 하면 남의 도움 없이 혼자 할 수 있는 독립성이 좋아져 여러 가지 활동에 스스로 참여할 수 있게 된다. 언어장애까지 있으면 언어치료사의 도움을 받거나 대체통신시스템(그림 언어판 등)을 사용토록 한다.

뇌성마비아들은 대개 일반학교에서 건강한 아이들과 통합교육을 받고 있으며, 더러는 특수학교에 다니기도 한다. 뇌성마비아는 전문의사와 치료사로부터 의료적인 보호가 늘 필요하다.

뇌성마비아는 필요에 따라 경직된 근육을 다소 완화시키는 약물도 이용하고 있다. 발륨(valium), 단트륨(dantrium), 리오레살(lioresal) 등이 사용된다. 또한 강직 근육을 완화시키는 신경근절단(rhizotomy)이라 부르는 비교적 새로운 신경수술법도 활용된다. 이것은 근육을 강직시키도록 작용하는 척수에서 오는 신경섬유를 절단하는 것이다. 이러한 신경근절단 수술은 근육활동이 분명하게 드러난 후인 3~5살 사이에 하는 것이 좋으며, 수술 후에는 전문 물리치료사의 치료를 받도록 해야 한다.

제16절 경련성 질환

많은 아기들이 갑자기 온몸이 뻣뻣해지면서(강직발작) 호흡도 하지 못하는 상태로 근육이 빠르게 떨리면서, 토하기까지 하는 경련을 하여 놀라게 만든다. 대부분의 경우 감기 등으로 고열이 날 때 이런 현상이 생기는데, 아기들의 이런 경련은 보통 '경기'라고 말한다. 그리고 영아 때의 경기는 2, 3살이 넘으면서 자연히 사라진다.

그러나 일부 아기는 나이가 들어도 특별한 이유 없이 경련(seizure)을 계속한다. 경련이 끝나면 아이는 완전히 이완상태(atonic)로 되며 깊은 수면에 빠져든다. 경련하는 아이는 다른 발달장애까지 동반하는 경우가 있지만, 반드시 지능장애를 가지는 것은 아니다.

경련과 발작이란 말은 이 책에서 같은 의미로 사용하는데, 뇌의 양쪽에 경련을 유발하는 원인이 있기도 하고, 뇌 일부 특수한 곳에만 있는 경우가 있다. 간질(epilepsy)은 중추신경계의 이상으로 반복해서 나타나는 경련장애이다.

경련하는 아이는 발작 직전 매우 짧은 시간 동안 무슨 냄새가 나는 듯하거나, 기분이 이상해지거나, 잠시 근육운동이 저절로 일어나는 등의 어떤 전조를 느끼기도 한다. 경련이 지속되는 동안을 발작단계(ictal stage)라 하고, 끝난 뒤에 나른히 졸음에 빠지는 때를 후속기(postal period)라 부른다.

경련의 원인은 대부분 불확실

인구의 0.5~1%가 경련(간질)장애를 가지고 있다. 우리 나라의 경우 매년 약 2만명의 새로운 환자가 태어나고 있고, 약 25만~50만 명이 경련장애를 가지고 있는 것으로 보고 있다.

경련이 출생 후부터 4세까지 소아 때 자주 일어나는 것은, 뇌가 발달해가는 과정에 있으므로 생리적으로 조절기능이 잘 안 되기 때문이라 생각하고 있다. 지능장애를 가진 아이들은 5~10%가 경련장애를 동시에 보이고 있다.

신경과 신경세포 사이에는 전기신호가 흐른다. 뇌에 전극을 붙여 뇌의 전기적 현상(뇌파)을 관찰해보면 뇌 안에서 일어나는 일을 어느 정도 진단할 수 있다.

경련 원인은 여러 가지 알려져 있지만, 아직도 대부분은 모르고 있다. 원인이 알려진 것으로는 유전적인 요인, 뇌의 상처, 뇌 감염, 산소결핍, 뇌출혈 등이 있다.

경련의 종류

경련은 상태와 정도에 따라 여러 가지로 나뉜다. 특히 의식불명상태로 경련 시간이 긴 경우 대발작(grand mal convulsion)이라 하고, 가벼운 증세는 소발작이라 한다.

◆ 강직 · 간대성 발작(tonic-clonic seizures)

일반적으로 대발작으로 알려진 간질증세이다. 강직경련은 어려서만 아니라 어른이 되어도 계속되는 경우가 많다. 강직 · 간대성(强直 · 間代性) 발작은 3~5분 정도 계속되며, 경련을 시작하면 호흡이 멈추어 얼굴이 창백해지며, 의식도 잃고 때로는 방광 기능도 일시 상실하게 된다.

입에서 거품을 내기도 하는 경련이 끝나면 아이는 쓰러진 상태로 한동안 깊은 잠에 빠진다. 경련한다고 당황하여 뻿뻿한 아기를 끌어안고 무조건 급하게 병원으로 데려가지는 않아도 된다. 그러나 경련 시간이 10~15분을 넘으면 위험하므로 즉시 병원으로 가야 한다.

대발작의 응급처치

경련은 하루에 몇 차례, 또는 1년에 몇 번 하기도 하지만, 소발작은 하루에 수백차례 하기도 한다. 그러나 강직성의 대발작은 심한 경우 15분 동안이나 계속되기도 하고, 경련하는 동안 호흡이 멈추고 의식을 잃기 때문에 위험할 수 있다. 응급처치법은 간단하다.

일반적으로 경련은 아무런 예고 없이 순간에 쓰러지면서 일어나버리기 때문에 어떤 대책을 미리 할 수 없다. 경련을 시작하면 쓰러진 자리에서 머리를 옆으로 하여 눕도록 해준다. 이것은 입으로 토한 것이 기도를 막아 호흡장애를 주지 않도록 하는 것이다.

아이를 끌어안거나, 사지를 주무르거나 하지 않는다. 혁대와 조인 옷은 풀어주고, 특히 목 주변을 편하게 해준다. 아이의 이빨 사이에 수건 등을 밀어 넣어 혀를 깨물지 않도록 한다. 이때 손가락이나 숟가락 따위를 이빨 사이로 넣지 않아야 한다. 손가락을 깨물리거나 아이의 이빨을 상하게 할 염려가 있기 때문이다.

열이 심한 아기는 미지근한 물수건으로 몸을 닦아 열을 내리도록 한다. 아기가 경기를 하면, 우리 선조들은 바늘로 손가락 끝을 찔러 피가 나도록 자극을 주며 깨어나기를 기다렸다. 자극을 주었기 때문에 경련을 멈추었다기보다 깨어날 시간이 경과한 것이다. 경련 후 잠든 아이는 충분히 자도록 한다. 이상의 응급처치는 큰 아이 또는 성인이라도 다르지 않다.

◆ 소발작(petit mal seizure)

30초 이내의 짧은 시간 동안 가벼운 발작증세를 보이는데, 전조(前兆)가 없으며 의식이 잠깐 없어진다. 어떤 아이는 하루 동안 100회 이상 소발작하는 수도 있다. 소발작을 하면 잠간 응시하고 있는 듯 하며, 누거풀이 씰룩거리기도 한다.

소발작 후에 졸지 않으며 하던 놀이를 계속한다. 소발작은 특징적인 뇌파를 나타낸다. 소발작 하는 아이의 30%는 대발작을 하고 있다.

◆ 근간대성 발작(myoclonic seizure)

갑작스럽게 양팔을 뻗은 상태로 몸과 목이 뒤로 휘거나 앞으로 굽히며 경련을 한다. 2세 이전에 이런 경련을 시작한 아이는 대개 다른 발달장애를 동반하고 있다. 영아경련(infantile spasm)이라 부르는 특별한 간대성근경련이 있는데, 고부정뇌파(hypsarrhythmia)를 보이는 것이 특징이다. 이런 아이는 대개 지능장애를 가진다.

◆ 측두엽 발작(partial lobe seizure)

어릴 때나 성인이 된 초기에 드물게 나타나는 경련이다. 전에는 정신운동성발작(psychomotor seizure)이라 불렀다. 원인은 뇌의 측두엽에 있으며, 얼굴을 찌푸리거나, 입맛을 다시거나, 씹는 동작을 하거나, 눈을 깜박이거나 하는 동작을 30초에서 약 5분간 한다.

◆ 열성(熱性)경련(simple febrile convulsions)

출생 후 6개월에서 5세 사이에 열이 높을 때 나타나는 경련이다. 간질로 발전할 가능성은 거의 없지만, 열이 높으면 반복될 수 있다.

진단과 치료

경련의 진단에는 뇌전도(electrocephalographic)나 뇌파검사를 비롯하여 컴퓨터단층촬영(CT)과 자기공명영상(MRI) 등이 활용되고 있다.

경련을 미리 막아주는 여러 종류의 항경련제가 잘 활용되고 있다. 대부분 약을 먹는 동안은 경련을 하지 않는다. 그러나 경련을 유난히 심하게 하는 아이에게는 약효가 잘 통하지 않기도 한다.

경련의 원인이 되는 뇌 속의 병소를 알면 수술로 치료할 수도 있다. 그러나 원인 부위를 찾지 못하는 경우가 많다. 어떤 아이는 어릴 때만 경련하고, 사춘기를 지나 성인이 되면서 증세가 사라져버리기도 한다. 이럴 때는 물론 항경련제를 먹지 않아도 된다.

항경련제로 쓰는 약제들은 경련을 일으키는 뇌의 전기적 활동을 억제하는 역할을 한다. 항경련제는 여러 가지 부작용이 나타나므로 약의 종류 선택이나 복용량은 의사의 지시를 잘 따라야 한다 (제6장 치료약 참조).

제17절 피부신경 증후군

뇌와 신경계의 이상으로 피부 등에 여러 가지 특이한 증세가 나타나는 선천성 이상을 피부신경 증후군(neurocutaneous syndromes)이라 말한다. 대표적인 피부신경 증후군으로 다음 4가지가 있다.

결절상경화증(結節狀硬化症 tuberous sclerosis)

결절상경화증 장애는 유전병의 하나로 상염색체 우성 유전을 하며, 뇌와 피부에 영향을 주는 신경장애이다. 신생아 2만 명에 1명 정도의 비율로 태어나며, 부모 중 한 사람이 이 유전자를 가지면 그 자녀는 50% 발병확률이 있다.

이 장애를 가진 어린이는 경련을 일으키고 지능장애를 가지며, 특정한 뇌세포 부분이 과도 성장하여 작은 종양이 되기도 한다. 뇌 세포 일부에 칼슘이 축적되는 것도 특징이다. 특수한 피부증상으로 선종피지선(腺腫皮脂腺 adenoma sebaceum), 빰과 코와 턱의 피부가 여드름 자국처럼 되는 현상, 피부가 오렌지 껍질처럼 두껍고 두툴두툴하거나, 자외선을 받으면 피부 퇴색부가 드러나기도 한다.

또한 몸 여기저기에 암 조직 같은 것이 생겨나며, 안구 뒤쪽에 오디병변(mulberry lesion)이라는 종양이 생기고, 신장, 폐, 뼈, 피부 등에도 암종이 나타난다. 내분비기관에도 여러 가지 장애가 있다. 치료법은 아직 없으며, 종양이 발생하면 수술로 제거하고 있다.

신경섬유종증(神經纖維腫症 neurofibromatosis)

신경섬유종증은 상염색체 유전병의 하나이며, 신생아 4천명에 1명 비율로 태어나고 있다. 뇌와 신경, 뼈, 근육, 피부, 내분비선 등에 종양이 생기는 이 장애아는 '달걀색 색소침착'이라는 피부 증상을 일반적으로 나타내며, 신경섬유를 따라 '신경섬유종'(neurofibromata)이라는 종양이 생긴다. 신경섬유종증은 경중(輕重)에 따라 색소침착부의 면적이나 신경섬유종의 크기가 다양하다.

종양이 귀나 눈에 생기면 청각 또는 시각장애를 가져온다. 피부 아래에 흉하게 종양이 생기기도 한다. 골격에 발생하면 뼈가 휘거나 골절이 일어나며, 척추에 생기면 척추만곡증(scoliosis)이 된다. 신경섬유종 장애아의 10~25%는 지능장애를 가지며, 경련이나 고혈압 증세도 보이는 것이 일반적이다. 이 장애를 가진 아이들은 대개 정상교육이 가능하며, 정기적으로 검진하여 이상이 보이면 수술 등으로 악화를 미리 방지하고 있다.

스터지 웨버 신드롬(Sturge-Weber syndrome)

이 장애를 가진 아기는 이마나 뺨 한쪽에 커다란 검붉은 얼룩을 가지고 태어난다. 입술과 코, 눈꺼풀 등이 부풀기도 하는 이 장애는 뇌의 혈관에 이상이 생겨 신경장애를 일으킨 것이다. 스터지-웨버 장애아는 90% 정도가 경련을 하고, 30%는 지능장애에 정신장애까지 있으며, 일부는 편마비증세를 보인다. 이 장애는 유전과 무관하다.

모세혈관 확장성 운동실조증(ataxia-telangiectasia)

상염색체 열성유전병인 모세혈관 확장성 운동실조증은 처음에는 정상적으로 걷다가 뒤에 보행 장애가 나타나게 된다. 초기 증상으로 무의식적인 근육 경련이 일어난다. 입 주변의 근육에 이상이 생기면 차츰 발음이 나빠져 알아들을 수 없는 말을 하게 된다. 시간이 더 지나면 감각기능이 떨어져 몸을 가누지 못하게 된다. 5~6세쯤 되면 눈의 흰자와 얼굴이나 목의 모세혈관이 확장되는 현상(telangiectasia)이 나타난다.

지능이 점점 나빠지며, 어떤 아이는 면역력이 약해져 폐렴에 걸리거나, 부비동염(副鼻洞炎)으로 기관지와 폐가 침식당해 차츰 호흡불능이 된다. 항생제를 쓰는 것 외에는 별다른 치료법이 없다.

제18절 근육과 뼈의 장애

몸이 정상으로 움직인다는 것은 뇌와 근육 사이에 신경정보가 원활하게 소통하고 있다는 증거이다. 신경정보라는 것은 근육의 펴고 오므림을 비롯하여 근육간의 협동, 관절과 인대의 기능 모두를 조절하고 있다. 이들 작용의 어느 하나라도 잘못되면 정상적인 근육운동에 지장이 생긴다.

근육계 장애(muscular disorder)

◆ 두체네 근위축증(Duchenne muscular dystrophy)

X염색체 상의 유전자 이상에서 오는 이 근위축증은 열성으로 유전된다. 가장 일반적인 근위축증인 이 장애의 첫 증후는 생후 2~3년 사이에 발견되는데, 잘 넘어지고, 다른 아이들과 비교했을 때 계단을 기어 올라가기 어려워한다. 두 발을 넓게 벌리고 어정어정 걷는 것은 골반과 엉덩이 근육이 약하기 때문이다. 특히 이 아이들은 몸의 중심부 근육(몸통, 어깨, 엉덩이)이 두드러지게 약화된다.

근육 퇴행으로 휠체어를 타야 하게 된다. 힘도 없으면서 장단지가 유난히 굵어지기도 하는데 이를 '가성비대'라고 말한다. 심장근육도 약화되어 호흡이 힘들어지고 감기나 폐렴에 잘 걸린다. 걷는 기능을 잃고 나면 척추가 휘어지기 시작한다.

◆ 베커 근위축증(Becker muscular dystrophy)

두체네 근위축증과 증세가 비슷하지만, 정도가 가볍다. 베커 근위축증 아이는 대개 청년기까지 보행이 가능하다. 이 역시 X염색체와 관계되는 열성 유전병이다.

◆ 프리드라이히 운동실조(Friedreich ataxia)

프리드라이히 운동실조(運動失調)는 척수신경이 점차 퇴보한 결과, 뇌로부터 나오는 신호가 근육으로 전달되지 못해 발생하는 장애이다. 그에 따라 손발이 정상으로 움직이지 못하게 되고, 심지어 심장근육에도 문제가 발생한다. 지능장애까지 나타나는 이 운동실조는 대개 20세 이전에 발병한다.

◆ 척수성 근위축(spinal muscular atrophy)

근육이 심하게 쇄약해지는 이 장애는 척수의 신경에 이상이 발생하여 척수에서 근육으로 가는 정보가 전달되지 못하고, 근육이 점차 쇠약해진다. 이 근위축 장애는 제5번 염색체상의 유전자 이상으로 발생하며, 열성유전을 하므로 양부모가 모두 이 유전자를 가질 때 장애가 나타나게 된다.

척수성 근위축에는 심한 정도에 따라 3가지로 구분하기도 한다. 장애 정도가 가장 나쁜 워드니크-호프만병(Werdnig-Hoffmann disease)은 출생 후 곧 발견된다. 이 장애를 가진 아기는 근육이 너무 약해 삼키는 것조차 못한다. 호흡기 감염을 쉽게 일으키며, 1년을 넘기기 어렵다.

쿠겔버그-웰란더병(Kugelberg-Welander disease)이라 부르는 정도가 가벼운 척수성 근위축증 장애는 물리치료나 정형수술 등으로 운동기능을 다소 개선시킬 수 있다.

◆ 차코트-마리-투스병(Charcot-Marie-Tooth disease)

일명 비골근위축병(peroneal muscular atrophy)이라고도 하는 이 장애는 대개 10살쯤 되었을 때 발이 비정상적으로 휘거나 하면서 처음 발병하게 된다. 이 병은 매우 천천히 진행되는데 결국 발의 근육이 퇴보하게 되고, 나중에는 손 근육에도 장애가 나타난다. 이 장애는 상염색체성 유전병으로 우성 유전하는 것으로 알려져 있다.

◆ 라우지-레비 증후군(Roussy-Levy syndrome)

차코트-마리-투스병과 증세가 비슷하면서 장애 정도가 더 심하다. 대개 수족이 떨리는 증세도 나타나며, 대사장애까지 있어 심한 당뇨를 보인다.

◆ 근긴장성 발육부진(myotonic dystrophy)

뻗은 근육을 이완시키지 못하는 장애이다. 그래서 손을 한번 내밀면 제 위치로 돌아가기가 어렵다. 드문 이 장애는 상염색체성 우성유전병으로 알려져 있다.

◆ 근발육부전(筋發育不全 muscular dystrophies)

뼈와 근육 및 신경의 발달부전을 총칭하여 근발육부전이라 한다. 근발육부전 장애아는 매우 조심스럽게 양육하면서 필요에 따라 외과수술을 하고, 적절한 보조장비도 사용해야 한다. 근발육부전 장애는 모두 유전병이므로 의심이 가는 가계의 사람은 임신하기 전에, 또는 후에라도 유전병 진단을 받도록 해야 할 것이다. 이 장애를 가지더라도 지능장애가 심하지 않다면 직업훈련과 교육도 가능하다.

◆ 하지대근위축증(下肢帶筋萎縮症 limb girdle muscular dystrophy)

골반 주변의 근육이 먼저 약화되는 장애이며, 상염색체 우성유전병의 하나이다.

골격계 질환 (skeletal disorder)

◆ 골형성 부전증 (osteogenesis imperpecta)

골위약(brittle bone disease)이라고도 말하는 이 장애를 가지면 쉽게 골절된다. 심한 경우 출생 때 이미 여러 개의 뼈가 부러져 있으며, 이런 아이는 오래 살지 못한다. 좀 덜한 경우라도 골절이 잦고 왜소아가 된다. 정도가 양호한 편이라도 조금만 충격이 가면 골절이 일어나는 불완전골발생아는 치아에 에나멜이 형성되지 않아 이빨까지 연약하고 청각장애도 있다.

이 장애를 가진 아이는 근본적으로 결합조직(connective tissue)이 형성되지 않는다. 상염색체 우성유전을 하는 유전병이지만, 때로는 돌연변이적으로 태어나기도 한다. 치료법은 없으며 조심스럽게 양육해야 한다.

◆ 연골 무형성증 (achondroplasia)

이 장애를 가진 아이는 팔과 다리가 유난히 짧아 결과적으로 왜소아가 된다. 머리가 큰 경우가 있으며 지능은 정상이다. 상염색체 우성유전을 하는 이 장애아는 1만명에 1명 비율로 출생하고 있다.

제19절 입의 장애 - 구개열(□蓋裂)과 구순열(□脣裂)

입천장이 정상으로 연결되지 않아 양쪽으로 나누어진 구개열(cleft psalate)이나, 입술이 갈라진 구순열(cleft lip, hare lip) 상태로 태어나는 아기들이 있다. 장애의 원인이 무엇인지 아직 모르지만, 특수한 화학물질, 풍진, 비타민 결핍, 13번 염색체가 3개(3염색체성)인 경우 등을 지적한 조사보고들이 있다.

입천장이나 입술이 갈라져 있으면 정상적으로 젖이나 음식을 빨고 삼키지 못하기 때문에 특별한 방법으로 먹이거나 특수 젖꼭지를 사용해야 한다. 입천장이 열려 있으면 정도에 따라 차이가 있지만 발음하기도 어렵다. 또한 이런 아이들은 치과적인 장애도 매우 심각하며, 귀도 쉽게 감염되어 청각을 상실하는 예가 많다. 구개와 구순열을 치료하기 위해서는 대개 1년 이내에 일련의 수술을 하고 있다.

구개나 구순열 아기를 낳은 어머니는 다시 같은 증세의 장애아를 임신할 확률이 2~4%로 높다고 한다. 인종에 따라 다소 차이가 있어 아프리카인보다 코카사스인에게 더 많이 발생하는 것으로 알려져 있다.

제20절 방사선에 의한 장애

1980년 우크라이나의 체르노빌 원자력발전소에서 일어난 사고로 수많은 인근 주민이 피폭되어 죽거나 여러 가지 원자력병을 앓아야 했다. 비극은 그것으로 끝나지 않다. 원전사고 이후 인근 지역에서는 손발이 없거나 기타 선천성 장애를 가진 기형아들이 다수 출생했다. 이 사건 후 원자력의 안전에 대한 대비는 더욱 철저해졌다.

방사선이라고 하면 일반인들은 원자력발전소의 핵연료에서 나오는 것만 생각하지만, 엑스선을 비롯하여 암세포 파괴에 사용하는 동위원소의 방사선도 있다. 엑스선은 눈에 보이지 않는 투과성이 강한 빛이다. 강한 엑스선을 몸에 비치면 암이 유발되거나 다른 부작용이 일어날 가능성이 있기 때문에, 병원에서는 인체에 거의 무해하다고 판단되는 약한 엑스선을 사용한다.

임신한 여성에 대해서는 엑스선 진단이나 방사선 치료가 금지되고 있다. 임신부가 엑스선 검사를 해야 할 일이 생기면, 의사가 먼저 물어 확인을 하지만, 임신부도 의사에게 말하는 것을 잊지 말아야 한다.

제21절 대사장애와 내분비선 장애

인체 내에서 물질이 합성되고 부서지는 화학반응에는 효소라고 하는 단백질이 중요한 역할을 한다. 만일 어떤 이유로 특정한 효소가 부족하거나 생겨나지 않는다면 필요한 물질을 만드는 화학반응이 진행되지 않아 위험에 직면한다. 반대로 어떤 물질이 필요 이상 생겨나도 심각한 장애를 가져올 수 있다.

대사장애라고 하면 탄수화물, 지방, 단백질의 화학반응과 관계가 있다. 학술용어에서 장애를 일으키는 물질을 혈액 속에서 발견할 수 있으면 'emia'라는 말을 붙이고, 소변 속에서 발견할 수 있으면 'uria'를 붙이고 있다. 예를 들면 '하이퍼페닐알라니네미아'는 혈액 속에 페닐알라닌이 너무 많이 포함되어 있는 장애이고, '페닐키토뉴리아'는 '페닐키톤'이라는 화학물질이 소변 속에 섞여 나오는 장애이다.

대사장애는 '단백질(아미노산) 대사장애', '지방질 대사장애', '탄수화물 대사장애' 세 가지로 크게 나눈다.

아미노산 대사장애

아미노산이란 단백질을 구성하는 벽돌과 같은 것이다. 즉 아미노산이 다수 모여 단백질이 된다. 단백질 장애 가운데 대표적인 것이 '페닐키톤뇨증'(phenylketonuria)이다. 이 장애자는 '페닐알라닌 하이드록실레이스'라는 효소가 생겨나지 않는다. 이 효소는 페닐알라닌이라는 아미노산을 타이로신(tyrosine)이라는 아미노산으로 변화시키는 역할을 한다. 만일 이 효소가 만들어지지 않아 페닐알라닌이 분해되지 못하고 몸에 쌓이게 되면 지능장애까지 가져온다.

페닐키톤뇨가 축적되면 흥분상태가 되며, 토하고 피부발진이 생기면서 몸에서 곰팡내와 비슷한 냄새를 풍기게 된다. 신생아가 태어나면 아기의 피를 몇 방울 취하여 페닐키톤뇨증을 검사한다. 만일 이 증세를 일찍 발견하고 처방을 시작하면 지능장애를 막을 수 있다.

이 대사장애는 상염색체 열성유전을 하고 있다. 그러므로 만일 양부모가 다 이 유전자를 가지고 있다면 태어나는 아기는 25%가 장애를 가질 가능성이 있다. 아주 드문 병으로 신생아 5만3천명 중에 1명 비율로 탄생하고 있다.

◆ 단풍나무 시럽 당뇨증 (maple syrup urine disease)

대사장애 중에 단풍나무 시럽 당뇨증 또는 단풍당뇨증이라는 것이 있다. 이것은 아기의 소변에서 사탕수수 시럽 냄새가 나기 때문에 붙여진 병명이다. 혈장과 오줌에 키토산이 대량 증가하는 이 장애는 아미노산 대사 이상에서 온다.

지능발달 장애가 있는 이 병은 유전성이 있다고 생각되며, 12만~20만명의 신생아 중에 1명 비율로 발견된다. 음식조절을 잘 하면 생명을 유지할 수 있으나, 그렇지 않으면 2, 3주를 넘기기 어렵다.

지질(脂質) 대사장애

◆ 스핑고 지질증

우리 몸은 여분의 지방질을 몸 여기저기에 저장하고 있다. 효소가 생겨나지 않아 스핑고 리피드라는 지방질이 대량 축적되는 스핑고 지질증(sphingolipidoses)이라는 지방질 대사장애가 있다.

◆ 타이삭스병(Tay Sachs disease)

헥소사미니데이스A(hexosaminidase A)라는 효소가 없어 '강글리오사이드 GM2'(스핑고 리피드의 일종)라는 지방질이 축적되는 지방질 대사장애이다. 타이삭스병을 가진 아기는 처음에는 건강하지만, 스핑고 리피드가 신경계에 축적되면서 근육이 약해지고, 시각장애와 지능장애를 가지게 된다. 이 장애를 가지면 3~5세를 넘기기 어렵다. 타이삭스병은 상염색체 열성유전을 하며, 유태인계 내에서는 3천명에 1명골로 특히 많이 태어나고 있다. 유전검사를 하면 미리 알 수 있다.

이 외에 스핑고 지방질 대사장애의 일종으로 '변색성대뇌백질위축 가우처병'(metachromatic leukodystrophy Gaucher disease)과 '니만-피크병'(Niemann-Pick disease)이라는 것도 있다. 지방질 대사장애는 어떤 것도 현재로서는 치료 불가능하며, 부족한 효소를 인위적으로 주사하여 얼마동안 생명을 유지할 수는 있다.

탄수화물 대사장애

탄수화물 대사장애 중에는 소변 속에 뮤코다당(mucopolysaccharidoses)이 축적되는 병이 몇 가지 알려져 있다. 헐러, 헌터, 산필리포, 마로톡스-라미 그리고 셰이 신드롬 등이 그러한 탄수화물 대사장애에 속한다. 이중 헌터증후군(Hunter syndrome)은 상염색체성 열성 유전병이며 탄수화물 대사장애 중에서 가장 중증이다.

이 병은 뼈와 뇌 등의 조직에 뮤코다당이 축적되어 지능과 정신장애를 가져온다. 얼굴, 관절, 손, 척추 형태가 변형되며 간과 췌장이 큰 경우도 발견된다. 지능장애 외에 시각, 청각장애를 동반하기도 하는데, 10만 명의 어린이 중에 1명 비율로 나타나며, 대개 일찍 사망한다.

갈락토스 대사 이상(galactosemia)이라는 탄수화물 대사장애는 갈락토스를 분해하는 효소가 체내에서 생성되지 않는다. 이 장애를 가진 아기는 무기력하고 근육상태가 약하며 황달증세도 보인다. 적절히 치료하지 못한 아기는 백내장이 되고 지능장애를 가지며 일찍 죽는다. 발생율은 4만명에 1명 정도이다.

◆ 라이소솜 축적병

인체 세포 안에 있는 라이소솜(lysosome)은 특별한 효소를 가지고 있는 소기관이다. 만일 이 라이소솜에 효소가 없다면 라이소솜 축적병(lysosoaml storage diseases)이라는 대사장애를 가지게 된다.

지난 수십년 동안 이 외에도 여러 가지 대사장애가 새롭게 발견되었으며, 그 모두가 음식조절을 하지 않으면 지능장애와 성장장애를 일으키게 된다.

내분비선 장애(endocrine disorder)

내분비선(endocrine glands)이란 호르몬을 생산하는 기관을 말한다. 예를 들면 몸속의 수분 함량, 혈액 속의 당분 양, 생장, 성적 성장, 기타 몸의 온갖 기능을 조정하는 것이 각종 호르몬이다. 호르몬이 적당량 생산되지 않으면 몸에는 여러 발달장애가 일어난다. 선천성 갑상선 기능저하는 대표적인 내분비선 장애의 하나이다.

◆ 갑상선 기능저하(hypothyroidism)

갑상선호르몬 생산량이 부족한 증세를 '갑상선 기능저하' 일명 '크레틴병'(cretinism)이라 한다. 갑상선 기능저하일지라도 출생 초기에는 건강하게 보인다. 그러나 신생아기에 변비, 혼수상태, 장기적인 황달, 식욕부진, 저체온 등의 증세가 있으면 이를 의심할 수 있다. 이럴 때 만일 갑상선호르몬 치료를 하지 않는다면, 아기는 얼굴이 붓고 멍청해지며 혀를 내밀고, 복부가 불룩 나오면서 배꼽탈장(umbilical hernia)이 일어나고, 지능장애까지 발생하게 된다.

선천성 갑상선 기능저하는 갑상선의 호르몬 분비가 충분하지 못하기 때문인데, 신생아 4천명에 1명 비율로 태어나고 있다. 오늘날에는 모든 신생아에 대해 갑상선 검사를 하고 있으며, 이상이 발견되면 바로 호르몬 치료를 시작한다. 조기치료를 하면 건강을 유지할 수 있으나, 만일 치료시기를 놓치거나 하면 지능장애를 입을 염려가 있다.

제22절 화학 약물 장애

태아의 건강에는 임신 후 첫 3개월 동안이 가장 중요한 때이다. 왜냐하면 수정란이 배발생(胚發生)을 시작하여 이 기간에 뇌와 다른 기본적 신체기관이 분화되기 때문이다. 만일 결정적 발생단계에 어떤 화학약물이나 담배, 알코올, 마약, 방사선 등이 악영향을 미친다면, 아기는 출산 전에 신체와 지능에 심각한 장애를 입을 가능성이 높아진다. 이러한 장애요소를 총칭하여 '기형발생인자'(teratogens)라고 말한다.

임신부가 먹은 약물이나 화학약품 또는 중금속 등은 태반을 통해 태아에게 전달되어 지장을 줄 수 있다. 그래서 임신하면 약이란 약은 아무것도 먹지 말아야 한다는 것을 지금의 여성들은 잘 알고 있다. 기형발생인자가 태아에게 얼마나 큰 악영향을 주는지 확실히 알게 된 것은 탈리도마이드(thalidomide)와 다른 약품들의 피해를 발견한 1950~60년대 이후이며, 그 가운데 환경호르몬의 영향(제4장 26절 참조)에 대해서는 1990년대에 진실을 알게 되었다.

이들 기형발생인자는 온갖 형태의 손발 기형을 비롯하여 발작, 암, 지능과 신체장애 등을 초래하고 있다. 태아에 약 영향을 미치는 대표적인 약물 또는 기형발생인자에 대해 소개한다.

항간질(경련)약의 위험

상당수의 사람들이 일생 간질약을 복용하며 살아간다. 만일 그가 임신한 여성이라면 간질약이 태아에 영향을 줄 수 있으므로 조심스럽게 약을 먹어야 한다.

* 다일란틴(dilantin)

항간질약으로 잘 알려진 다일란틴(일명 trimethadione)은 태아에게 선천적 장애를 주는 확률이 43%에 이르는 것으로 알려져 있다. 그리고 이 가운데 33%는 영향이 미미하지만, 10% 정도는 하이단토인 신드롬(hydantoin syndrom)이라는 치명적인 장애를 일으킨다. 하이단토인 장애 아이는 얼굴모습이 이상하고, 눈과 눈 사이가 멀며, 짧은 코, 작은 손톱과 발톱을 가지며, 흔히 지능장애까지 동반하고 있다.

트리디온(tridion)

트리메타디온(trimetadione)이라고도 부르는 이 항간질약은 임신부가 복용하고 있을 경우, 3분의 2 이상의 태아에게 장애를 주는 것으로 알려져 있다. 이 약으로 인한 장애아는 튀어나온 이마에 짧은 코, 위로 솟구치고 옆으로 넓게 퍼진 낮은 콧등을 가진다. 또한 그들은 기형 성기, 선천성 심장질환, 지능장애도 나타낸다.

디파켄(depakene)

태아에 대해 비교적 부작용이 적다고 알려진 디파켄(일명 valproic acid)이라는 항간질약은 이분척수와 척수막척수탈출증(meningomyelocele) 장애를 일으킬 가능성이 1%쯤 있는 것으로 알려졌다.

항혈액응고제(anticlotting medications)의 위험

쿠마딘(Coumadine)이라는 상품명을 가진 항혈액응고제는 위험한 경우에만 임신모에게 처방된다. 이 약품의 영향을 받은 신생아는 짧은 손가락, 체중 미달, 작은 코, 비정상적인 용모를 가지고 태어날 수 있다. 이런 장애를 입을 확률은 매우 높아 3분의 1 정도인데, 이 가운데 약 3분의 1은 다른 신체 부위와 뇌에 장애를 보이고 있다.

항암제와 마약, 기타 약품의 위험

임신 중인 여성이 자신의 생명 보호를 위해 부득이 항암제를 복용해야 할 경우가 있다. 이 때는 약품 선택을 매우 조심스럽게 해야 한다.

마약류

마리화나, 코카인, 헤로인, 암피타민(amphetamine), LSD 등은 대표적인 마약이다. 이 외에 술과 담배도 이 범주에 들어간다. 예를 들어 코카인은 자궁 내의 순환기능에 장애를 주어 미숙아를 낳거나 해산 중에 사산하는 일이 일어난다.

술

임신 중에 매일 술을 마시는 여성은 체중미달 아기를 낳으며, 심한 경우 '태아 알코올 증세'(fetal alcohol effect) 또는 '태아 알코올 신드롬(fetus alcohol syndrom FAS)'이라는 지능장애, 허약체질, 과다행동, 비정상 용모, 좁은 눈꺼풀, 선천성 심장장애 등을 가진 아기를 출산할 확률이 아주 높아진다. 따라서 임신 후에는 완전히 금주할 것을 권하고 있다.

담배

상당수의 여성이 임신 중에도 담배를 끊지 못하고 있다. 통계적으로 담배를 피우는 임신부는 유산하거나 사산할 확률이 높으며, 아기의 발육도 늦어 체중 미달 경향을 보이고 있다.

납과 중금속

아기의 혈액 중에 납, 수은, 크롬 등의 중금속 성분이 많이 포함되어 있으면 간질, 뇌의 팽창, 지능장애, 학습장애 등을 일으킨다는 것은 오래 전부터 알고 있다. 벽이나 장난감에 칠한 페인트, 가솔린, 오염된 물 등에 납 성분이 포함되어 있을 수 있다. 중금속 성분이 포함된 먼지나 물을 마시거나 하면 폐를 통해 신체 기관에 쌓이게 된다.

몸 안에 축적된 중금속 성분의 양이 많으면 혈액 검사를 했을 때 그것이 나타나게 된다. 건강하게 태어난 아기가 출산 후에 납 중독 피해를 입어서는 안 된다. 만일 혈액 중에 납 성분이 많은 것으로 밝혀지면 페니실라민(penicillamine), 칼슘 디소듐 이디테이트(cacium disidium edetate), 석시머(succimer) 등의 약을 투여하여 제거한다.

여드름 치료제로 알려진 애큐탄(Acutan, cis-retionic acid))을 복용하면 뇌종양을 가진 신생아가 태어난다는 사실도 근간에 알려졌다. 태아에 영향을 미치는 약품은 무수히 많다. 따라서 임신부는 특별한 경우가 아닌 한 의사의 지시 없이 약을 함부로 먹어서는 안 된다.

부상에 의한 장애

아이들은 자라는 동안 불의의 사고로 큰 부상을 입어 장애아가 되는 경우가 있다. 특히 두려운 것은 성장과 지능장애를 가져올 수 있는 뇌와 척추의 부상이다. 자동차나 자전거 사고, 놀이나 운동 중에 크게 다치는 일이 많은데, 특히 조심할 것은 아기 때 높은 데서 떨어지는 것이다.

도시에 살면 교통사고 빈도가 높고, 시골이라면 농기구 사고나 물에 빠지는 일이 발생한다. 큰 부상을 당하면 빠른 시간 내에 충분히 치료받도록 해야 할 것이다. 만일을 대비해서 부모는 응급처치법과 인공호흡법 등을 알고 있는 것이 좋다. 부상이 심하여 장기간 입원해 있어야 한다면 물리치료, 언어치료, 직업재활치료 등의 재활치료에 정성을 다해야 할 것이다.

제23절 새로운 장애 요인 환경호르몬

1950년대 말부터 유럽 여러 나라에서는 임신 초기에 구토감을 진정시키는 '탈리도마이드'(thalidomide)라는 약의 사용을 허가했다. 그러나 이 진정제를 먹은 임부들이 팔다리가 없는 아기를 비롯하여 손과 발가락이 붙은 기형아를 출산하여 큰 소동이 일어났다. 1962년까지 이 약으로 인해 약 1만명의 기형아가 출생했다. 이 사건이 발생한 뒤부터 임신 여성은 특별한 경우를 제외하고는 어떤 약도 먹지 않게 되었다.

인체에서 만들어지는 호르몬은 아주 작은 양이지만 역할은 중요하다. 호르몬은 종류마다 기능이 다르며, 각 호르몬은 너무 많이 생겨나도 안 되고 부족해도 나쁘다. 예를 들어 키를 자라게 하는 성장호르몬이 과다 분비되는 사람은 신장이 2미터를 넘는 거인이 되어버리고, 소량 생겨나면 키가 충분히 자라지 않아 소인이 된다. 이처럼 모든 호르몬은 적당한 양만큼 있어야 정상으로 생활과 건강을 유지할 수 있다.

오늘날 환경호르몬이라 부르는 여러 화학물질이 장애아를 출생케 하는 새로운 요인으로 등장하여 인류의 미래를 위협하고 있다. 환경호르몬은 한마디로 인체 내에서 여성호르몬 역할을 하여 심각한 부작용을 일으키는 물질이다. 이 책에서는 다소 구체적으로 환경호르몬의 위험에 대해 소개한다.

합성 여성호르몬을 약이라고 먹은 사건

1920년대에 여성호르몬과 남성호르몬의 기능이 세상에 알려지자, 당시의 과학자들은 이 호르몬을 많이 섭취하면 건강에 좋고, 각종 병을 치료하며, 장수하게 된다고 생각했다. 그래서 다른 동물, 심지어 원숭이의 몸(생식기관)에서도 여성호르몬인 에스트로겐이나 남성호르몬인 테스토스테론 호르몬을 뽑아내어 먹기까지 했다.

1930년대에 영국의 화학자 찰스 도즈는 인공적으로 에스트로겐과 비슷한 물질을 합성하는 데 성공했다. 그것의 화학명은 diethylstilboestrol (DES)이었다. DES를 대량생산하게 되면서 아기를 가진 다수의 젊은 여성들이 이것을 복용하게 되었다. 당시 의사들은 '임부가 DES를 먹으면 어머니와 함께 뱃속 아기까지 건강하고 또 유산도 방지할 수 있다'고 생각했다.

DES는 영국을 비롯한 유럽 여러 나라와 미국 등 여러 제약회사에서 생산되었다. 훗날 조사에 의하면 당시 이 합성 에스트로겐을 복용한 여성의 수는 1953년까지 전 세계적으로 약 6백만 명이나 되었다.

1970년, 미국 보스턴에 있는 빈센트 메모리얼 병원에서 근무하던 의사 아더 헤르버스트는 생식기에 장애를 가진 사춘기 소녀들이 연달아 병원을 찾아오고 있어 그 원인을 이상하게 생각했다. 소녀들은 모두 생식기와 자궁에 암이 발생해 있었다. 그 암 조직은 큰 수술을 하지 않으면 곧 생명을 잃을 지경이었으며, 수술을 하고 나면 그들은 어른이 되어도 아기를 가질 수 없게 되는 상황이었다.

이런 소녀들은 다른 병원에도 마찬가지로 찾아오고 있었다. 헤르버스트는 병든 소녀들의 어머니를 대상으로 여러 가지 조사를 한 결과, 모든 어머니들이 하나같이 "아기가 건강하다고 해서 그 약을 먹었어요."라고 대답했다.

의학 역사상 한 가지 약품 때문에 이때처럼 많은 사람이 희생된 적은 없다. DES 사건이 알려진 뒤부터 세계보건기구는 새로운 의약품이 나오면 반드시 오랜 기간 동물실험과 인체실험을 거쳐 안전하다는 확고한 판단이 서야 사용 허가를 하는 엄격한 법률을 만들었다. 그리고 각 나라는 정부기구에 '식품의약안전국'을 두어 식품과 의약의 안전을 조사하고 확인하는 일을 전담하도록 했다.

합성호르몬은 남자어린이에게도 심각한 장애

DES의 부작용이 밝혀져 세상을 놀라게 하던 1970년, 스코틀랜드의 의학자 리차드 샤피는 'DES가 여성 몸에 이상을 일으킨다면 분명히 남자 아이들에게도 어떤 치명적인 증상을 일으킬 것'이라고 확신했다.

샤피는 전 세계의 의학논문들을 조사한 끝에, 최근에 나온 논문들 중에 남자의 성기에 일어난 이상 증세를 보고한 내용이 유난히 많은 것을 발견했다. 사춘기를 지낸 남자 청소년들의 성기와 고환이 정상보다 매우 작아진 현상을 보고한 것이 있는가 하면, 정상인이라면 고환이 몸 밖으로 나와야 하는데 그러지 못한 남자들이 자주 발견되었다.

그 외에도 고환에 암이 생긴 사람, 정자의 수가 아주 부족하거나 기형 정자가 많은 사람, 요도가 잘못되거나 전립선에 암이 생긴 사람 등에 대한 보고가 옛날보다 훨씬 많았다. 샤피는 사실을 종합적으로 분석하여, DES는 여성만 아니라 남성에게도 피해를 주고 있다는 사실을 발표했다. 온 세계가 또다시 놀랐다.

살충제 DDT도 합성 호르몬과 같은 작용

미국 시라큐즈대학의 프랭크 린데만과 하워드 벌링턴 두 과학자는 "DDT가 곤충을 잘 죽인다면 인체에도 나쁜 영향을 줄 가능성이 있다."는 생각을 하고, 이 의문의 답을 찾기 위해 수컷 병아리들의 모이 속에 DDT를 섞어서 매일 주었다. 그 결과 병아리들은 수탉이 되었지만, 이들에게는 수컷의 상징인 벼슬이 제대로 생겨나지 않았다. 뿐만 아니라 수탉들은 생식기가 정상 닭보다 아주 작았다. 그들은 이런 연구 결과를 1950년에 논문으로 발표했으나 불행하게도 그 당시에는 아무도 관심을 가지지 않았다. 만일 이 시기에 DDT의 영향을 알았더라면 인류는 그것의 피해를 좀더 일찍부터 방지할 수 있었을 것이다.

1957년경, 미국에서 여러 종류의 새들이 이유 모르게 줄고, 또한 많은 새의 알들이 부화되지 않는다는 사실이 알려졌다. 연구 끝에 그 알에는 DDT가 많이 축적된 것을 알게 되었다.

해충 제거를 위해 뿌린 DDT는 산, 들, 강, 호수 어디에도 쌓였으며, 오랜 시간이 지나도 그 성분은 변하지 않고 그대로 흙과 물 속에 남아 있었다. 야생 새들이 벌레와 나무열매를 먹으면 거기에 묻은 DDT도 함께 들어가 몸속 지방질 속에 쌓였다.

곧, DDT는 마치 DES처럼 여성호르몬 작용을 한다는 것을 알게 되었다. DDT는 새와 가축, 들짐승, 물고기뿐만 아니라 사람의 생식기까지 기형 장애와 암을 일으킨다는 보고가 연달아 발표되었다. 그때부터 세계는 DDT 사용을 금지하는 법률을 만들었다. 우리 나라도 1960년대부터 DDT를 사용하지 못하게 했다.

DES와 DDT가 인체의 생식기관에 심각한 장애를 준다는 것이 알려지자, '침묵의 봄'이라는 소설이 나와 베스트셀러가 되었다. '레이첼 카슨'이라는 여성이 쓴 이 책은 환경호르몬이 너무 많이 뿌려진 탓으로 지구상의 모든 남녀 생식기에 이상이 생겨 아무도 아기를 낳을 수 없게 된 세상을 소설화한 것이다.

이후 DES나 DDT처럼 환경호르몬 작용을 하는 물질이 계속해서 발견되었다. 원래 거북의 알은 온도를 26도 이상 높게 해주면 모두 수컷으로 태어나야 하는데, PCB(polychlorinated biphenyl)라는 화공약품을 알껍데기에 발라놓으면 모조리 암컷만 태어난다. 또한 PCB는 바다의 조개까지도 암컷으로 변하게 하는 '여성호르몬' 작용을 한다.

정자 생산 감소와 남성불임 증가

오늘날에 와서 성전환을 해야 할 사람이 전보다 많이 태어나고 있다. 뿐만 아니라 남녀를 불문하고 생식기관의 암 발생률이 증가하고 있으며, 여성이라면 유방암과 자궁암, 남성이라면 고환암과 전립선암의 발생률이 높아지고 있다.

덴마크 코펜하겐 대학병원의 닐스 스카케벡은 1만5천여 명의 덴마크 성인 남자를 대상으로 정자의 수를 조사한 결과를 1992년에 발표하여 세상을 놀라게 했다. 그는 1950년대에 출생한 남자, 1960년대에 태어난 남자, 1960년대 후반 그리고 1970년대 초반 출생자 이렇게 4그룹의 성인 남성의 정액 속에 포함된 정자의 수를 조사했다. 그 결과, 1950년대에 탄생한 남자들의 정자 수는 평균 1억(정액 1밀리리터 당)이었지만, 그 다음 그룹의 사람들은 젊은 남성일수록 수가 점점 줄어 1970년대 초에 태어난 사람들은 약 25퍼센트나 적은 7천800만 뿐이었다.

지나간 25년 동안에 남자들의 정자 수가 25퍼센트나 줄었다면, 이런 상태가 25년 더 진행된다면 그 수는 다시 그 절반으로 감소하여 너무 많은 남자들이 아버지가 될 수 없는 상황이 될 것이었다. 젊은 남성들은 정자 수만 준 것이 아니라 기형 정자도 많이 가지고 있었다.

의학자들의 조사에 따르면, 1980년대의 남성 불임환자는 남자 100명 가운데 1.6명이었는데, 1990년대에 들어와서는 5배가 늘어 9명이라고 한다. 덴마크 의학자의 조사를 보면, 그 나라 젊은 남성 100명 중 1사람은 고환암을 앓고 있다. 문제는 고환암이 출생 뒤에 생긴 것이 아니라 태아 때 이미 암 조직이 만들어진다는 것이다.

태아의 생식기에 암이 생긴다는 것은 탯줄을 통해 어머니로부터 필요 이상의 합성 에스트로겐(환경호르몬)이 들어간 탓이다. 최근의 연구결과 환경호르몬은 여자 아기에게는 여성 생식기관에, 남자 아기에게는 남성 생식기관에 장애를 일으키고, 그들이 성숙하여 성인이 되는 시기(사춘기)에 증세가 확실하게 드러남을 알게 되었다.

환경호르몬 역할을 하는 물질은 계속 발견되었다. 비스페놀-A와 다이옥신도 여기에 포함된다. 다이옥신이라는 오염물질은 자주 뉴스에 등장한다. 월남전쟁이 끝난 뒤, 전쟁에 참가했던 미군 병사들 중에 암과 내장 질환이 많이 생기고, 또 그들이 낳은 아이들 중에 기형아가 자주 나타난다는 사실이 알려졌다. 그 원인은 월남전 때 약 10년 동안 뿌린 '2,4,5-티'라는 제초제에 포함된 다이옥신이라는 물질 때문이었다. 오늘날 사용되는 제초제는 발암성이 없는 '2.4-디'라는 화학물질이다.

'무공해 농산물'이라든가 '유기농법 채소'라는 말이 일반화되었다. 플라스틱 우유병에서 환경물질이 녹아나온다는 뉴스가 전해지자, 사람들은 유리로 만든 우유병을 구했으며, 제조회사에서는 즉시 무해한 재료로 우유병을 생산하게 되었다. 현대인에게는 환경 호르몬이 가져올 위협에서 벗어날 미래를 위한 지혜가 필요해진 것이다. 오늘의 인류는 너무나 다양한 인공화학물질과 접촉하고 있다. 이들이 어떤 부작용을 가졌는지 다 알지는 못한다. 분명한 것은 이들 약물이 장애아 출생의 새로운 요인이 될 가능성이 있다는 것이다.

제5장 발달장애의 수술 치료

외과수술로 치료하는 발달장애

의학의 발달은 많은 발달장애아들을 수술치료로 상태를 개선할 수 있게 했다. 오늘의 외과수술은 세분된 전문의학으로 발전하여 인체의 기관마다 각각 전문 외과의가 필요하게 되었다. 내 아이에게 어떤 수술이 필요한지는 개인마다 다르다. 특수아동의 수술 치료에 대해서는 앞장에서도 수시로 안내했으며, 여기서는 대표적인 수술만 소개한다.

응급수술을 제외하고, 일반 수술에서는 적당한 수술 시기가 언제인지 결정하는 것이 중요하다. 특수아동의 경우 얼마나 자랐을 때 수술하는 것이 좋은가, 교육이나 치료 프로그램에는 지장이 없는가, 입원해 있는 동안 아이가 병원이라는 낯선 환경에 적응할 것인가, 장기간 입원해 있는 동안 퇴보는 없을 것인가, 이상행동은 보이지는 않을 것인가 등을 고려해야 한다.

수술을 하려면 그 이전에 수술을 왜 해야 되는지, 어떻게 하는지, 회복하기까지 얼마나 걸리는지 등에 대해 아이와 충분히 이야기하여 두려움을 갖지 않도록 해야 한다. 아이가 이런 것에 대해 잘 이해하지 못하더라도 말해주는 것이 필요하다. 그리고 수술 전에 수술실과 회복실, 병실 등을 미리 방문하여 공포감을 줄이도록 한다. 수술실의 사진이나 그림을 아이에게 보여주는 것도 좋다.

수술하기로 결정하고 나면 의사는 아이의 건강과 영양상태가 좋을 때를 수술일로 정한다. 왜냐하면 건강이 좋아야 수술 후 회복이 빠르고 세균감염에도 잘 저항할 수 있기 때문이다.

마취 방법은 수술 종류에 따라 다르다

수술에서 마취는 필수적인 과정이다. 마취 방법에는 수술 부위 근처만 마비시키는 부문마취와 하반신 척추마취 그리고 온몸과 정신까지 무감각하게 하는 전신마취 등이 있다.

부분마취(local anesthesia)

부분마취제로 노바카인(novacaine)과 사일로카인(xylocaine)은 잘 알려져 있다. 이 약물은 주사한 근처의 신경을 마비시켜 고통을 차단한다. 치과에서 이빨을 뽑거나 드릴링할 때 잇몸에 마취제를 주사하는 것을 생각하면 된다.

부분마취의 다른 한 가지 방법으로 특정한 신경 속에 마취제를 주사하는 신경차단(nerve block)이라는 방법이 있다. 신경차단을 하면 마취약이 들어간 신경 근처 전체가 무감각해지며, 주입한 양에 따라 30~60분 정도 무통(無痛)상태가 지속된다.

척추마취(spinal anesthesia)

척추마취는 보다 광범위한 마취방법으로서, 척추 안의 척수에 작은 관을 꽂아 마취제를 주사한다. 이렇게 하면 척수로부터 뻗어나가는 모든 신경이 마취된다. 그리고 신경이 마취된 부분은 근육도 일시 마비된다.

전신마취(general anesthesia)

전신마취를 할 때는 혈관에 마취제를 주사하는 방법과 마취가스를 흡입시키는 방법을 일반적으로 사용한다. 전신마취를 하면 정신과 근육이 마비상태가 된다. 때문에 수술 동안 코나 입으로 호흡관을 넣어 기계적으로 산소를 공급하게 된다.

전신마취의 부작용으로 체온이 섭씨 41도까지 오르는 악성 고체온이 나타나는 예가 드물게 있다. 그러나 마취의사는 이런 일을 예방하도록 잘 대비하고 있다. 그 외에 무기폐(無氣肺 atelectasis)라고 하는 폐 기능에 장애를 가져오는 아이도 드물게 있다.

뇌와 척추의 수술

◆ 뇌수종의 수술

뇌와 척수 주변의 액체를 뇌척수액(cerebrospinal fluid)이라 부른다. 이 액체는 뇌실(뇌 속의 공간)을 순환하고 있으며, 뇌와 두개골 사이의 충격을 흡수한다. 어떤 이유로 뇌척수액의 흐름이 차단되거나 그 양이 너무 많아지면, 뇌실의 공간이 확장되어 뇌를 압박하게 되고, 그 결과 뇌가 상하거나 뇌수종을 일으키게 된다.

유아의 경우 이런 일이 생기면 두개골이 아직 연결되지 않은 데다, 그 내부의 압력이 증가하게 됨에 따라 천문(泉門 fontanel)이라는 머리 상부의 부드러운 부분이 부풀어 올라 머리가 확대되는 현상이 일어난다. 그러나 아이가 성장하여 두개골이 연결된 뒤에 이런 일이 일어나면 뇌 내부의 압력이 높아져 두통과 구토감, 졸음을 느끼다가 끝내 혼수상태에 이른다.

이러한 뇌수종은 수술로 치료한다. 두개골 내부의 압력을 줄이도록 뇌척수액이 빠져나올 수 있는 플라스틱 관(션트 shunt라 부름)을 집어넣어, 이 관을 따라 과도한 뇌액이 목을 따라 내려와 복강으로 배수되도록 수술한다.

그렇지 않으면 션트의 한쪽 끝을 목 옆의 경정맥이라는 큰 혈관에 연결하여 뇌척수액이 배수(排水)되게 할 수도 있다. 이러한 션트는 아이가 자람에 따라 감염이 되거나 막히거나 하여 재수술해야 할 경우도 있다.

◆ 이분척추의 수술

이분척추 장애는 척수와 그를 둘러싼 척수막이 손상되어, 분화가 되지 못한 신경조직과 뇌척수액이 등뼈 밖으로 노출되는 것이다. 이분척수를 치료하는 첫 단계는 벌어진 부분을 깨끗하게 봉합하는 수술이다.

◆ 뇌수술

뇌종양이나 뇌혈관 이상에 대한 수술도 전신마취 상태에서 한다. 뇌수술은 위험성이 높다. 감마선을 내는 방사선 동위원소를 병소(病所)에 주입하여 종양을 수술하는 새로운 수술법이 발전하고 있다.

소화기관의 수술

소화관은 식도, 위, 소장과 대장으로 이루어진 긴 관이다. 태아기에 이 소화관 형성에 이상이 생기면 선천적인 소화관 장애가 된다. 소화관 이상에는 소화관 협착(stenosis), 소화관이 터진 누출(fistula), 소화관의 폐쇄(atresia)가 있으며, 복벽(腹壁)이 약해 발생하는 탈장(hernia)도 있다. 이런 소화관 손상은 모두 수술로 치료한다.

소화관 협착은 좁아진 부위에 따라, 위장 아래 유문부(幽門部)이면 유문부 협착(pyloric stenosis), 십이지장부이면 십이지장협착(duodenal stenosis)이라 부른다. 엑스선 검사로 이상 부분을 확인하여 수술한다.

소화관의 누출은 대부분 식도와 기도(氣道) 사이에서 일어나며, 이를 기관식도누출(tracheoesphageal fistula)이라 한다. 기관식도누출은 음식이 기도를 통해 폐로 들어가게 하여 폐렴을 유발시킨다. 누출수술은 식도와 기도가 비정상적으로 연결된 곳을 교정해주는 것이다.

식도와 장 폐쇄의 교정수술

식도폐쇄(esophageal atresia)는 기관식도누출과 동시에 잘 발생한다. 수술할 때는 폐쇄된 부분을 잘라내고 두 끝을 연결하는데, 이때 서로 잇기 어려우면 창자 일부를 잘라내어 끊어진 사이에 이어 연결하는 문합(吻合 anastomosis)이라 부르는 방법을 쓴다.

십이지장폐쇄도 가끔 나타나는데, 주로 다운증후군 아기에게서 자주 발견된다. 이것 역시 십이지장협착과 마찬가지로 수술로 치료한다.

대장(大腸)의 끝이 막혀 배변이 불가능한 항문폐쇄(anal atresia, imperforate anus)도 있다. 항문협착증 아이는 장의 끝 부분에 요도나 질(vagina)이 이어진 경우도 발생하며, 그 외 신장의 기형, 선천성 심장장애, 식도폐쇄, 기관식도누출, 골반이나 척추, 팔 등의 뼈 이상을 동반하기도 한다.

대장의 끝 부분을 직장(直腸 rectum)이라 부른다. 이 직장은 골반 안에 있는 깔때기 모양의 근육 사이를 지나고 있다. 만일 직장 폐쇄 부분이 이 근육 아래에 있으면, 출생 후 며칠 안에 수술하여 정상 위치에 항문을 만들 수 있다.

그러나 폐쇄 위치가 그 근육보다 윗부분이면 두세 차례 이상 수술하여 다른 위치에 인공항문을 만들어야 한다. 생후 며칠 안에 하는 첫 수술 때는 복부 피부에 만든 구멍(stoma)에 결장이나 대장의 끝을 이어 배변하도록 한다. 그리고 12~15개월 정도 지나 아기가 성장한 뒤에 재수술하여 본래의 항문 위치에 오도록 한다. 이러한 수술과정은 아이의 상태에 따라 또는 의사의 판단에 따라 차이가 있다.

탈장 수술

근육이 약한 부분으로 소화관(주로창자)이 튀어나오는 탈장은 그 위치에 따라 횡경막 부분이 나오면 열공성 탈장(裂孔性脫腸 hiatal hernia), 복부와 대퇴부가 이어지는 서혜부이면 서혜부탈장(inguinal hernia), 배꼽 부분이면 배꼽탈장(umbilical hernia)이라 한다.

탈장이 생기면 그 부분에 혈액순환이 안 되어 생명이 위험하다. 그러므로 탈장을 발견하면 튀어나온 부분을 밀어넣고 벌어진 곳을 꿰매는 응급수술을 한다. 배꼽탈장은 수술하지 않아도 성장하면서 저절로 낫는 것이 보통이다. 그러나 복벽을 통해 간이나 장이 나오는 배꼽탈출(omphalocele)이나 위벽파열(gastroschisis)이라 부르는 중중 탈장이 일어나면 위험하다. 이때는 내장을 밀어넣고 몇 차례 수술하게 된다.

입으로 먹지 못하는 아이의 수술

어떤 아이는 입주변의 근육과 신경 이상으로 씹고 삼키지를 못한다. 이런 경우 먹은 음식이 기도로 들어가기 쉬우며, 그로 인해 음식이 폐로 들어가 폐렴을 일으킨다. 입으로 음식을 먹지 못하는 아이는 위루술(胃屢術 gastrostomy)을 한다. 이것은 폐에 음식이 들어가지 못하도록 복부에 구멍을 내고 위장과 연결된 플라스틱 파이프를 삽입하여 음식(유동식)이 위장으로 직접 들어가도록 하는 것이다.

위 안의 내용물이 식도를 따라 입으로 나오는 위식도역류(gastroesophageal reflux)가 일어나는 아이가 있다. 이럴 때도 넘어 나온 내용물이 기도를 통해 폐로 들어가기 쉽다. 이런 위식도역류의 발생 이유는 식도 아래쪽 끝 부분을 둘러싸고 있는 근육이 약한 때문이다. 이 근육은 원래 위장에 들어간 음식이 역류하는 것을 방지하는 역할을 한다. 위식도 역류가 심하면 위장 윗부분(식도 아래 끝 부분)의 둘레를 좁히는 위저추벽 성형수술(fundoplication)을 한다.

선천성 심장병 수술

선천성 심장병을 가지고 태어나는 아이의 수는 매우 많다. 수술만 하면 치료가 가능하지만 병원비가 없어 고생하는 어린이들이 흔히 있어, 이들을 돕는 자선활동이 수시로 사회에 소개되기도 한다. 선천성 심장병 중에 몇 가지, 예를 들어 동맥관 개존(動脈管開存 patent ductus arteriosus)과 소규모 심실판막 결손(small ventricular septal defect) 등은 저절로 낫는 경우가 많다. 또한 심장의 작은 동맥이나 판막, 폐동맥과 대동맥의 협소 등도 그 정도가 경미하면 자연치유될 수 있다.

상태가 중한 선천성 심장병인(제4장 14절 참조) 팔로사징후(tetralogy of Fallot), 심내막융기(endocrinal cushion defect), 심방 및 심실판막 결손(artrial and ventricular septal defect), 폐동맥 및 대동맥협착증(pulmonic and aortic stenosis), 대동맥축착(coarctation of the aorta) 등은 자연치유가 제한되어 있다. 오히려 시간이 지나면 심실 확대, 심벽의 비후(肥厚), 대동맥의 혈압 상승 등을 포함한 심장과 폐동맥에 더 심한 구조적 변화가 올 수 있다. 이러한 심장장애는 성장을 지연시키고, 늘 숨이 가쁘며, 운동이 어렵고, 병이 잦아 쇠약하게 된다.

그러나 근래에 와서 심장수술을 하는 동안, 심장과 폐의 기능을 대신해주는 인공심폐기(heart-lung machine)가 개발되고, 심장열개수술(open-heart surgery) 기술이 획기적으로 발달함에 따라 과거에 불가능하던 여러 가지 선천성 심장병을 수술로 치료할 수 있게 되었다.

심장 판막이 나쁜 환자의 판막은 교련부절개술(commissurotomy)이라는 방법으로 인공판막을 시술하기도 하고, 판성형술(valvuloplasty)로 판막을 재조립할 수 있다. 또한 대동맥이 협착되어 혈액 흐름이 막힌 곳은 잘라내고 끊어진 두 혈관 끝을 봉합하기도 한다. 심장수술 분야는 빠르게 발전하고 있다.

근골격 시스템의 수술과 성형

근육과 신경 및 뼈로 이루어진 근신경계와, 근육 기능을 조절하는 뇌와 척수 이상 때문에 생긴 각종 근골격 시스템 장애(제4장 18절 참조)는 수술로 치료하거나 개선할 수 있다.

◆ 근수축 수술

뇌성마비아는 근육이 지나치게 이완되고 수축된다. 사지가 너무 강직되면 팔과 다리가 비정상 위치로 당겨진다. 그대로 두면 영구적으로 자세가 나빠지므로 수술로 근육의 이완상태를 개선하는 것이 근수축수술이다. 이 수술을 받는다고 해서 자세가 완전해지지는 않는다 하더라도 큰 도움이 될 수는 있다.

근절개술(myotomy)과 근절제술(tenotomy)이라 부르는 수술은 근육과 인대를 풀어주고 늘여 근수축을 완화하는 방법이다. 수술 후에는 바른 자세가 되도록 깁스를 하고, 깁스를 때내고 나면 물리치료를 하여 상태가 악화되지 않도록 한다. 깁스를 하는 기간은 대개 4~6주이고, 회복기간은 환자의 상태에 따라 다르며 이 시기에 많은 주의가 필요하다.

◆ 고관절 탈구(股關節 脫臼 hip dislocation) 수술

관절 부위가 경직되면 그 부분의 뼈가 제자리에 있지 못하게 된다.

대표적인 예가 엉덩이관절(고관절)의 뼈가 빠지는 장애이다. 대퇴골의 상부 머리부가 골반의 소켓(socket) 안에 자리를 잡지 못하게 되는 것이다. 이러한 장애는 절골술(切骨術 osteotomy)이라는 수술방법으로 빠져나온 뼈를 정형한다. 선천적으로 고관절이 탈구되어 출생하는 아이도 있다. 어떤 경우에는 이분척추와 동반하여 탈구되어 있다. 초기에 수술하여 바른 자세를 갖게 할 수 있다.

◆ 내반족(內反足 clubfoot) 수술

발목 관절의 이상으로 발바닥이 땅에 닿지 못하는 내반족은 선천적인 기형이다. 수술법이 개발되기 전에는 깁스를 여러 차례 하여 정형을 했다. 그러나 그것만으로는 완전하지 않아 지금은 인대 이완(弛緩), 근육이식 및 절골술 수술 등을 한 뒤에 깁스를 하여 치료한다.

◆ 근육 위축과 마비 수술

신경을 통해 전달되는 전기신호가 근육에 이르지 못하면 근육이 위축되거나(muscle weakness) 마비되는 현상이 온다. 이러한 근위축 또는 마비의 정도는 관계된 신경섬유의 종류와 수에 따라 다르다. 근위축 및 마비는 환부 근처의 건강한 근육을 이식하는 방법으로 고칠 수 있는 경우가 있다. 이 수술의 성공 여부는 근육과 신경의 상태에 따라 다르다.

◆ 관절의 수술

뼈와 뼈가 맞닿는 관절, 예를 들어 발목 관절이 마비되어 있으면 관절고정술(arthrodesis)이라는 수술로 바르게 한다. 이 수술은 관절의 기형 부분을 고치는 동시에 기형 상태가 더 진전되지 않도록 한다. 수술 후에는 깁스로 고정하여 올바른 위치에서 뼈들이 접촉하도록 한다.

◆ 척추 기형의 수술

척추는 추골(vertebrae)이라는 여러 개의 작은 뼈가 서로 포개져 길게 이어져 있으며, 그 속으로 척수가 뻗어있다. 척추는 위에서 아래까지 4부분으로 나누어 목 부분을 경추(頸椎 cervical), 가슴부를 흉추(胸椎 thoraic), 등 아래를 요추(腰椎 lumber), 그리고 골반부를 천추(薦椎 sacral)라 부른다. 척추를 옆에서 보면 직선이 아니고 S자로 약간 휘어 있다.

척추 기형은 3가지가 있는데, 앞쪽으로 너무 휜 것은 척추앞굽이증(lordiosis), 뒤로 휜 것은 척추뒷굽이증(kyphosis), 옆으로 휜 것은 척추옆굽이증(scoliosis)이라 한다. 척추의 이런 기형은 선척적으로도 발생하지만, 출생 후에 이분척수나 뇌성마비, 근신경 발육부진 등이 원인이 된다. 원인을 알지 못하고 있는 옆굽이증은 따로 특발성 척추옆굽이증(idiopathic scoliosis)이라 한다.

척추옆굽이 정도가 경미하면 수술할 필요가 없다. 그러나 이런 아이는 굽이가 더 심해지지 않는지 수시로 검사를 받아야 한다. 굽은 정도가 완만하면 대혁(帶革 bracing)으로 교정한다. 브레이싱(대혁)은 몇 가지가 있는데, 플라스틱으로 가볍게 만든 것이 잘 쓰인다.

옆굽이가 심하거나 브레이싱을 해도 정도가 심해지면 척추고정술(spinal fusion)이라는 수술로 치료할 수 있다. 이것은 척추가 최대한 바르고 휘지 않도록 수술하는 것이다. 이 수술을 할 때는 척추를 따라 하링턴 로드(Harington rod)라는 철심으로 뼈조각을 끼워 바르게 정형한다. 수술받은 아이는 적어도 6~8개월간 척추 깁스라고 할 플라스틱으로 만든 재킷(body jacket)을 입도록 한다.

요관 수술

이분척추 장애로 방광으로 이어진 신경이 상하면 소변의 배출이 어렵다. 방광이 비지 않고 가득 차면 세균감염이 될 뿐만 아니라 오줌이 신장으로 역류(urine reflux)하게 된다. 방광을 적절히 비워주어야 하기 때문에 삽입뇨도관 또는 카테터(catheter)라 부르는 관을 방광으로 넣어 주기적으로 배뇨토록 한다.

이러한 방법으로 배뇨를 잘 하지 않는다면 오줌은 요관(방광과 신장을 연결하는 관)으로 역류하여 신장이 상하게 되므로 결국 수술해야 한다. 수술 방법으로 요관을 복부에 뚫은 배출공(stoma)에 연결하여 오줌이 직접 복부 바깥에 매단 플라스틱 주머니로 나가게 할 수 있다. 만일 요관이 너무 짧거나 상해 있으면 창자를 조금 잘라 요관과 구멍 사이를 연결한다. 이 수술은 과거에는 했지만 지금은 잘 하지 않는다. 만일 오줌의 배출을 통제하는 괄약근(sphincter)에 이상이 있으면 요도 주변에 인공 괄약근을 시술한다.

귀의 수술

귀는 귓구멍에서 고막까지를 외이(外耳)라 하고 그 안쪽은 내이(內耳)라 한다. 소리가 들리는 것은 고막을 울린 진동이 내이의 달팽이관(cochlea) 안에 있는 이소골(耳小骨 ossicles)이라 부르는 작은 뼈에 전달되고, 그 뼈의 진동이 신경신호로 바뀌어 뇌의 청각중추에 전달된 결과이다. 그러므로 소리를 잘 듣자면 귓구멍이 막히지 않고 깨끗하게 뚫려 있어야 하고, 고막이 정상으로 진동할 수 있어야 하며, 이소골이 진동을 잘 전달할 수 있어야 한다.

귓구멍에 귀청이 가득하면 소리가 고막을 진동시킬 수 없다. 내이(속귀)에 염증이 있어 액체가 가득하거나, 이소골에 이상이 있거나 하면 소리를 듣지 못한다.

청각장애 중에 다음 경우에는 수술로 치료할 수 있다. 즉 중이염으로 내이가 고름으로 가득하다면, 고막에 작은 구멍을 뚫는 고막절개술(myringotomy)로 농을 뽑아낼 수 있다. 그리고 만성적으로 내이에 수액이 가득하면 고막으로 작은 관(이관 ventilation, tympanotomy tube)을 집어넣어 액체를 제거한다.

눈의 수술

시각장애 중에서 백내장, 녹내장 그리고 사시(斜視)는 수술로 치료를 시도할 수 있다. 눈은 렌즈(수정체)와 같은 부분이 망막에 상의 초점을 맞추도록 한다. 백내장(cataract)은 이 렌즈 부분이 구름처럼 현탁된 것이다. 눈을 검안경이나 슬릿램프(slit lamp) 등으로 보면 백내장을 진단할 수 있다.

백내장은 선천적인 부갑상선 기능감퇴증(hypoparathyroidism), 풍진 감염, 갈락토즈혈증(galactosemia)이라는 대사장애, 당뇨병, 다운증후군이나 근위축증(myotonic dystrophy)과 같은 염색체나 유전장애가 있을 때 발생할 수 있다. 안개처럼 현탁된 렌즈 부분을 제거하는 백내장 수술은 언제라도 받을 수 있으며, 수술 후에는 컨택트렌즈나 안경을 이용하여 시력을 회복할 수 있다.

어떤 원인으로 안압(眼壓)이 증가하여 망막(網膜)과 각막(角膜)이 영구적으로 상하게 되는 것을 녹내장(綠內障 glaucoma)이라 한다. 눈안의 압력을 높게 만드는 액체를 뽑아내는 우각절개술(goniotomy)로 치료하는데, 이것이 실패하면 십자절개술(trabeculectomy)이라는 수술로 치료하기도 한다.

두 눈이 한곳에 초점을 모으지 못하는 사시안(斜視眼 strabismus)에는 눈이 안쪽으로 향하는 내사시(esotropia)와 바깥을 향하는 외사시(exotropia)가 있다. 이러한 사시는 백내장, 종양, 근시나 원시, 눈의 근육 이상 그리고 약시(弱視 amblyopia) 등이 원인이 되기도 한다. 대부분의 사시는 수술로 치료할 수 있다.

정형수술

성형이나 정형수술의 목적은 신체적인 기형이나 사고로 손상된 부분을 정상 모습으로 고치는 것이다. 선천적으로 입술이 갈라진 구순열(口脣裂)이나 입천장이 균열된 구개열(口蓋裂)은 수술로 치료한다. 이때는 피부, 근육, 뼈를 이식하거나 인공삽입물을 사용한다. 최근에는 얼굴과 머리뼈의 정형수술까지 발달하고 있다.

제6장 특수아동의 치료약

많은 발달장애아들이 약물치료를 받고 있다. 경련하는 아이에게는 항경련제를 먹이고, 정신이 산만한 아동에게는 정신집중에 도움이 되는 약을 처방한다. 이들 약물은 치료나 억제 효과가 있는 반면에 부작용도 나타난다. 이 장에서는 특수아동들이 먹는 약에 대해 그 이름과 작용 및 부작용 등에 대해 간략히 안내한다.

약물의 부작용이란 약을 먹은 탓으로 위장 상태가 악화되거나, 피부에 발진이 생기거나, 혈액에 변화를 주거나, 간에 나쁜 영향을 미치거나 하는 등 바라지 않는 일이 일어나는 현상이다. 약물 부작용은 경우에 따라 심하게 또는 가볍게 나타난다. 개인에 따라서도 달라 같은 약에 대해 어떤 사람은 나타나고 또 아무렇지 않기도 한다.

약물을 처방할 때 의사는 부작용이 나타날 가능성에 대해 검사를 하고, 보호자에게 어떤 부작용이 일어날 수 있는지 미리 말해준다. 그러나 부작용이 있더라도 효과가 더 중요하다고 판단되면 적절히 약을 먹어야 한다. 예를 들어 다일란틴이란 항경련제는 경련을 방지해주는 효과가 매우 좋지만 잇몸이 비대해지는 부작용(gingival hyperplasia)이 나타날 수 있다. 또한 투여량이 과다하면 운동실조증(ataxia)을 보이기도 한다.

치료약을 먹이다가 이상현상이 보이면 반드시 의사에게 알려야 한다. 의사는 약의 복용량을 줄이기도 하고, 같은 효능을 가진 부작용이 덜한 다른 약을 처방할 수 있다. 약을 바꾸며 치료하는 동안 의사는 가장 적당한 약을 찾아낼 수 있을 것이다. 특히 음식을 잘 토하는 아이는 약이 기도에 들어가 폐렴을 일으킬 수 있으므로 조심해 먹이도록 한다.

항경련제 복용 때 주의사항

항경련제에는 많은 종류가 있다. 항경련제를 처방하기 전에 의사는 아이의 경련 상태에 대해 자세히 묻고, 또 뇌파검사를 확인하여 어떤 경련인지 판단한다. 일부 아동은 1~2년 항경련제를 먹는 사이에 치유되기도 하고, 아이에 따라 일생 먹어야 할 수도 있다. 처음 약을 처방할 때 얼마나 오래 복용해야 할 것인지 미리 알기는 어렵다. 항경련제는 뇌를 안정시켜 경련을 방지하는 한편, 경련 자체를 치료하는 효과를 내기도 한다. 그러나 뇌의 상처가 심하다면 약에 의한 치료는 불가능하다.

항경련제의 복용량은 함부로 줄이거나 하지 않는다. 만일 감량해야 할 필요가 있다면 몇 개월 간격으로 서서히 줄여간다. 만일 갑자기 복용량을 줄이면 며칠 사이에 재발할 가능성이 높다. 최소량을 2~3년간 복용해도 발작이 일어나지 않을 때 먹기를 중단할 수 있다. 대표적인 항경련제에 대해 간략히 소개한다.

다일란틴(dilantin)

Diphenylhydantoin이란 화학명을 가진 이 항경련약은 딜란틴이라 부르기도 한다. 다일란틴은 몸이 경직되고 사지 경련을 하는 데 매우 효과적이며, 신체 일부만 경련하면서 입맛을 다시거나 눈을 껌벅이는 소발작에도 복용하고 있다. 액체상, 정제, 캡슐형으로 제조하고 있으며 하루 2~3회 복용하는 것이 보통이나, 나이가 들면 하루 한 차례 먹도록 하고 있다.

부작용으로는 잇몸이 붓는 것 외에 머리카락이 잘 자라거나 빈혈, 흔하지 않지만 현기증, 불면증, 감정 불안, 두통, 메스꺼움, 변비, 피부발진, 림프샘의 확장, 간 기능 저하, 뼈의 연화(軟化), 얼굴 변형 등이 알려져 있으며, 무기력하고 졸음이 오며 발음이 어눌해지고, 물체가 2개로 보이거나, 혈소변이 나오는 예도 알려져 있다.

항경련약은 투여량이 적으면 경련을 충분히 억제하지 못하고, 복용량이 과다하면 졸거나 잠이 드는 증세가 나타날 수 있다. 약 먹는 것을 잊어버리면 몸속의 약물 농도가 낮아져 발작을 재발시킨다. 의사는 1년에 2~3차례 혈구와 간기능검사를 하여 적정량을 처방하고 있다. 다일란틴은 다른 항경련제와 함께 처방하기도 한다.

페노바르비탈(phenobarbital)

일반적으로 잘 처방하는 항경련제의 하나이다. 알약, 물약, 캡슐 형태로 제조하고 있으며, 병원에서는 혈관주사나 근육주사를 놓기도 한다. 부작용으로 무기력, 흥분, 과다행동을 보일 수 있으며, 드물지만 어지럼, 불면, 불안, 호흡 및 심장박동 저하, 메스꺼움, 변비, 피부발진 등이 나타난다. 또한 혈액응고제나 스테로이드제 및 피임약의 기능을 감소시키는 경향이 있다. 이 약을 복용하는 경우에도 수시로 혈액검사를 한다.

메바랄(mebaral)

메포바르비탈(mephobarbital)이라고도 부르는 이 약은 페로바르비탈과 약효와 부작용까지 비슷하다. 다만 이 약은 흥분이라든가 과다행동을 가져오는 경향이 적은 것으로 알려져 있으며, 알약 형태로 제조하고 있다.

마이솔린(mysoline)

프라이미돈(primidone)이라고도 부르는 이 항경련제 역시 페노바르비탈과 비슷한 약효를 가졌다. 물약과 알약 형태로 나오고 있으며, 부작용은 불안, 과다행동, 어지럼, 천정이 빙빙 도는 현상 등이 있다. 부작용을 줄이도록 처음에는 소량 복용하다가 차츰 양을 늘인다. 드문 부작용으로 구토, 식욕부진, 흥분, 이중상(二重像), 졸음, 피부발진 등이 알려져 있다.

테그레톨(tegretol)

Carbamazepine이라는 화학명을 가진 이 항경련제는 소발작 증세에 사용하는 알약이며 하루 2~4차례 복용토록 한다. 이 약의 부작용 역시 다른 항경련제와 비슷한데, 골수의 혈액 생산을 감소시키거나 간에 영향을 주는 부작용이 알려져 있다. 이 외에 착시, 귀 울림, 팔다리 통증, 소변이 잘 나오지 않는 배뇨장애(retention of urine), 심장혈관장애 등의 현상이 나타날 수 있다. 따라서 이 약을 먹을 때도 수시로 혈구조사와 간기능 검사를 하고 있다.

디파켄(depakene)

디파켄(성분명 valproic acid)은 몸의 일부가 경련할 때 항경련제로 쓰고 있다. 뇌손상이 심한 아이의 경련을 제어해주기도 한다. 물약과 캡슐형이 생산되고 있으며 하루 2~3차례 복용한다. 부작용으로는 메시꺼움, 구토감, 소화불량, 두통, 무기력, 피부발진, 떨림 등의 증상이 있으며, 간과 골수에 약간의 부작용이 나타나기도 한다. 의사는 환자에 따라 다르게 나타나는 부작용을 줄이는 방법으로. 두세 가지 항경련제를 적당량 함께 먹도록 처방하기도 한다.

클로노핀(klonopin, rivotril)

클로나제팜(clonazepam)이라고도 부르는 이 약은 경련이 심한 아이의 발작을 막거나 감소시킨다. 알약으로 하루 2~3차례 복용하며, 처음에는 소량씩 복용하여 부작용에 대한 저항성을 증가시킨 다음 차츰 양을 늘려 간다. 이 항경련제 역시 다른 약과 비슷한 부작용들을 조금씩 가지고 있다.

자로틴(zarotin)

Ethosuximide라는 다른 이름을 가진 자로틴은 소발작(absence seizure)에 대한 항경련제이다. 잠간 동안 입맛을 다시거나 눈꺼풀이 움직이거나 하는 소발작은 일반 경련과는 다른 뇌파를 나타낸다. 캡슐 또는 물약으로 나오고 있으며, 하루 1~2차례 먹도록 하고 있다. 이 약 역시 부작용을 피하도록 처음에는 소량을 복용케 하고 서서히 늘여간다. 부작용으로는 위장장애, 식욕부진, 메스꺼움, 구토, 복통, 설사, 두통, 졸음 등이 있고, 간과 신장에도 영향이 나타나는 경우가 있다. 이 약을 먹어도 수시로 혈액과 소변검사를 해보아야 한다.

아드레노코르티코트로픽 호르몬(adrenocorticotropic hormone)

코르티코트로핀(Corticotropin)이라는 상품명을 가진, ACTH라고도 부르는 이 약제는 가끔 내분비선과 관절염 치료에 처방하고 있는데, 유아의 경련(infantile spasms)이라 부르는 특별한 경련에 대해 예방효과를 나타낸다. 이것은 입으로 먹지 않고 근육주사만 하고 있다. 부작용으로 혈압을 상승시키고 얼굴이 부으며, 감염이 잘 되고 뼈와 근육이 약해진다는 점이 알려져 있다.

정신자극제(psychostimulant medication)의 복용과 부작용

과다행동 장애가 없으면서도 정신이 산만하여 이곳저곳 마구 옮겨다니며 노는 아이가 있다. 정신집중이 어려운 이런 아동의 뇌를 약물이 자극하여 정신산만 상태를 완화시키며, 사방을 뛰어다니며 저지레하던 행동을 멈추게 된다.

대표적인 정신자극제로 리탈린(ritalin), 덱서드린(dexedrine), 사일러트(cylert) 등이 있다. 이 약은 복용 후 1시간 정도 뒤에 약효가 나타나며, 지속시간은 4~8시간이다. 밤을 지내고 나면 약효가 없으므로 아침에 다시 먹여야 한다.

이 정신자극제는 모든 과다행동아에게 효과가 있는 것은 아니다. 그 이유는 불분명한데, 과다행동의 원인이 복잡한 때문이라고 생각되고 있다. 그러므로 과다행동아에게 투약할 때는 약물 농도를 점진적으로 높이며, 3개월 정도 시험해 보아 효과가 없다고 판단되면 다른 약으로 바꾸어 본다.

만일 다행히 효과가 있으면 아이와 부모 모두에게 도움이 된다. 그러나 과다행동아의 치료에 정신자극제만 사용하는 것은 아니다. 정신치료라든가 아이에게 적당한 특수교육, 행동치료 프로그램 등의 방법을 병행해야 할 것이다. 정신자극제는 아이가 학교에 다니는 동안 수업에 집중하도록 그 시기에만 사용하기도 한다. 그러나 주말 같은 때 아이 돌보기가 매우 어려우면 평소라도 약을 먹인다.

리탈린(ritalin)

Methylphenidate hydrochlolide라는 성분명을 가진 이 정신자극제는 가장 일반적으로 쓰인다. 알약으로 만든 이것은 과다행동아들이 얌전히 수업 받도록 할 때 먹이도록 하고 있다. 그러나 학교에서 약 먹기를 잘 하지 않는 아이들은 아침에 한번 지속성(持續性)이 긴 약을 깨물지 않고 삼키도록 하고 있다.

이 약의 일반적인 부작용은 식욕부진, 잠들기 어려움, 두통, 위통 등이 있는데, 몇 주일 먹으면 그 정도가 줄어든다. 그 외에 신경과민, 메스꺼움, 현기증, 수다가 늘어남, 침울, 가슴 두근거림 등이 나타나기도 하고, 성장률이 좀 떨어지는 아이도 있다. 리탈린은 장시간 몸에 축적되지 않으므로 크게 나쁜 영향은 없다. 리탈린을 항경련제나 항우울제와 함께 복용할 때는 투약량을 약간 줄여야 한다.

덱시드린(dexedrine)

Dextroamphetamine sulfate라는 성분명을 가진 이 정신자극제는 물약과 알약으로 생산되고 있으며, 지속성을 높이도록 서서히 녹는 캡슐로 만든 것도 있다. 리탈린의 약효와 부작용이 서로 비슷한데, 무슨 이유인지는 모르나 아이에 따라 효과가 다르기 때문에 잘 듣는 쪽의 약을 복용하도록 한다.

사일러트(cylert)

페모라인(pemoline)이라고도 부르는 이 약은 리탈린이나 덱서드린과 약효와 부작용이 비슷하다. 사일러트는 약효의 지속시간이 길기 때문에 아침에 1회만 주로 복용한다. 어떤 원인인지는 모르나 리탈린이나 데시드린에 대해서는 약효가 나지 않던 아이가 사일러트에는 효력이 있는 경우가 있다. 어떤 약이든지 장기간 먹는 경우에는 정기적으로 간기능과 혈액 검사를 해야 한다.

뇌성마비아의 항경직제 (antispastic medication)

뇌성마비아는 근육 강직 때 근육에 상처가 생길 위험이 있다. 뇌성마비를 일으키는 주원인인 신경의 이상현상이 강직된 근육을 이완시키지 않고 계속 자극한다면, 사지의 근육은 더욱 수축하여 상태가 심화된다. 이런 뇌성마비아들에게 기본적으로 처방하는 3가지 항강직제로 발륨(valium), 라이오리살(lioresal), 댄트륨(dantrium)이 있다.

발륨(valium)

다이애저팸(diazepam)이라는 약명의 진정제로도 잘 알려져 있는 발륨은 근육의 경직 방지 기능을 가지고 있다. 알약 또는 주사약으로 나오는 발륨은 소량에서부터 점점 양을 늘려 최소 적정 복욕량을 정한다. 발륨의 부작용으로 졸음, 피곤, 균형감각 장애, 무기력, 어지럼 등이 있고, 혼미, 변비, 우울, 두통, 소변장애, 발음장애, 떨림, 착시현상, 피부 발진 등이 오기도 한다. 아주 드물게 불면, 불안, 저항감, 환각을 느끼는 경우도 있다. 이러한 부작용은 약을 오래도록 복용했을 때 나타난다. 이 약은 정신치료약이나 항경련제와 함께 먹을 때는 조심해야 하므로 의사의 지시를 따라야 한다.

라이오리살(lioresal)

바클로펜(baclofen)이라고도 불리는 이 약은 뇌성마비아보다 동맥경화나 척추 외상 등의 증세를 가진 대마비 또는 사지마비 환자에게 주로 처방한다. 또한 이분척추로 강직이 오는 아이에게도 도움이 된다. 라이오리살은 알약이며 보통 하루 3차례 먹는다. 부작용을 줄이도록 최소 적량을 처방한다. 알려진 부작용은 졸음, 현기증, 무력감, 피로감 등이 있으며, 가벼운 두통, 불면, 저혈압, 메스꺼움, 변비, 방광장애 등이 알려져 있다. 그 외에 환각, 시각과 청각 장애, 구토, 경련을 가져오는 사람도 있다.

댄트륨(dantrium)

Dantrolene sodium이라는 성분명을 가진 댄트륨은 근육에 직접 작용하여 강직을 감소시킨다. 댄트륨은 강직성 뇌성마비에 가장 적합한 약이라고 생각되나 그 약효는 발륨과 비슷하다. 정제로 생산되고 있으며, 알려진 일반적 부작용은 라이오리살과 비슷하다. 그 외에 설사, 복통, 여드름, 경련 등의 현상을 드물게 볼 수 있다.

정신성 의약과 항정신성 의약

특수아동 중에는 정서적인 문제를 가지고 있어 가정생활과 학교생활에서 환경적응이 어려운 아이들이 더러 있다. 이런 아동은 학교 공부가 어렵고 또래들과 어울리지 못하며, 신체에 이상이 오기도 한다. 그 상태가 가벼우면 정서안정 프로그램으로 치료효과를 얻을 수 있지만, 정도가 심하면 부득이 항정신성(抗情神性) 의약이나 항우울제를 처방하게 된다. 항정신성 의약이란 중추신경에 작용하여 정신상태에 영향을 주는 약을 통칭한다.

항정신성 의약

심한 정신질환 증세 이를테면 이상행동, 정신착란, 환상, 공격성, 흥분, 불안증세를 보이는 경우, 항정신성 의약은 안정작용을 한다. 정신질환 증세가 왜 나타나게 되는지 그 이유는 아직 확실히 알려지지 않았다. 항정신성약은 중추신경에 생겨난 비정상 화학물질을 변화시켜 진정작용을 하는 것으로 생각되고 있다.

항정신성 의약도 항경련제처럼 몸속에 늘 일정 농도 남아 있도록 처방하는데, 약의 양은 혈액 속의 농도보다 아이의 정신행동이 심한지 약한지 그 정도에 따라 결정한다. 약을 먹기 시작하여 약효가 충분히 나타나기까지는 2, 3주일이 걸리기도 한다.

항정신성 의약의 종류는 매우 많다. 토라진(Torazine), 스텔라진(Stelazine), 메라릴(Mellaril), 나베인(Navane), 핼돌(Haldol) 등이 일반적으로 이용된다. 이들의 약효와 부작용은 거의 비슷하다.

부작용으로는 무기력, 졸음, 발음 불명, 입안 마름, 침침한 시야, 비정상적인 근육 수축(dystonia) 등이 있다. 그 결과 고개를 숙이게 되고 얼굴을 찌푸리게 만들며, 이상하게 혀를 움직이거나 발음을 불편하게 만든다. 그 외에 전전긍긍하거나 공포감에 싸이거나 무기력해지기도 한다. 오래도록 복용하면 얼굴, 혀, 입술, 때로는 사지가 반복적으로 경련하는 특수한 운동장애(tardive dyskinesia)가 나타난다. 이 운동장애를 막는 방법은 아직 알려지지 않았다.

가벼운 부작용으로는 심장박동의 증가, 뇌파의 변화, 혈압 하강, 약간의 간 기능 장애, 혈구의 감소, 가슴 확대, 코피(nasal congestion), 변비와 소변장애, 땀과 침이 많아짐, 경련, 앨러지, 발열 등이 알려져 있다. 항정신성 약을 항경련제, 항강직제, 항우울제 등과 함께 먹을 때는 모두 중추신경에 작용하는 약이기 때문에 의사의 지시를 잘 따라야 한다.

항우울제의 효과와 부작용

우울증은 비애감, 절망감, 허탈감 등이 너무 심하게 나타나는 증세이다. 이런 증상을 가진 아이는 학교 성적이 나쁘고 친구들과 사귀지 못하며, 가족관계도 어렵고 공격적인 행동을 한다. 또 매사에 의욕과 흥미를 잃고 적의를 품기도 한다. 식욕이 없고 체중이 감소하며 행동이 느려지는 경향도 보인다.

항우울제가 어떻게 약효를 내는지 확실한 이유는 모르고 있다. 다만 항우울제도 항정신성 약과 마찬가지로 신경계의 화학물질에 영향을 주어 감정을 고양시키고 수면과 식욕을 증가시키며 정신적인 활력을 주는 것으로 알고 있다.

항우울제도 효과가 확실히 나타나기까지는 먹기 시작하고부터 2~4주간이 걸린다. 부작용으로는 대소변의 불편, 입안 마름, 흐린 시야, 과도한 수면, 기력 쇠약, 위장장애, 현기증을 동반하는 저혈압 등이 있으며, 드물게 불안감, 공격성, 헛소리, 경련, 심장장애 등을 보인다.

리튬(lithium)

리튬은 우울과 흥분이 교차하는 조울증(躁鬱症 manic depression)에 효과가 있다. 리튬의 약리작용은 잘 알지 못하고 있다. 유감스럽게도 리튬은 독성이 있어 투약을 신중하게 한다. 이 약은 정제나 캡슐 형태로 나오고 있으며 하루 2~3차례 복용한다.

리튬의 부작용은 떨림, 잦은 소변(특히 밤중에), 갈증, 메스꺼움, 피로, 무기력, 위통 등이다. 이 외에도 설사, 구토, 갑상선 장애, 현기증 등이 있다. 장복을 하면 현기증, 침침한 시야, 이명(耳鳴) 등이 발생하고 경련, 착란, 의식불명, 저혈압, 심장장애 등이 일어나는 수도 있다. 리튬과 항정신성 약은 동시에 먹어서는 안 된다.

임프라민(impramine)

Imipramine hydrochloride라는 성분명을 가진 이 항우울제는 일반적으로 많이 사용된다. 토프라닐(tofranil)이란 상품명도 가진 정제로 된 이 약은 야뇨증(夜尿症) 치료에도 쓰인다. 다른 항우울제와 마찬가지로 처음에는 소량 복용토록 하여 효과가 나타날 때까지 차츰 양을 늘려간다. 만일 기준 양을 복용해도 약효가 나타나지 않는다면 투약을 중단해야 한다. 토프라닐을 야뇨증 치료에 쓰면 약을 먹는 동안만 효과가 있고 복용을 중단하면 재발하는 것이 보통이다. 토프라닐의 부작용도 다른 항우울증 약과 비슷하다. 이 약 역시 항정신성약과 함께 먹으면 안 된다.

클로랄 하이드레이트(chloral hydrate)

많은 장애아들이 잠을 규칙적으로 자지 못한다. 이런 아이에게 취침시간 30분 전에 클로랄 하이드레이트(상품명 pocral)를 먹이면 진정과 최면 작용으로 잠을 잘 잔다. 다만, 이 약은 2~3주 이상 계속해서 먹이지 않고, 1주일 정도 쉬었다가 다시 2~3주 복용하게 하는 방법을 쓴다. 뇌파검사나 단층촬영, 심전도검사 등을 할 때 미리 진정시키는 방법으로 이 약을 사용하기도 한다.

부작용으로는 위장장애, 방향감각 상실, 집중력 부족, 피부 발진 등이 있으며, 드물게 흥분, 어지럼 등이 관찰되기도 한다. 때로는 지나친 수면, 둔감, 저혈압, 호흡 저하 등도 나타난다. 특히 혈액 응고제를 함께 써야 할 때는 조심하여 처방하고 있다.

갑상선 기능저하 치료제

갑상선에서 호르몬을 생산하지 못하는 선천적인 갑상선 기능저하 장애아는 출생 후 바로 치료하지 않으면 뇌 손상을 입는다. 신트로이드(synthroid)와 레보트로이드(levothroid)는 잘 알려진 갑상선 기능저하 치료제이다. 이 약을 처방하면 갑상선 호르몬이 생산되는 것과 같은 효과를 준다. 아이들은 하루에 1알 먹이는데, 혈액 중의 호르몬 농도에 따라 약을 가감한다.

갑상선 치료제에는 부작용이 없다. 그러나 갑상선 기능이 너무 높아지면 (복용량이 과다하면) 성장이 늦거나, 설사, 빠른 심장 박동, 체온 상승, 발한, 두통, 식욕증진, 피로, 과다행동, 수면부족 현상 등이 올 수 있다.

배변약(排便藥)의 종류와 용도

배변이 어려운 아이에 대해서는 변을 무르게 하는 연화제(stool softener)나, 미끄럽게 하는 윤활제(lubricate)를 흔히 쓰고 있다. 처방전 없이 살 수 있는 콜레이스(colace, docusate sodium)는 변을 연화시켜 배변을 편하게 한다. 콜레이스는 알약, 캡슐, 가루약, 물약으로 나오고 있다.

윤활제인 미네랄 오일(mineral oil)은 변이 장에서 쉽게 미끄러져 나오도록 해준다. 미네랄 오일은 주로 잠자기 전에 먹는다. 맛이 없기 때문에 우유나 주스, 요쿠르트 등과 함께 먹인다. 만일 미네랄 오일을 오래도록 먹인다면 바이타민 부족(지용성 바이타민 흡수 차단으로) 현상이 발생하므로 종합바이타민을 먹이도록 한다.

설사제(bulk laxatives)는 변을 무르게 하고, 장을 자극하여 변이 잘 빠져나가도록 해준다. 설사제로는 페리-콜레이스(peri-colace), 메타무실(metamucil), 시노코트(senokot), 독시단(doxidan) 등이 있다. 부작용으로 장 경련이 일어날 수 있으며, 어떤 약은 습관성이 있다.

둘콜랙스(dulcolax) 또는 바이사코딜(bisacodyl)이라는 설사제는 매우 잘 쓰인다. 이 약은 대장을 직접 자극하여 배변케 한다. 그 대신 심한 복통을 느낀다. 둘콜랙스는 물약, 알약이 있으며 먹고 난 뒤 8시간 후에 배변하게 된다. 그러므로 잠자는 시간에 먹여두는 것이 좋다. 습관성이 있으므로 다른 변비약과 수시로 바꾸어 먹이도록 한다.

글리세린 좌약(glycerin suppositories)은 아기들에게 사용이 편리하며, 변비의 정도가 가벼울 때 쓴다. 관장제(灌腸劑 enemas)는 변비가 아주 심한 아이의 직장에 액상의 약을 직접 넣어 배변을 유도한다. 관장제는 2~5분 안에 효과가 나타난다. 부작용으로 복통을 느낀다.

요도감염 치료제

경련성 방광염(spastic bladder)이라 부르는 요도감염은 이분척추장애를 가진 아이들에게 흔하다. 이를 치료하자면 항생제와 산성화제(酸性化劑 acidifying agents) 그리고 항콜린제(anticholinergic medication)를 함께 처방한다. 항생제와 산성화제를 병용하면 염증을 제거하는 효과가 높아지고, 항콜린제는 경직된 방광을 이완(弛緩)시켜 배뇨를 쉽게 만든다. 소변을 보지 못해 방광이 가득 차면 뇨도관을 사용하여 비우도록 한다.

신장(腎臟)이 감염되는 것은 박테리아가 들어가 증식한 때문이다. 이때는 소변을 배양하여 어떤 균이 있으며 어떤 종류의 항생제가 그 세균에 효과적인지 검사해보고 처방하게 된다. 항생제와 설파제는 종류가 무수하다. 방광염에 잘 쓰이는 항생제는 애목시실린(amoxicillin), 앰피실린(ampicillin), 박트륨(bactrium), 갠트리신(gantricin, sulfisoxasole), 케플렉스(keflex, cephalexin), 세프트라(septra) 등이 있다.

이들 항생제의 부작용으로는 복통, 설사, 메스꺼움, 구토 등이 있다. 박트륨, 갠트리신, 세프트라 등을 장기 복용할 때는 가끔 혈구수(血球數) 검사를 할 필요가 있다.

콜린(choline)이라는 물질은 인체 조직 여러 곳에서 발견되며, 방광을 수축하게 하는 작용을 한다. 방광에 이상이 있거나 신경 기능이 잘못될 경우 방광은 수축이 지나쳐 배뇨를 잦게 하기 때문에 소변을 담고 있기 어렵게 된다. 항콜린제는 콜린의 작용을 억제하여 방광에 소변이 모일 수 있도록 해준다.

항콜린제로 흔히 쓰는 다이트로판(ditropan, oxybutinin chlolide), 도나탈(donnatal, phenolbarbital), 프록시반틴(proxjbantine) 등은 알약 또는 물약으로 나오고 있다. 이들 약의 부작용은 입안이 마르는 것, 침침한 시야, 땀의 감소, 심장박동 증가, 변비, 메스꺼움, 졸음, 기력 감소, 현기증, 수면장애, 앨러지 등이 있다.

약품 보관상의 주의

아이들은 아무 약이나 만지고 먹고 하기 때문에 아이들의 약은 그들의 손이 미칠 수 없는 곳에 잘 보관해야 한다. 만일의 경우 잘못 약을 먹었다면 즉시 구급차를 불러야 한다. 그리고 비상시를 대비하여 먹은 것을 즉시 토하게 하는 최토제(催吐劑)를 손 가까운 곳에 준비해둘 필요가 있다. 최토제는 약국에서 구할 수 있으며 사용법은 의사나 약사에게 물어두어야 한다.

약은 많은 생명을 구하고 있다. 그러나 부작용도 있으므로 그 사용은 의사의 지시를 꼭 따라야 한다. 또한 약을 먹였을 때 아이에게 나타나는 현상들을 잘 관찰하여 의사에게 알리고 상담하는 일은 아주 중요하다.

제7장 특수아동을 돕는 보조기구

신체를 자유자재로 움직일 수 없는 발달장애아도 또래 아이들과 어울려 놀고 싶은 마음은 조금도 다르지 않다. 적절하게 고안된 보조기구(adaptive equipment)는 특수아동들의 인생을 바꿀 만큼 큰 도움을 줄 수 있다. 보조기구란 장애로 인한 행동의 한계를 극복하도록 해주는 도구로서, 휠체어와 보행기는 대표적인 기기이다.

머리를 가누지 못하는 아동이 식사 때 머리를 바로 하도록 보조해주는 기구는 식사 때만 아니라 온 종일 머리 자세를 잡아주는 장비가 된다. 보조기구는 그 기능에 따라 다음 몇 가지로 나눌 수 있다.

1. 자세보정 장비 : 볼스터(bolsters), 웨지(wedges), 개조형 가구(modified furniture)
2. 이동보조장비 : 스쿠터보드(scooter boards), 보행기(walkers), 휠체어
3. 수송보조장비 : 자동차 안전시트(car seats), 여행 의자(travel chairs)
4. 생활보조장비 : 목욕 의자(bath seats), 리프트(lifts), 적응의상(adaptive clothing)
5. 통신보조장비 : 스캐너(scanners), 포인터(pointer), 노노랄 통신시스템(nonoral communication system), 인공음성
6. 개인 좌석 시스템(individualized seating systems)
7. 수정도구(modified tools), 보조도구(utensils), 작업보조대
8. 기타 : 높은 의자, 그네, 뜀틀, 아기용 카트 등

보조기구는 아이를 적극적으로 만든다

뇌 또는 척수와 같은 자율신경계의 장애나 근골계(근육, 골격, 인대) 장애를 가진 아이는 자세를 안정시켜주고, 균형을 잡아주며, 활동을 도와주는 신체의 보조장비가 필요하다. 이 장비를 적절히 준비하면 아이는 훨씬 독립적으로 행동할 수 있게 된다.

중추신경계에 장애가 있으면 몸의 움직임과 자세 제어에 필요한 정보전달에 이상이 생겨 근육의 긴장과 이완을 적절히 조정하지 못한다. 근조(筋調 muscle tone)란 뇌의 신호에 따른 근육의 반응을 말한다. 뇌의 신호에 대해 근육이 반응을 잘 하면 동작과 자세 제어가 쉽게 된다. 그러나 뇌 이상으로 근육간의 협력과 자세 유지 및 균형이 제대로 되지 않으면 근조가 나쁜 것이다.

뇌성마비, 뇌수종, 척수성근위축(spinal muscular atrophy), 뇌형성이상(brain malformation), 뇌암, 퇴행성 신경장애(degenerative neurological conditions) 등이 근조 이상을 가져온다. 때로는 척수나 신경 자체의 손상으로 뇌 신호가 근육에 전달되지 않는 경우도 있다.

이분척추나 사고로 인한 외상으로 척수세포가 일부 손상되어도 근육이 약해지고 마비가 오는 현상이 나타난다. 또 어떤 유전병 때문에 근육세포가 약화되거나 퇴행되어 근위축증을 가져오기도 한다.

뼈와 근육 형성에 이상이 있으면 관절을 제대로 움직이지 못한다. 뼈가 기형이면 뼈의 정렬(整列)에도 장애가 생겨 관절운동이 정상으로 이루어지지 않아 자세를 바로 세우거나 균형을 유지하지 못하게 된다. 내반족(內反足 clubfoot), 선천성 척추만곡, 선천성 고관절탈구(股關節脫臼 hip dislocation) 등이 있어도 관절장애가 발생한다. 그 외에 골절 등으로 장기간 근육을 움직이지 못한 상태로 치료를 받고나면 일시적이나마 근육운동 장애를 가지게 된다.

자세를 잡아주는 보조기구

이러한 근육장애를 가진 아이에게 맞는 적절한 보조기구를 준비할 수 있으면 아이는 훨씬 자유로워진다. 어떤 보조기구를 사용할 것인가는 전문가의 도움을 받아야 한다. 보조기구를 선정할 때는 아이의 나이를 잘 고려해야 한다. 예를 들면 아기들은 생후 6~8개월 지나야 혼자 앉게 된다. 그러므로 그 이전에 앉는 보조기구를 준비할 필요는 없을 것이다.

두 번째 고려할 사항은 아기가 어떤 운동능력을 가지고 있는가이다. 아기들은 처음에는 반듯하게 누워만 있다가 뒤집고 엎어지기를 배우고 차츰 구르고, 배로 기고, 손과 무릎으로 일어나 앉고, 기고, 서기를 한 다음 걷게 된다. 이 과정에 아기는 머리에서 발끝까지, 몸통과 어깨, 엉덩이 등의 대근육 운동을 하다가 차츰 손과 발의 소근육을 움직이게 된다.

만일 아이가 이러한 동작발달에 필요한 충분한 시간을 넘겨도 앉지 못하거나 한다면 소근육 발달을 돕고 독립적이 되도록 하는 앉는 보조기구를 준비해도 좋을 것이다. 이때는 적당한 시기에 적절한 특수의자나 보조기구를 사용토록 함으로써 아기의 척추가 기형이 되는 것을 예방토록 해야 한다.

아이가 행동발달을 얼마큼 보이다가 어느 단계에서 더 이상 발달하지 못하고 멈추어 있다면, 더 이상 발달이 진행되기 어렵다는 것을 말한다. 그러나 이때 한 단계 개선된 보조기구를 제공할 수 있다면 아이의 행동은 계속 발달해갈 수 있다.

만일 아이가 어떤 일에 매우 관심을 가져 그것을 하려고 장기간 반복적으로 노력해도 몸이 말을 안 들어준다면, 이때 부모는 전문가와 보조기구에 대해 상의해보도록 해야 할 것이다. 그들은 우리 아이가 한 단계 더 높은 목표에 이를 수 있도록 부모가 모르는 적절한 장비에 대해 조언해 줄 수 있을 것이다.

아이에게 잘 맞는 보조기구를 준비하게 되면 아이 돌보기가 편해지는 것은 말할 것도 없고, 아이는 그 동안 못하던 동작을 하게 됨으로써 태도가 긍정적으로 좋아지고 모든 것에 관심과 흥미도 높아진다. 적극적이 된다는 것은 의욕적이 되는 것이므로 발달 효과도 높아지게 마련이다.

예를 들어 아이가 앉아 있다가 뒤로 잘 넘어진다면 등을 받쳐주는 긴 등받이 의자가 보조기구가 될 것이며, 만일 앞쪽으로 엎어지기 잘 한다면 가슴받이를 하거나 멜빵을 달거나 하여 자세를 지켜주는 의자를 고안할 수 있을 것이다.

간단한 보조기구는 아이의 몸에 맞게 고안하여 직접 만들거나 목공소와 철공소에 부탁하거나 하여 제조할 수 있다. 부모의 생각에 따라 집에서 직접 만든다면 헌 의자를 비롯하여 둘둘 말은 수건, 마분지, 벨트, 가죽, 스펀지, 그리고 아이가 좋아하는 동물인형 등 여러 가지를 부속으로 쓸 수 있다. 보조기구를 손수 만들 때도 물리치료사나 사회복지사, 재활의, 정형의 등의 전문가로부터 조언을 들으면 좋은 도움을 받을 것이다.

보조기구가 특별하여 손수 만들기 어렵거나 제조비용이 너무 많이 든다면, 선진국이라면 의료기회사에서 임대하여 쓰는 방법도 있다. 미국에서는 근위축장애인협회(Muscular Dystrophy Association)라든가, 뇌성마비협회(United Cerebral Palsy Association), 이분척추협회(Spina Bifida Association of America), 국립 이스터실 협회(National Easter Seal Society) 등에서 고가의 보조기구를 임대하고 있다. 국내에는 아직 이런 임대 제도가 없다.

간단한 보조기구

보조기구란 특별하지 않다. 예를 들어 팔꿈치를 들고 글씨를 쓰려면 힘들지만 팔을 책상에 얹으면 편하게 쓸 수 있다. 이때 책상이 글을 편히 쓰게 하는 보조기구이다.

몸을 자유로 움직이지 못하는 아이를 누워있게만 한다면 다른 근육의 발달을 기대할 수 없다. 또 그런 아이를 일정한 자세로만 계속 지내게 한다면 체형은 점점 기형이 되고 만다. 그러나 자세를 바꾸어주는 보조기구가 있다면 그러한 위험을 막아줄 것이다. 자세를 바르게 해주는 간단한 보조기구로는 부목이라든가 깁스, 트렉션(traction) 등이 있다.

목을 가누지 못하여 앉혀두면 균형을 잡지 못하는 아이에게는 목받침이 보조기구이다. 그런데 목받침을 만들 때, 목을 조금은 좌우 사방으로 돌릴 수 있도록 여유 있게 만들어야지, 목을 완전히 고정하도록 해버리면 목 근육을 전혀 쓰지 않아 완전히 퇴화하고 말 것이다.

보조기구란 반드시 의료기상에서 사야하는 것은 아니다. 외출할 때 젖먹이를 앉혀 밀고 다니는 유모차(toddler chairs)라든지 걸음마를 배울 단계의 보행의자를 장애아에게 그대로 이용할 수 있다. 아기의자는 등과 몸 좌우를 받쳐주고, 다리도 편하게 놓을 수 있도록 하는 등 디자인이 매우 편리하고 다양하므로, 아이에게 적당한 것을 선택할 수 있을 것이다.

목이나 어깨를 들지 못하는 아이의 엎드린 가슴에 모래(또는 콩)주머니나 덧베개를 고여 주면, 또는 플라스틱 물병에 수건을 감아 가슴과 두 팔 사이에 끼워준다면 아이는 고개를 들고 놀 수 있을 것이다.

수영을 가르칠 때 가슴에 입히는 스윔링(swim ring)이나 바람을 넣은 고무 튜브도 가슴받이로 쓸 수 있다. 아이가 좀 자라면 그림13과 같은 경사판 가슴받이(prone board)를 만들어 엎드리게 해주면, 두 손을 앞으로 하여 책을 보거나 놀이를 할 수 있다. 상업적으로 잘 만든 가슴받이는 바퀴를 달아 앞뒤 좌우로 이동할 수 있으며, 가슴 높이를 조절할 수도 있게 했다.

자세제어가 어려운 아이에게는 천으로 해먹(hammock)을 만들어 뉘어두거나 엎어두는 것도 좋은 보조기구가 된다. 또한 그림12처럼 만든 해먹 형태는 손과 무릎에 힘이 없어 엎드리지 못하는 아이에게 사용할 수 있다.

◆ 걸음을 연습하는 보행기

보행기(stander)는 다리에 힘이 없어 똑바로 서지 못하는 아이들에게 유용하다. 체중을 의지하고 다리를 움직여 운동함으로써 골반근육도 발달시키고 다리 근육도 훈련하게 된다. 상체조차 잘 가누지 못한다면 몸을 바르게 세워주는 그림15와 같은 가슴받이 보행기(prone stander)라는 보조기구를 쓸 수 있다.

스탠딩 테이블(standing table)은 다리 힘으로 체중을 받치고 설 수는 있으나 두 발이 자유롭게 움직이지 못하는 아이에게 필요하다. 스탠딩 테이블은 아이가 넘어지지 않고 균형을 잡은 상태로 테이블 앞에 서서 놀이나 식사를 할 수 있게 한다 (그림12).

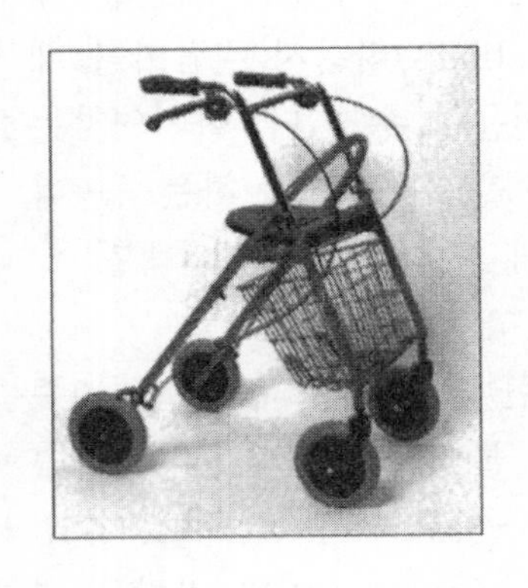

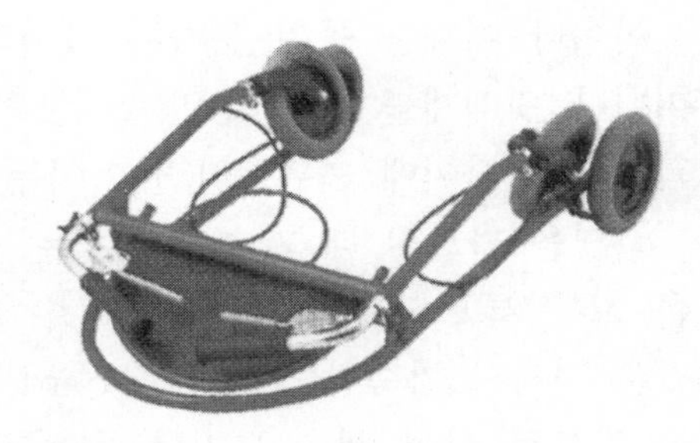

그림6. 접을 수 있는 보행기. 손잡이에 브레이크가 붙었다.

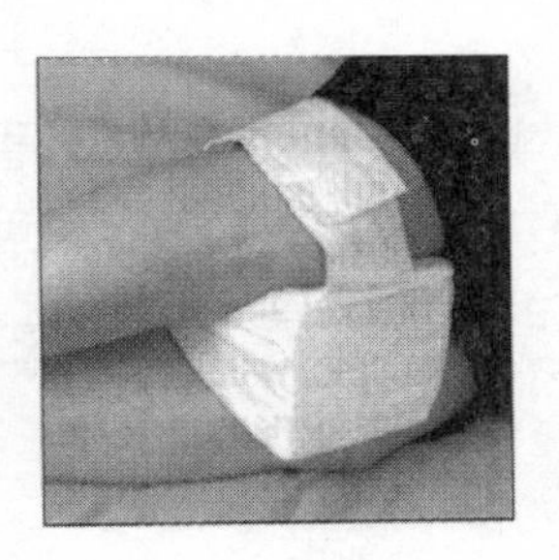

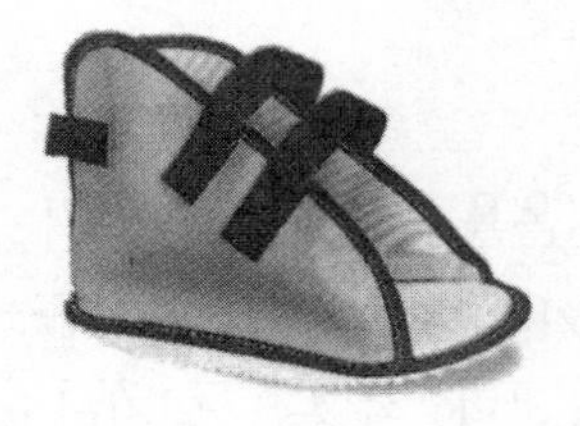

그림7. 편리한 신발과 무릎베게

◆ 목욕을 돕는 보조기구

목욕시킬 때 목욕통 안에서 아이가 미끄러지는 것을 방지하려면 아기용 목욕의자에 앉혀 씻기도록 하는 것이 안전하다. 여름철에 베란다나 마당에서 물장난하는 어린이용 플라스틱 풀(plastic pool)은 장애아의 목욕통으로 편리하다.

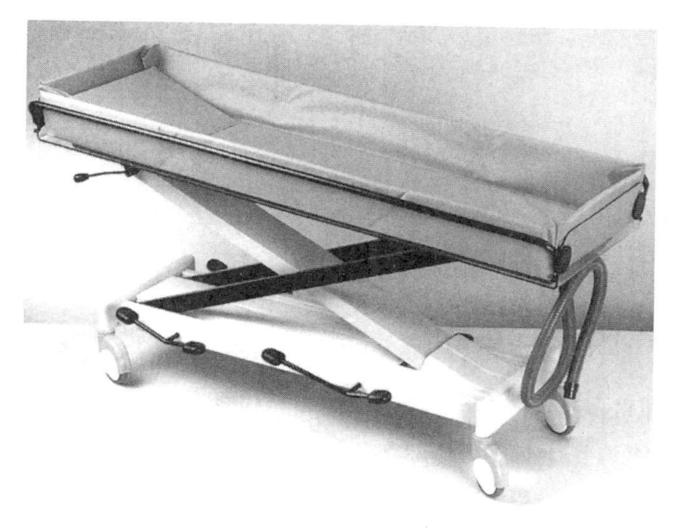

그림8. 샤워용 침대. 높이를 조절할 수 있으며, 파이프로 목욕물을 채운다.

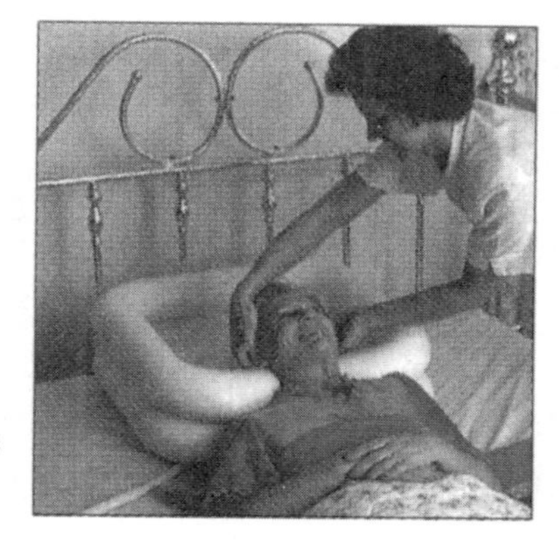

그림9. 소형 비닐 욕조에 머리를 뉘고 머리를 감겨줄 수 있다.

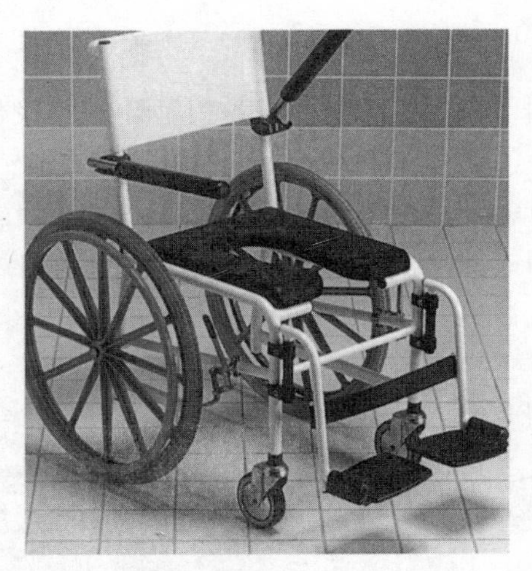

그림10. 밀어 이동할 수 있는 목욕용 의자. 아이가 자라 체중이 무거워지면 이런 의자가 필요해진다.

정형보조기구(orthopaedic equipments)

신체장애인을 위한 수많은 종류의 정형외과적인 보조기구가 나와 있다. 견인기(traction), 깁스, 부목(splinter), 대혁(帶革 braces), 정형신발(corrective shoes), 특수의자 등은 종류와 디자인이 다양하다. 이러한 정형기구는 관절과 뼈 및 근육의 자세를 바르게 지탱해주고, 동작을 편하게 도와준다. 정형기구는 장시간 사용하고 있으면 근육이나 골격 발달에 지장이 있으므로 수시로 풀어주어야 한다. 정형기구는 의사와 물리치료사의 조언을 듣고 사용해야 할 것이다.

이런 정형기구들은 관절을 안정시켜주는 한편, 관절의 자연적인 움직임을 제한하기도 하는 장단점이 있다. 정형기구의 사용은 전문적이므로 부모의 판단만으로 함부로 사용해서는 안 된다.

견인기(traction)

트렉션(견인기)은 기형의 관절을 바로잡아주며, 관절 주변의 근육을 적당하게 당겨주는 정형보조기구이다. 견인기는 장기간 사용하는 것이므로 비용이 많이 들면 병원이나 의료기상에서 임대하여 쓰는 방법을 찾아 보아야 할 것이다.

깁스(casts)

깁스는 수술 뒤에 근육과 뼈의 움직임을 방지하도록 고정시키는 보조장비이다.

부목 (副木 splints)

부목은 팔과 다리 및 허리 등의 관절을 일정한 위치에 바르게 고정시켜두는 보조기구로서, 사용기간이 제한되어 있다. 고관절 부목(hip abduction splint)이라는 것은 뇌성마비아동의 자세를 교정해주는데 이용된다. 이것은 두 다리 근육의 힘을 증진시킨다. 부목에는 여러 가지가 있으며, 정형 전문의와 물리치료사들은 장애조건에 따라 적절한 부목을 디자인한다.

대혁(帶革 braces)

관절을 일정한 자리에 고정시켜주는 부목과 비슷한 기능을 한다.

바디재킷(body jacket)

바디재킷이라는 정형기구는 허리를 반듯하게 받쳐주어 이분척수 아동의 경우 앉아있기 쉽게 하고 척추가 휘는 것을 방지하며, 머리의 움직임도 편하게 한다. 모두 플라스틱으로 만든다.

의지(prosthesis)와 인공신체(artificial body)

신체의 일부가 결손되어 출생하는 아이에게는 의지나 인공신체가 필요하게 된다. 의수(義手)와 의지(義肢)는 장애 상태에 따라 손 또는 발의 일부, 손발 전체, 손과 팔꿈치, 발과 무릎, 팔다리 상부, 팔다리 전체, 엉덩이 부분 등이 필요할 수 있다. 의수는 식사, 옷 입고 벗기, 글쓰기, 놀이, 물건 쥐고 다루기를 할 수 있도록 설계한다.

신체 조건에 따라 결과는 다르지만, 잘 설계된 의수와 의지는 자세와 외형을 좋게 하고 여러 가지 동작을 할 수 있게 하여 사회생활을 가능하게 해준다. 우수한 의수족제작자(prosthetist)는 의사의 처방에 따라 인체와 비슷한 모습으로 다기능으로 동작하는 의수족을 만들고 있다.

최근 의수족 제작 기술이 매우 발달하고 있다. 의수족 제작에는 첨단의 전자기술과 기계장치, 액압 시스템(hydraulic system), 전지 등을 활용하고 있으며, 신경과 의수족을 연결하여 의지대로 움직이게 하는 기술이 날로 발전하고 있다. 또한 의수는 모양도 손과 닮았으며 굽히고 물건을 집는 동작이 가능하다. 의지의 사용법을 잘 익히면 달리기 경기를 할 만큼 동작범위를 확대할 수 있다.

이동 보조기구(mobility aids)

혼자서는 앉고 서지 못하고 기어서 다니기도 어려운 아이라면 엎드린 상태로 혼자서 이곳저곳을 이동해 다닐 수 있는 이동 보조기구를 준비해볼 수 있다.

스쿠터보드

그림11은 휠체어나 핸드카트(hand cart)를 이용할 수 없는 지체장애의 경우 체형에 맞게 설계하여 혼자서 실내에서 이동하도록 해줄 수 있다. 스쿠터보드(scooter board)라고 부르는 이 장구를 준비하면 아이와 보호자 모두에게 편리하다.

해먹 스윙

그림12의 해먹 스윙(hammock swing)은 두 손으로 마루 바닥을 밀고 당겨 혼자서 이동할 수 있으며 보호자에게도 간편하다. 스쿠터보드나 해먹스윙과 같은 이동장비는 손과 발의 운동기능을 향상시킬 수도 있다.

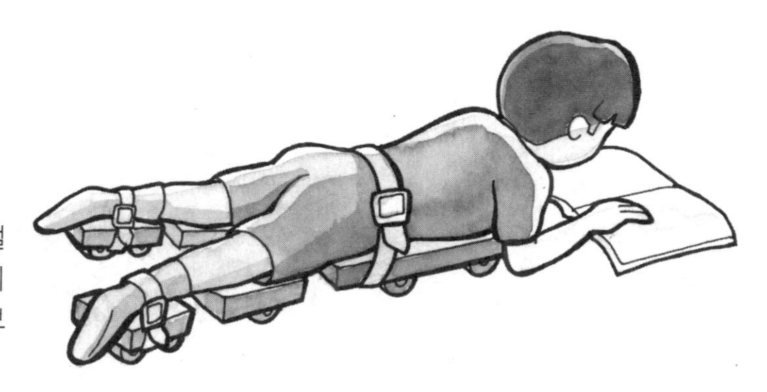

그림11. 일어설 수 없는 아동의 이동을 돕는 보조기구

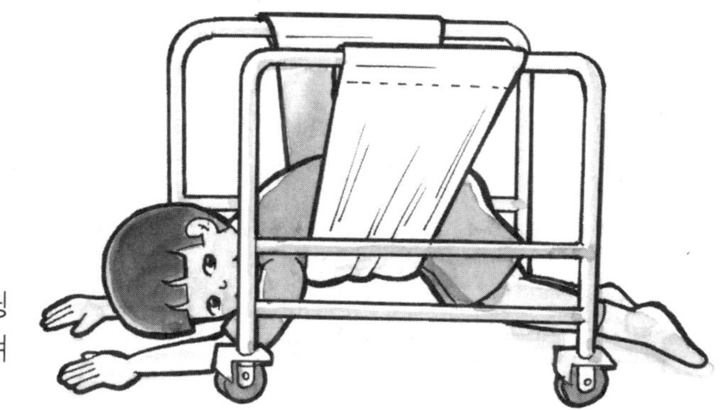

그림12. 해먹스윙은 혼자서 엎드려 이동할 수 있다.

회전판

아이가 손을 쓸 수 있으면 회전바퀴(pivot wheel)가 달린 회전쟁반 모양의 판 위에 엎드리게 해두어도 편리한 이동장비가 된다. 회전판 위에 엎드린 아이는 손으로 바닥을 밀고 당겨 전후진과 회전을 마음대로 하게 된다.

경사판(wedge)

그림13의 경사판 역시 이동 보조장비이다. 경사판은 아이의 가슴 앞 각도를 높여 손의 동작을 더 크게 할 수 있게 해준다.

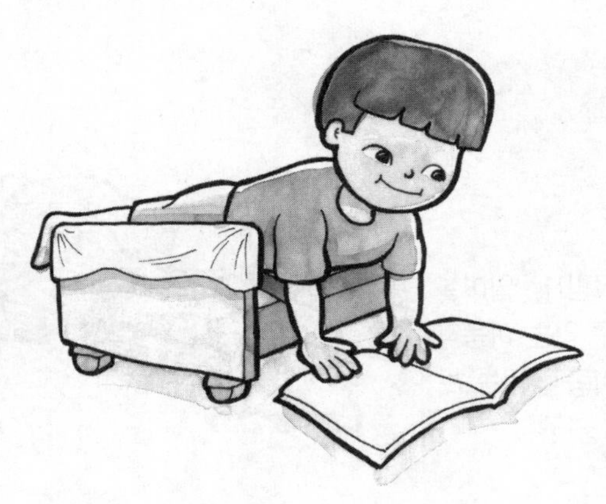

그림13. 엎드려 있을 수 있는 경사판은 손을 자유롭게 쓸 수 있게 한다. 경사판 아래에 바퀴를 달면 이동도 가능하다.

핸드카트(hand cart)

외출할 때 또는 실내에서도 젖먹이를 앉혀서 밀고 다니는 핸드카트는 휠체어를 타기 전에 이용할 수 있다.

휠체어

보행기를 사용해도 걷기 어려운 아이에게는 휠체어가 가장 편리한 이동장비이다. 휠체어는 종류가 많고 디자인에 따라 가격 차이도 크다. 중요한 것은 아이의 몸에 맞고 이용하기 편리해야 한다는 것이다. 스스로 손으로 바퀴를 돌릴 수 없는 아이에게는 스위치 조작으로 움직이는 전동 휠체어가 필수적이다. 충전지로 움직이는 전동 휠체어는 장애에 따라 스스로 움직일 수 있는 부분 즉 손가락, 발, 턱이나 입, 뺨, 가슴 등 신체조건에 맞게 스위치를 조작하도록 디자인하여 운전하도록 만든다.

아기 자동차

오늘날엔 토이 자동차(ride-on toy)가 다양하게 개발되어 있다. 성능과 구조를 보아 특수아동을 위해 이용할 수 있다.

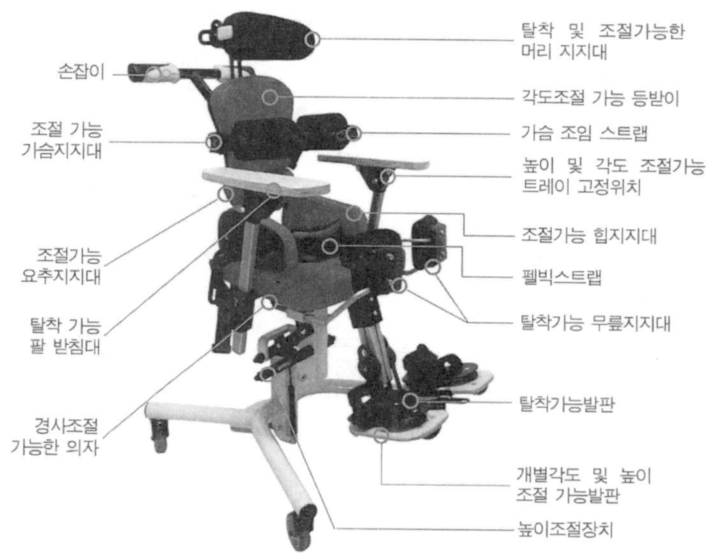

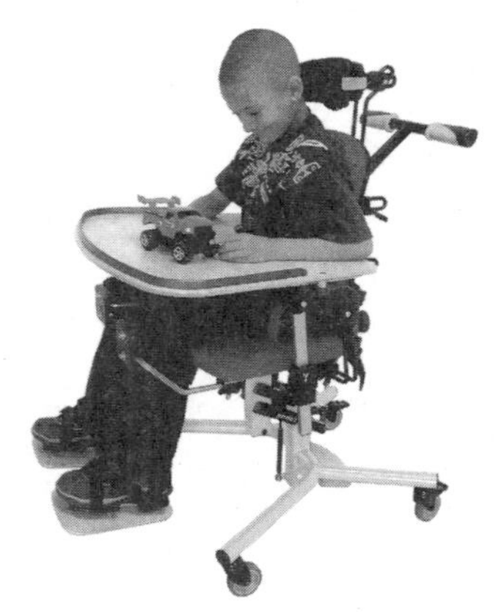

그림14. 편리한 의자 겸 책상. 편안한 자세로 놀이도 하고 그림도 그릴 수 있다.

보행보조기(ambulation aids)

보행을 돕는 보조기 역시 다양하다. 부상자나 노인 및 장애인을 위해 만들어진 보행보조기로는 단순한 지팡이에서부터, 한쪽 옆구리에만 끼고 걷는 협장(脇杖), 양쪽 협장, 평행봉처럼 생긴 보행보조기 등이 있다. 장애 상태에 따라 선택하여 사용하는 보행보조기는 걷기에 도움이 되지만 그에 너무 의존하면 필요한 근육 발달을 지연시킬 수도 있다.

협장은 손의 위치, 지팡이 길이를 조절할 수 있으며, 바닥에 닿는 부분은 쉽게 미끄러지지 않는 재료를 쓴다. 손힘이 적은 사람은 팔꿈치와 어깨의 힘으로 걷도록 만든 협장(platform crutch)이 있다. 어떤 디자인을 쓸 것인지는 의사의 진단과 지시를 받아야 한다.

평행보행기(parallel bar)는 균형 잡기가 좀더 어려운 경우에 편리하다. 이러한 보행기는 아기가 처음 걸음을 배울 때 이용하기도 한다. 보조보행기는 어느 한 가지 용도로만 쓰는 것이 아니라 필요에 따라 이것저것 다양하게 소용될 것이다.

◆ 소근육 보조기구

몸의 작은 근육들을 마음대로 움직이지 못해 식사하기, 옷 입기 등 일생생활을 스스로 하기 힘든 경우에 이용하는 여러 가지 소근육 보조기구들이 만들어져 있다. 적절한 보조기구는 아이들이 장난감을 가지고 놀 수 있게 하고, 책을 볼 수 있게 함으로 생활에 적극성을 주어 큰 도움이 된다.

목을 가누지 못하면 의자에 목받침을 달 수 있고, 몸통이 기울어지면 자세를 바르게 하도록 옆구리 받침, 겨드랑이 받침, 팔걸이, 멜빵 등 다양한 보조기구를 이용하도록 해야 할 것이다. 손가락 동작이 자유롭지 않은 사람을 위해 손의 기능에 맞게 손잡이가 굵고 들기 편하도록 각도를 조정한 숟가락을 고안할 수 있으며, 같은 방법으로 포크, 칫솔, 빗, 연필을 만들고, 대형 크레파스를 구할 수도 있다. 책 보기와 장난감 놀이를 할 수 있도록 돕는 보조기구도 만들 수 있다.

◆ 편리한 옷과 장신구

단추를 끼우지 못하는 아이에게는 큰 단추를 달아주거나, 벨크로(접착포)를 붙이거나, 고리를 만들거나, 지프를 달거나, 고무줄을 넣거나 하여 편리하게 옷을 만들어 입힐 수 있다. 이러한 것은 신발이나 장갑에도 적용할 수 있다.

일부 지능장애를 가진 중증장애아들은 단추나 지프, 고리 등을 모조리 물어뜯거나 손으로 뜯어내기 때문에 애를 먹기도 한다. 이 경우 물리치료와 정신치료 프로그램으로 행동을 멈추도록 훈련해야 한다.

장애아들의 옷은 디자인과 색상 및 천을 잘 선택하여 만들어야 한다. 그들의 옷은 편하기도 하고 세탁도 쉬워야 하며, 아이들이 좋아하도록 동물그림을 넣는 등 신경을 쓴다. 또한 옷만 아니라 이불, 베개, 커버 등에도 색과 디자인을 생각할 필요가 있다.

아이 전용 편리한 가구

아이들이 스스로 자기 물건이나 옷을 담고 꺼낼 수 있는 특별한 구조의 가구도 고안할 필요가 있다. 몸놀림이 불편한 아이들의 옷이나 장난감을 담는 가구는 손잡이가 여럿이고 빙글빙글 돌릴 수 있도록 만들면 편리하다.

헤드 기어(headgear)

손을 전혀 움직이지 못하지만 머리를 움직일 수 있으면 머리에 쓰는 헤드 기어의 이마 쪽에 스틱을 붙이거나 또는 그 끝에 흡반(吸盤)을 달아주면 책장(또는 그림 언어판)을 넘길 수 있게 된다. 이 스틱으로는 전자게임기나 컴퓨터의 자판을 누를 수도 있다.

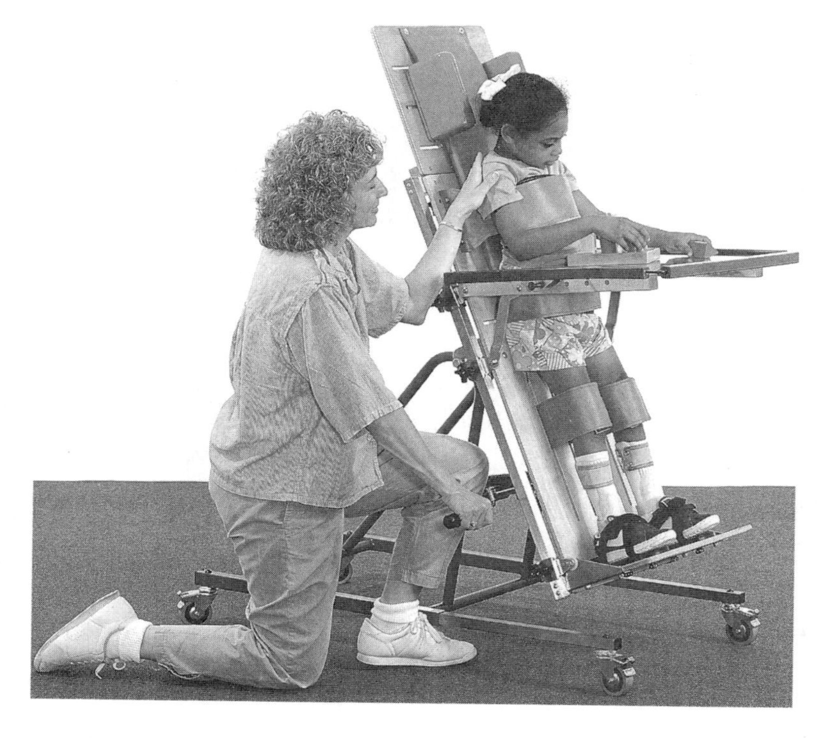

그림15. 기립훈련기는 자세를 체형에 맞게 지지해주도록 만들어져 있다. 기립훈련기 테이블에서는 선 상태로 놀고 책을 볼 수 있다.

운동방향으로 시선을 일치시키지 못하는 아이 즉 자신의 손을 직접 쳐다볼 수 없는 장애가 있으면 헤드 기어의 적당한 위치에 거울을 붙여 주면 될 것이다.

독서대와 놀이판

그림 그릴 때 쓰는 이젤(easel), 무릎 판, 매직펜 보드 등을 적당한 높이에 알맞은 각도로 차려주면 아이는 편하게 책을 보고 놀이를 할 수 있을 것이다. 적당한 높이란 손을 움직이기 좋고 시선이 편한 위치이다. 그러므로 이런 보조기구는 쉽게 높이를 조정할 수 있는 것을 준비한다.

보조식탁

음식을 먹을 때는 자세를 바르게 하는 것이 이상적이다. 따라서 체형의 특징에 따라 편리한 식탁을 마련하는 것은 아이와 보호자 모두에게 편리하다. 아이들의 식탁은 자세도 중요하지만 물에 젖지 않고, 청소도 쉬워야 한다. 보조식탁에서 사용하기 편리한 숟가락과 포크를 준비하고, 빙빙 돌릴 수 있는 식판까지 만들면 손이 닿지 않는 접시도 돌려서 손앞으로 가져올 것이다.

전자보조장비

소근육운동이 어려운 아이들이 쓸 수 있는 전등, 라디오, 텔레비전 및 전자게임기에 대해서도 조사해볼 필요가 있다. 예를 들면 스위치가 민감하도록 기기를 만들면 입으로 불어서, 머리나 몸으로 기대는 것만으로 작동시킬 수 있다.

보조기구는 장애에 맞게 고안한다

우리 아이에게 필요한 각종 보조기구를 준비하는 데는 부모의 관심과 노력이 필요하다. 그러나 보조기구를 만드는 일은 전문적이어서 부모의 아이디어만으로는 제한적인 고안만 할 수 있을 뿐이다. 정형외과의, 재활전문의, 물리치료사 및 보조기구(의수족) 제작자의 조언을 듣고, 재활장비 상품 목록 등도 참조하여 고안해야 할 것이다. 주문제작을 할 때는 제작자의 기술적 아이디어도 충분히 발휘되도록 할 필요가 있다.

보조기구를 사용하여 이루어지는 우리 아이의 작은 발전은 실제로는 큰 발전이다. 작은 변화이지만 아이에게 주는 만족감은 매우 크다. 반면에 보조기구를 써서 아이의 행동이 변화되고 발전하는 것을 보면, 그것이 작든 크든 부모에게 큰 만족감을 안겨준다. 만일 이러한 작은 발전을 무시하고 포기한다면 아이는 지금의 모습 그대로 발전 없이 지내야 할 것이다.

보조기구를 구입하려면

세계적으로 많은 의료보조기구 생산회사가 다양한 제품을 개발해내고 있다. 이러한 보조기구는 선천성 발달장애인만 아니라, 수많은 중도장애인과 건강을 잃은 노인들을 돕도록 제조되고 있다.

우리 아이들에게 도움이 될 좋은 보조기구는 미국이나 독일, 일본 등에서 생산된 것이 많다. 보조기구의 종류는 수만 가지여서 여기서 다 소개할 수는 없다. 그러나 우리가 의료기구상이나 재활병원, 장애인 생활시설, 특수학교의 물리치료실 등을 방문하면 다양한 보조기구 카탈로그를 열람할 수 있다.

부모들은 이 카탈로그를 꼼꼼히 살펴 어떤 제품이 어떤 구조로 나와 있으며, 우리 아이에게 어떤 기구가 도움이 될 수 있을지 확인할 필요가 있다. 장애아의 생활 편의와 치료를 위해 개발된 보조기구를 용도별로 나누어 그 일부만을 소개한다.

1. 각종 장애의 검사 및 평가 장비

작업능력 재활 및 평가 장비, 디지털 통각계, 근전도계, 3차원 보행분석 시스템, 척추구조 분석 시스템, 신경발달 검사기, 감각기능평가도구, 뇌기능 평가도구, 운동 평가도구 등

2. 열전기 치료 장비

전기자극 치료기, 간섭파 치료기, 초음파치료기, 이온도입 치료기, 전기자극 치료기 등

3. 물리운동 치료기

전동 상하지 운동치료기, 공압식 근력강화 운동치료기, 보행보조 훈련기, 요추 및 경추 견인치료기, 전동식 기립훈련기, 충격흡수 매트, 코너 계단, 평행봉운동기, 자세교정훈련용 보조기기, 스트레칭 보드 등

4. 목욕 및 용변 장비

장애인용 특수욕조, 각종 용변기, 용변기 세척기, 높이 조절 샤워침대, 목욕용 휠체어, 목욕의자, 욕조용 자동 리프트 등

5. 직업치료기구

작업활동 평가도구, 미세동작 훈련도구, 손가락 훈련도구, 각종 스푼, 자동 식사보조기, 미끄럼방지 매트, 손목 지지대, 각종 놀이기구, 각종 의자와 벤치, 다기능 스탠딩보드, 보행보조기, 이동용 기립훈련기, 자세교정 다기능 의자, 기어가기 훈련기 등

6. 감각통합치료 보조기구

고슴도치 볼, 소프트 볼, 놀이용 투명 공, 촉각훈련용 인형, 사물 이름 카드, 촉각훈련 세트, 청각훈련 세트, 후각훈련 세트, 시각훈련 세트, 감각 보드 등

7. 언어치료 장치

언어치료용 3면 거울, 언어습득 훈련기, 발성 촉진기, 입술 내밀기 훈련 호각 등

8. 기타

심리안정치료실 장비, 욕창 방지 매트리스, 각종 휠체어, 전동(電動)

휠체어 등

보조기구를 임대하거나 구입 전에 고려할 사항

보조기구를 구입할 때는 미리 알아보아야 할 중요한 사항이 몇 가지 있다.

l. 오래도록 사용해도 아이가 편안해 할 장비인가?
l. 야외로도 운반할 수 있는가?
l. 얼마나 무겁고 큰가?
l. 출입문으로 드나들 수 있는가?
l. 어느 정도 공간을 차지하나?
l. 분해조립이 가능한가?
l. 사용법은 간편한가?
l. 고장이 없고 충분히 튼튼한가?
l. 안전성이 좋은가?

그 외에 제조회사에 따라 서로 비슷한 물건을 만들고 있으므로 어떤 것이 아이에게 더 알맞은지, 더 가벼운지 등에 대해 미리 잘 조사할 필요가 있다. 보조기구를 우리 아이가 얼마나 오래 동안 사용해야 할 것인가도 생각해 보자. 만일 몇 개월 정도 잠시 사용할 것이라면 임대하는 것이 좋을 것이다.

보조기구의 관리문제에 대해서도 고려해야 한다. 예를 들면 오줌이라든가 입에서 흘리는 침에 잘 견디는지, 겉 커버를 바꿀 수 있는지, 고장수리를 받을 수 있는지도 중요한 사항이다.

그리고 더운 계절에도 사용에 무리가 없는지, 좌석과 발판, 등판, 팔걸이의 패드가 잘 되어 있는지, 돌출한 척추나 엉덩이뼈를 받쳐주는 쿠션이 잘 되어 있는지, 피부가 까질 염려는 없는지 확인한다. 휠체어라면 브레이크 작동이 간편해야 한다. 그리고 뾰족하게 나온 곳이나 날카로운 가장자리가 없는지도 살핀다.

잊지 말아야 할 사항으로 보조기구의 모양도 중요하다. 우리 아이가 그 장비에 올라앉거나 사용하기 꺼려해서는 곤란하다. 그러므로 집안의 다른 가구처럼 페인트도 하고 깔끔하게 만든 것이어야 한다. 가장 확실한 방법은 구입하기 전에 아이에게 직접 이용해 보게 하여 어떤 색을 좋아하는지, 편안해 하는 디자인이 어느 것인지 반응을 확인하는 것이다.

끝으로 부모가 생각해야 할 것은, 이러한 보조기구의 효과에 대해 너무 큰 기대를 가진다면 실망할 수 있다는 점이다. 보조기구가 모든 것을 당장 해결해주지는 못하기 때문이다. 보조기구를 처음 사용했을 때 조금이라도 도움이 된다면 일단 성공이다. 장비를 편리하도록 개조해가면서 사용함으로써 만족도를 높일 수 있을 것이다.

아이가 성장함에 따라, 또한 운동기능이 발전함에 따라 보조기구를 바꾸거나 개조해야 할 필요가 생긴다. 반면에 구입한 장비가 보조에 도움이 안 된다고 판단되거나, 오히려 아이에게 손이 더 많이 가게 만들거나 하여 만족스럽지 못하다고 느끼면, 다른 모델을 찾아볼 필요가 있다. 그러나 아이의 능력이 퇴행해서가 아니라 발전한 탓으로 보조기구가 불편해졌다면 다행한 일이다.

보조기구에 대한 정보는 재활의와 물리치료사들이 많이 가지고 있으며, 보조기구의 종류와 구입처, 제조처, 제품의 질, 비용, 외국 장비 등에 대해 잘 알고 있다. 동시에 이미 보조기구를 쓰고 있는 다른 장애아의 집을 방문하거나 그 부모의 조언을 듣는 것도 매우 필요하다.

만일 외국제품을 구입하려 한다면 재고가 있는 것이면 금방 송달해 올 수 있지만, 주문제작에 일정 기간이 걸릴 수도 있다. 장애인을 위한 수입제품에는 감세혜택이 있음도 알아두자.

제8장 중증 아동의 훈련과 물리치료

스스로 입을 벌리지 못해 우유를 먹이기조차 힘들고, 목을 가누기 어려워 안아줄 수도 없으며, 몇 달이 지나도 뒤집으려고 하지 않아 언제 앉고 서게 될 것인지 가능성이 보이지 않는 중증 아이들의 신체적 치료와 훈련은 물리치료사들이 주로 담당하고 있다.

우리 사회에는 중증 아동을 치료할 물리치료사가 부족하고, 또 전문 치료사의 도움을 받으려면 상당한 비용이 든다. 그러므로 아동의 부모는 스스로 필요한 물리치료법을 익혀 우리 아이의 발전을 위해 노력해야 할 것이다. 물리치료는 장시간 하지 않고 하루 15분~30분으로 족하다. 더 이상의 장시간 치료는 아이를 힘들게 할뿐더러 보호자의 시간 여유에도 어려움이 따를 것이다.

중증 아동의 훈련과 치료는 치료기술 그 자체보다 아이에 대한 진정한 사랑이 중요하다. 사랑이 없는 치료는 효과가 나지 않는다. 아이들은 치료자의 태도에서 느낌으로 사랑의 깊이를 안다.

일반적으로 의사는 환자를 의학적으로 진단하여 그에 따른 치료를 한다. 그러나 장애 아동은 의학적 눈으로만 보고 진단하고 치료하려 해서는 안 된다. 많은 중증 장애아는 신체장애와 지능장애를 동시에 가진 경우가 많다. 그러므로 중중 아동의 치료법은 치료자 자신의 지식을 기반으로 아동마다 다르게 연구하여 독특한 방법으로 치료해야 할 것이다.

이 장에서는 중증 장애아를 훈련하고 치료하는 기본적인 내용만을 소개한다. 부모는 여기에 실린 내용을 우리 아이에 맞도록 응용하여 적절한 치료가 이루어질 수 있도록 노력하기 바란다.

중증 장애아 치료의 기본 정신

우리는 중증 아동의 치료에 임해서 다음 사항을 기본정신으로 가져야 할 것이다. 다음의 내용은 부모만 아니라 전문 치료사에게도 동일하게 적용된다.

1. 우리 부모들은 내 아이가 할 수 있는 일이 아무것도 없음을 실망하고 있다. 그러나 장애아 치료자는 아이를 매우 세심하게 관찰하여 그가 무엇을 할 수 없는가보다 "무엇을 할 수 있는가?"를 먼저 알아내야 한다. 그리고 "이 아이는 치료될 수 있다."는 확신을 가지고, 아이가 할 수 있는 기능을 중심으로 끈기 있게 치료해 나가야 한다. 성급한 결과는 바라지 않는다.

2. "어떻게 치료하는 것이 이 아이에게 도움이 될까?"를 항상 생각한다. 이 의문에 대한 답은 혼자 찾아내기 어렵다. 주변의 의사, 간호사, 물리치료사, 심리치료사, 다른 장애아 부모들과 상담하여 그 방법을 모색해야 한다. 중요한 것은 치료나 지도가 강제로 이루어져서는 절대 효과를 얻을 수 없다는 것이다.

3. 치료의 목표를 정한다. 아이마다 장애가 다르므로 각각에 대한 치료 방안이 강구될 것이며, 어떠한 치료방법으로 언제까지, 어느 정도의 상태까지 치료하겠다는 목표를 세우도록 한다. 만일 목표대로 순조롭게 치료가 이루어지면 서로에게 큰 기쁨이 될 것이며, 치료자는 보람까지 맛보게 된다.

4. 아이가 하고자 하는 마음을 갖도록 동기와 의욕을 주는 방법을 늘 생각하자. 또한 동기부여의 방법에 변화를 주도록 한다. 아이의 심리상태가 치료에 협조하려는 마음이 생겨나도록 해야 하는 것이다. 이렇게 함으로써 아이와 치료자 사이에 좋은 관계가 이루어져 치료 효과를 높이게 된다.

5. 성공은 끝없는 반복 훈련의 결과이다. 예를 들어 손을 전혀 움직이지 못하는 아이가 스스로 숟가락을 들고 음식을 먹도록 하는 훈련을 시작한다고 하자. 그러자면 먼저 치료자는 아이의 긴장된 손의 근육을 풀어주는 훈련부터 해야 한다. 그 다음에 인간의 기본 욕구인 먹는 일

을 자기 손으로 하도록 숟가락을 쥐는 훈련을 시킨다. 이것이 가능해지면 다음에 숟가락을 자기 입으로 가져가는 연습을 실시한다. 이러한 훈련은 아이에 따라 상당한 시간이 걸리며, 수없는 반복훈련이 따라야 할지 모른다.

6. 아동이 "나도 할 수 있다."는 자신감을 갖게 하자. 반복훈련을 통해 한 가지 기능을 성공적으로 익히게 된 아이는, 나도 할 수 있다는 자신감을 가지게 되어, 다음의 치료 목표에 적극적으로 응하게 되고, 또한 목표하는 발전이 가능해진다.

7. 훈련이 지루하여 흥미를 잃지 않도록 한다. 그러자면 늘 같은 방법의 학습보다 변화를 준 다양한 방법을 써서 자연스럽게 훈련시키도록 해야 한다. 훈련시간도 너무 길어서는 효과가 없다. 하루 15분~30분간 한 차례 또는 두 차례 하면 될 것이다.

8. 익힌 기능은 실생활에 직접 활용토록 한다. 훈련으로 아이들이 습득하게 된 기능은 먹고, 놀이를 하고, 옷을 입고, 단추를 끼우고, 가위질을 하는 식으로 실생활에 쓰도록 한다.

9. 훈련이 멈추면 즉시 퇴보한다. 아이들을 훈련해 가는 도중에 어떤 이유로 훈련이 며칠씩 중단된다면, 그 사이에 애써 배운 기능을 금방 상실하게 되므로, 자칫하면 처음부터 다시 훈련을 시작해야 한다. 훈련은 쉼 없이 계속되도록 노력한다.

10. 치료자에 한계가 있음을 받아들이자. 아동의 발달은 정신적 성장이나 신체의 발육에 비례하지 않으며, 그 발달이 지극히 느리더라도 인내심을 가져야 한다. 설령 전혀 성공을 거둘 수 없었다 하더라도 실망하지 말며, 치료를 중단해서도 안 된다. 혹 정성으로 치료하던 아이가 죽음을 맞는다 하더라도 치료자는 비애감에 깊이 빠지거나 실망하지 말고, 인간의 능력이 미치지 못하는 한계도 있다는 것을 알자.

11. 항상 아이와 대화하고 신체접촉을 하자. 아이들을 치료하고 보육할 때 우리는 항상 아이에게 정다운 말을 끊임없이 건네고, 웃음소리를 보내고, 노래를 불러주고, 온몸을 만져주고, 쓰다듬고, 눈을 마주치고, 손을 잡아주고, 포옹하고, 얼굴을 부비고, 뽀뽀하는 피부접촉을 해야 한다. 말을 못하더라도 그들의 귀는 열려 있으며, 또 듣지 못하지만

음향과 치료자의 눈길과 표정을 느낀다. 다정한 감정이 교환되는 대화와 피부접촉은 행복한 감정을 갖게 하여 행동발달에 큰 효과를 준다. 만일 아무 말도 하지 않고 기계적으로 치료한다면 그 효과는 부정적이다.

12. 조그만 변화도 큰 발전이다. 치료자의 행동에 대해 아이가 전혀 반응을 보이지 않는다 해도 희망을 버리지 않는다. 만약 아이가 조금이라도 얼굴 표정에 변화가 보인다면 성공이 시작되고 있는 것이다.

13. 아이 중에는 무의식적으로 손을 계속 입에 집어넣거나, 자해를 하거나, 같은 동작으로 흔들거나 하는 경우가 있다. 이런 아이의 손을 묶어두면 그 손의 기능은 더 이상 발전하지 못한다. 손은 손 기능 외에 몸의 균형도 잡아준다. 우리는 훈련을 통해 손의 운동이 어떤 필요성에 따라 움직이는 의식된 운동이 되도록 해야 한다. 그러므로 손을 입에 넣거나 자해하지 못하도록 고안된 의자나 보호 장비를 연구해야 한다.

14. 자신의 신체를 먼저 인식하도록 훈련한다. 아이들은 자기의 손과 발, 눈, 코, 귀, 입 등을 인식해야 다른 훈련과 교육이 가능해진다. 아이를 안고 큰 거울 앞에 앉아 자기의 몸 부위를 지적하며 그 이름을 인식하도록 반복훈련하자.

누워서 하는 팔다리 운동

중증의 신체장애를 가진 아이 중에는 누워있는 상태에서 팔다리가 모두 경직되어 더 이상 운동기능이 발달하지 못하는 경우가 있다. 이 아이의 첫 치료 목표는 팔다리를 움직여 스스로 뒤집도록 훈련하는 것이다. 이 훈련을 할 때는 팔다리를 조심스럽게 펴고 구부리는 운동을 무리한 힘을 주지 않고 자연스럽게 시킨다. 이 치료를 할 때는 앞에서 말한 바와 같이 아이에게 말을 걸고, 이름을 부르고, 칭찬하는 것을 잊지 않는다.

뒤집기 하려면 머리 가누기부터 훈련

손과 발이 경직된 아이 중에는 머리조차 가누지 못하는 경우가 많다. 머리를 가눌 힘이 없으면 혼자 앉혀둘 수가 없다. 머리 가누는 훈련을 매일 계속하는 사이에 스스로 목에 힘을 줄 수 있게 된다. 목에 힘이 가면 의자에 앉혀두었을 때 몸의 균형도 잡는다. 손발을 움직이고, 머리를 가눌 수 있어야 좌우로 옆으로 눕는 훈련이 되고, 그 다음에 뒤집기가 가능하다. 몸을 가누지 못하는 상태에서 뒤집어두면 아이는 질식하게 될 위험이 있다. 아이들이 혼자 뒤집을 수 있으면 몸 전체를 굴려 이곳저곳 가고 싶은 장소로 이동할 수도 있게 된다.

신체 훈련과 동시에 하는 시청각 훈련

모든 어머니는 누워있는 아기를 바라보며 웃고, 눈을 맞추고, 이야기하고, 얼리다 그것도 모자라 장난감을 흔들어주거나, 침대 위에 온갖 모빌을 달아 빙빙 돌려준다. 아기에게 흥미를 가질 만한 것을 보여주고 들려주고 하는 이 모든 행위는 사랑의 표현인 동시에 아기에 대한 시청각 훈련이다.

우리 아이가 보여주는 물건에 초점을 맞추지 못한다 하더라도, 훈련이 진행됨에 따라 처음에는 두리번거리다가 물체를 바로 쳐다보고, 물체를 따라 시선을 옮길 수 있게 된다. 이런 시청각 훈련 때 너무 잡다한 것을 주변에 놓고 보여준다면 아기는 오히려 집중하기가 어렵다.

만일 자폐증세를 가지고 있다면 엄마의 눈만 아니라 보여주는 물건도 쳐다보지 않는다. 이럴 때 광도가 낮은 손전등을 켜서 불빛을 깜빡이는 방법으로 시선을 유도하기도 한다. 불빛이 너무 밝으면 역효과가 난다. 매우 어려운 과정이지만 물체를 바라보도록 하는 훈련은 중요하다. 눈으로 보려는 욕구가 없으면 배움이 불가능하다. 보는 능력이 있어야 적극적이 되고 나중에는 물건을 가지려는 마음도 생긴다.

청각훈련에는 목소리만 한정되지 않는다. 새소리, 종소리, 시계소리, 악기소리, 음악, 기계가 도는 소리 이 모두가 청각훈련의 대상이다. 청각훈련에서는 그 소리를 내는 물체가 어떤 것인지에 대해서도 동시에 알게 한다. 또한 소리가 나는 방향을 앞 뒤 옆으로 바꾸어 그 방향으로 시선이나 손 또는 고개를 돌리도록 훈련한다.

음악소리라면 박자에 따라 손뼉을 치게 하여 박자를 알리고, 몸을 흔들게 하여 리듬감을 갖게 한다. 이러한 청각훈련이 진전되기 시작하면, 의사소통의 말 즉 이리 와! 앉아! 쉬 하자! 우유 먹자! 등의 말을 하고 그 의미를 알도록 훈련해간다.

기어가기와 앉기 훈련

몸을 가누고 뒤집고 하면 다음 단계로 기는 훈련을 목표할 수 있다. 아이를 치료자의 허벅다리 위에 엎드리게 하면, 아이는 두 손으로 땅을 짚을 수 있고, 엉덩이를 움직일 수 있는 자세가 된다. 기기 훈련은 이 자세에서 대개 시작된다. 때로는 넓적한 띠 위에 엎드리게 하여 기는 연습을 시킬 수도 있다.

아이가 길 수 있으려면 두 팔로 몸을 버티고, 양손으로 바닥을 교대로 짚어야 한다. 또한 그때마다 무릎도 따라 움직여야 하는데, 왼손을 앞으로 내밀 때는 오른쪽 무릎이 앞으로 나간다. 이런 기어가기 훈련에서는 아이가 만지고 싶어하는 물건이 바로 앞에 있다면 기어가려는 적극성이 더욱 강화될 것이다.

신체장애가 심하면 무릎을 내밀고 발을 당겨 앉는 동작이 어렵다. 팔은 펴서 땅을 짚고 균형도 잡을 수 있어야 한다. 머리 가누기에서부터 앉기를 배우기까지 몇 달 심지어 2, 3년이 걸리기도 한다. 기어가기와 앉기 훈련법 역시 경험 많은 치료사의 조언을 들어야 도움이 된다.

앉아서 처음에는 두 팔로 바닥을 짚어 균형을 잡던 아이가 나중에는 한 손만 짚어도 바로 앉게 되고, 이윽고 두 손에 장난감이나 우유병을 들고 앉을 수 있게 될 것이다.

일어서기와 걷기 훈련

일반적으로 일어서는 훈련을 시킬 때는 앉은 아이의 두 손을 잡고 일으켜 세운다. 이때 아이를 처음부터 끌어당겨서는 안 된다. 아이가 땅바닥에 주저앉은 상태에서 일어서지 못하면, 첫 단계로 낮은 의자나 베게 위에 앉혀두고 일어서는 훈련을 시킬 수 있다. 아이 혼자서 서게 하면 넘어져 다치므로 반드시 손을 잡아주도록 한다(그림16).

서는 것이 가능하면 다음에 걷기 연습을 한다. 걷기는 치료자가 아이의 손을 잡아주거나, 그것조차 어려우면 겨드랑이를 받쳐주거나 하

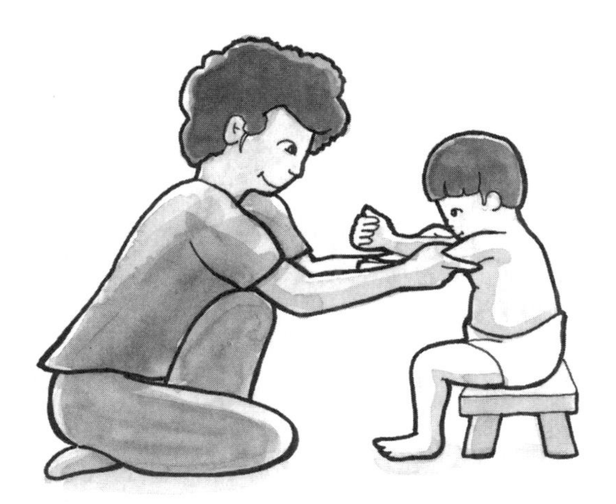

그림16. 의자나 베게 위에 앉혀두고 두 손을 잡아주어 일어서도록 훈련한다.

여 천천히 좌우 걸음을 차례로 옮기도록 훈련한다. 걷기 훈련 때 아이의 뒤에서 받쳐주는 방법은 좋지 않다. 항상 아이의 얼굴을 마주하여 말하고 웃고 하면서 걷는 연습을 해야 효과적이다.

훈련이 잘 되어 혼자 서 있을 수 있게 되면, 2~3보만 걸으면 손을 짚을 수 있는 장소에서 혼자 걷는 연습을 시킨다. 처음부터 너무 멀리 걷게 하면 겁도 나고 지루하게 느낀다. 신체장애를 가진 아이가 걷는 연습 중에 넘어지면 크게 다칠 염려가 있으며, 걷기연습 자체를 두려워할 가능성이 생긴다. 욕심 내지 말고 안전 위주로 끊임없이 칭찬하고 용기를 주면서 훈련한다.

강직성 아동의 물리치료

근육이 이완되어 있는 것과 반대로 강직되어 있는 아이의 치료 역시 일찍 시작할수록 효과가 크다. 치료를 늦게 출발하면 그때는 너무 경직되어 있어 치료도 힘들 뿐 아니라 정상으로 만들기도 어렵다. 그러나 아기 때부터 근육을 이완 수축하도록 훈련하면 대개 정상아에 비슷하게 움직일 수 있게 된다.

일반적으로 아기를 안아주어야 할 때는 아기가 어머니 뱃속에 있을 때의 자세를 취하도록 하여 두 팔로 받쳐 안고 있으면 편안해 한다. 아이에게 물리치료 훈련을 시작하기 전에 이런 자세로 잠시 안아주면, 긴장이 풀리고 안정을 찾으므로 치료사를 잘 따르게 될 수 있다 (그림17). 또한 아이를 안아 다른 장소로 옮길 때는 오른쪽 그림과 같은 방법으로 안으면 편안해 한다. 만일 아이의 체중이 무거워 안기에 부담이 가면 아이 체중을 자기 골반에 받쳐 드는 좋은 방법이 있다.

근육이 경직된 아이를 시작부터 바르게 풀어보려고 해서는 안 된다. 만일 억지로 무리하게 이완시키려든다면 오히려 더욱 경직될 위험이 있다. 아주 조금씩 반복동작으로, 감정을 편하게 해주면서 치료한다. 그들이 편안함을 느끼지 못한다면 강직은 풀어질 수 없다. 이런 아이들은 좀 좋아지는 듯하다가도 어느 날은 다시 강직이 오기도 한다.

강직성 아이에게 옷을 입힐 때도 스스로 근육을 펴도록 기다려 무리하지 않게 한다. 근육의 강직은 앞에서도 말했지만 정신지체와는 관계없는 신체적 장애이다. 굳어 있는 팔다리를 억지로 펴보려고 하면 근육을 다치게 할 위험이 따른다.

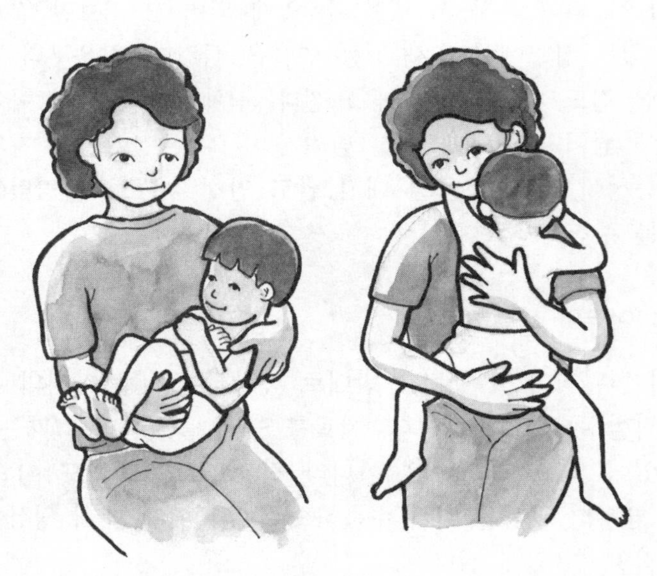

그림17. 아이가 가장 편안하게 안아주는 방법은 어머니 뱃속에 있을 때의 자세가 되도록 해주거나, 앞으로 포근히 안는 것이다.

손가락을 펴고 움직이게 하기

경직된 상태로 다섯 손가락을 꽉 쥐고 있는 아이를 그대로 오래 두면 그 손은 영영 불편한 상태가 되기 쉽다. 손가락 훈련은 다음의 순서로 진행한다.

1. 손가락을 펴고 오므리기
2. 손가락으로 물건 잡기
3. 손과 함께 머리 쓰기
4. 적절한 힘으로 손목 움직이기
5. 손동작 속도를 높이기
6. 손으로 도구를 사용하기
7. 공을 던지고 받기

경직된 손가락을 펴도록 훈련하려면, 처음에 아기의 새끼손가락 사이로 어른의 손가락을 조금씩 무리 없이 집어넣어본다. 이때 아기의 손등 높은 부분을 살짝 눌러주거나 마사지해주면 좀더 쉽게 펴게 된다. 만일 이것이 어려우면 따뜻한 물속에 아기의 손을 담그고 같은 방법으로 해보면 보다 효과적일 수 있다.

이런 노력 끝에 손가락을 얼마간 펼 수 있게 되면 그 손 안에 깨끗한 작은 손수건 따위를 넣어주어 쥐도록 해본다. 이런 과정을 계속하면서 장난감 손잡이 같은 점점 큰 물건을 쥐도록 훈련해 나간다.

손으로 무엇을 쥘 수 있게 되면 그때부터 손에 든 물건의 이름도 말해주고 사용법도 가르쳐본다. 또 노래를 부르며 손을 폈다 오므렸다 하는 훈련이라든가, 아이와 물건을 서로 주거니 받거니 하며 즐겁게 손을 움직이도록 유도한다.

다섯 손가락을 쥐고 펴고 할 수 있게 되면, 다음 단계는 엄지와 검지로 물건을 핀셋처럼 집는 훈련을 시킨다. 이것은 작은 물건을 집을 수 있도록 하는 소근육훈련이다. 아이가 좋아할 마땅한 장난감을 준비하여 이 훈련에 임한다.

장난감은 아이들로 하여금 무의식적으로 머리를 쓰게 하여 지능발달을 돕는다. 또한 관찰능력과 두 손이 서로 협응하는 반사신경이 발달하게 된다. 이러한 과정이 진행되면서 손목 운동, 팔꿈치 운동, 어깨 운동이 동시에 진행될 것이다. 손목을 움직이면 글씨를 쓰고 그림을 그릴 수 있게 된다. 또 매우 중요한 숟가락 사용 훈련이 가능해진다.

배워야 할 손놀림은 얼마든지 있다. 장난감 전기스위치 켜고 끄기, 병뚜껑 열고 닫기, 태엽감기, 로고 끼워 맞추기, 나무망치 두드리기, 가위질하기 등 도구 사용으로 발전한다.

더욱 상태가 좋아지면 공을 만지는 훈련으로 한 단계 더 나아간다. 공을 굴리고 잡고 밀고, 한 발 더 나아가 던지고 받고 하는 과정으로 발전시켜 간다. 공을 받고 던질 수 있으면 정상아 수준의 행동이다.

이상의 이러한 손과 팔 훈련은 조기에 시작할수록 유리하다는 점을 명심해야 할 것이다. 만약 손의 훈련을 게을리 한다면 아이의 손은 계속 그의 입안에 있거나, 매사에 관심이 없거나 할 것이다.

단추 끼우기와 옷 입기

손은 좌우 둘이므로 양손을 번갈아가며 치료해야 한다. 이윽고 좌우의 손이 자유로워지면, 이번에는 두 손으로 무엇을 잡는 훈련을 한다. 두 손을 동시에 잘 움직일 수 있으면 혼자 옷의 단추도 끼우고 신발도 신으며, 옷을 입고 벗게 된다. 가지고 놀던 물건을 제자리에 놓는 훈련도 시킨다. 이 정도로 손을 움직일 수 있으면 이제 생활에 필요한 어떤 동작이라도 배울 수 있게 될 것이다.

옷의 단추를 끼우는 훈련은, 처음에는 손으로 잡을 수 있는 큰 단추를 커다랗게 뚫은 구멍에 끼우도록 연습시키다가 차츰 작은 단추로 내려간다. 이런 훈련을 할 때는 "단추 끼워요! 단추 끌러요!" "양말 신어요! 양말 벗어요!" 등으로 말해주며 말까지 배우도록 훈련한다는 것을 잊지 말자. 어떤 날 훈련 때 말을 해도 아이의 반응이 없으면 억지로 시키려고 하지 않는다. 좀 쉬었다가, 아니면 다음날 시도하자.

아이에게 양말을 신게 하고, 옷을 입히고 하려면 그렇게 하는 것이 좋다는 것을 우선 알도록 해야 한다. 옷의 이름도 말해주고, 색깔이라든가 크기도 이야기하며, 입으면 예쁘다, 따뜻하다 등의 여러 가지 말을 해주는 것을 잊지 말자.

옷 입기 훈련 때는 쉽게 입을 수 있는 옷부터 시작한다. 얼마큼 익숙하게 되면 칭찬과 함께 스스로 입고 벗도록 한다. 옷을 입으면 단추를 잠그고, 지프를 올리고, 접착포(벨크로)를 붙이고 떼고, 벨트를 끼우고 하는 여러 동작을 익혀가야 할 것이다.

옷은 새 옷으로 갈아입을 때만 아니라, 목욕할 때 벗었다가 다시 입어야 한다는 것, 옷을 벗고 있으면 왜 안 되는지, 목욕은 왜 자주 해야 하는지 등을 이야기하며, 목욕을 싫어한다면 야단보다 보상훈련 방법을 써야 할 것이다.

강직 상태가 심한 아이의 경우, 단추를 스스로 끼울 수 있게 되기까지의 훈련에 1년이 걸리기도 한다. 인내와 반복훈련, 훈련을 중단하지 않는 것, 그리고 한 과정 한 과정 발전할 때마다 칭찬과 격려의 보상을 주도록 하는 일을 즐거운 마음으로 해야 할 것이다. 아이가 따라하지 못하더라도 잘 할 수 있을 것이라는 격려로 자신감을 잃지 않도록 해주는 것 또한 잊지 말자.

입을 열어 음식을 먹고 마시게 하기

아기는 출생하는 순간부터 모유를 빨아 삼키는 본능을 가지고 태어난다. 그러나 안타깝게도 이것조차 못하는 아기가 태어나기도 한다. 입조차 벌리지 못하는 아이의 입을 억지로 열고 우유를 먹이면 호흡장애를 가져온다. 입을 자유로 벌리고 빨고 삼키고 하지 못하는 상태가 매우 오래 계속되는 경우도 있다. 아이에게 우유나 음식을 먹일 때는,

1. 우유(또는 음식)는 반드시 머리를 들게 한 자세로 먹인다.
1. 아이 앞에서 얼굴을 똑바로 보며 먹인다.
1. 말을 해주면서, 눈을 마주보면서 천천히 먹인다. 먹는 행동이 즐겁도록 만들자.
1. 입을 벌리지 못하는 아이는 먹이기 시작하기 3~4분 전부터 아이의 양 볼과 입 언저리를 부드럽게 문질러주면 쉽게 열게 된다.

음식을 먹이는 훈련에는 다음과 같은 방법이 있다.

1. 아랫입술에 잼이나 초콜릿 등 맛있는 것을 발라주어 스스로 빨아먹

도록 한다.

l. 치료자는 엄지로 아이의 턱을 가만히 누른 상태로 검지를 아이 입속에 넣어 혀를 살짝 눌러준다.
l. 검지 끝에 음식을 조금 묻혀 입안에 넣어준다.
l. 이러한 훈련으로 입을 열어 삼킬 수 있게 되면 숟가락에 담은 음식을 떠먹이는 훈련을 할 수 있다.
l. 처음 숟가락에 담은 음식을 아이의 아래 입술 위에 살짝 놓아두고 먹으려는 반응을 기다린다. 음식이 뜨겁거나 차거나 해서는 안 되며 억지로 먹이지 않는다. 만일 음식을 거부한다면 아이가 배고플 때까지 기다려 먹인다.
l. 음식은 반유동식으로 만들고, 아이가 좋아하는 것을 준비한다. 맵고 짜고 자극적인 것은 피한다.
l. 조금씩 먹을 수 있게 되면 음식의 이름, 맛, 냄새 들을 이야기해주면서 먹인다. 음식에 대한 교육을 이때부터 시작하는 것이다.
l. 다음으로 손수 자기 손으로 숟가락을 들어 먹도록 훈련한다. 아이가 숟가락을 잡도록 하는 방법은 앞에서 소개한 손동작 훈련법에서 이야기했다.
l. 숟가락으로 음식 먹기 훈련을 시작할 때, 처음에는 아기와 치료자가 함께 숟가락을 잡고 입으로 가져가도록 한다. 그것이 익숙해지면 혼자 입으로 떠먹을 수 있을 것이다.
l. 음식 먹일 때는 옷을 더럽히게 되므로 턱받이가 필요하다. 비닐 턱받이는 세탁하기가 편리하다. 아기 그릇에는 음식을 3분의 2 정도 담아 숟가락질 때 밖으로 넘어 나오는 것을 막는다.
l. 식사가 끝나면 "참 예쁘게 잘 먹었다!"는 칭찬과 함께 얼굴과 손을 씻어준다.
l. 아이가 혼자 음식을 먹을 수 있게 되었더라도, 음식을 차려주고 그만 나가버리면 음식에 대한 흥미가 줄어든다.
l. 아이를 식탁에 앉혀 음식을 먹도록 할 때는 적당한 높이의 의자에 앉히고, 식탁과의 거리를 적절히 해주어야 편하게 먹을 것이다. 자세가 불안정한 아이를 위해서는 안전벨트를 준비한 식탁의자가 필요할

것이다.

l. 침을 많이 흘리는 것은 입술을 오므리고, 입안의 것을 빨아들이는 근육이 발달하지 못한 탓이다. 빨아먹는 훈련을 하는 동안 침 흘리기는 점점 줄어든다. 이와 동시에 아이에게 '후! 불기, 엄마! 아빠! 등을 말하기 훈련을 시키면 입술 근육이 단련된다.

l. 물이나 우유 마시기 훈련도 음식 먹이기와 같은 시기에 행한다. 마시기 역시 입 주변의 근육을 마사지해주고, 손가락으로 혀를 눌러주고, 목 부분을 쓰다듬어주어 마시는 근육이 풀어지도록 한다.

l. 컵에 담은 우유를 아랫입술에 대어 아주 조금씩 마시도록 훈련한다. 이때 스트로로 빨아먹는 훈련도 시킨다. 손을 쓰지 못하는 아이에게 스트로로 빨아먹게 할 때는 스트로가 세워진 컵이 아이 입에 쉽게 닿는 위치에 놓아주도록 한다.

l. 음식 먹기 훈련을 처음 시작할 때는, 거울 앞에서 아이가 스스로를 볼 수 있게 해주면 보다 효과적일 수 있다.

용변 훈련

아기를 키우는 세상의 모든 어머니는 '우리 아이가 스스로 용변 가리는 날'을 손꼽아 기다린다. 영아 때는 모르지만, 기저귀를 마른 것으로 갈아주는 동안에 아기는 차츰 하체가 젖으면 불쾌함을 느끼게 된다. 나아가 방광이 차거나 변을 보고 싶다는 느낌을 알게 된다.

그러나 장애아는 그런 느낌을 설령 갖는다 해도 그 표현이 어렵다. 그러므로 장애아의 용변 훈련을 시도할 때는 아이의 용변 습관부터 1~2주 동안 관찰하여 하루 중 언제, 몇 번이나 용변을 보는지 기록해 두는 기초조사를 해야 한다.

이것을 기준으로 하여 아이의 용변시간이 가까우면, 미리 변기에 앉혀 용변을 보도록 유도한다. 아이들은 대개 식후 30분 쯤에 소변이나 변의를 느낀다. 그러므로 그 시간에 변기에 앉혀 용변을 보도록 훈련한다.

치료자는 물론 용변훈련이 되기까지 아이의 용변 습성을 계속 기록하여 치료의 기초자료로 이용해야 한다. 기록하지 않고 짐작으로 한다는 것은 시행착오가 잦은 방법이다. 많은 아이들은 불규칙한 용변 습관을 가지는데, 그 이유는 다음 사항과 관계될 수 있다.

1. 너무 오래 변기에 앉혀두지 않았는가? 용변의 지루함을 싫어하게 된다.
1. 추운 곳에 앉혀두지 않았던가? 용변과 추위를 연관시켜 두려움을 갖는다.
1. 젖은 옷을 오래도록 입혀두지 않았던가? 젖은 것에 대한 감각이 둔화된다.
1. 겁을 먹었거나, 야단을 맞았거나, 배가 고프거나 하면 규칙적인 용변 시간을 잃어버린다.
1. 경련을 하고 나도 용변 시간이 흔들린다.

그러므로 일정 시간에 용변을 보도록 훈련하려면 다음 사항에 유의한다.

1. 일정한 시간 간격으로 용변기에 앉게 한다.
1. 변기에 앉을 때 "'쉬! 하자, 응! 하자." 등의 말을 해주고, 용변을 마치면 잘 했다고 칭찬한다.
1. 용변 보는 동안 혼자 두지 말고 아이 옆에서 지켜보도록 한다.
1. 변기에는 5분 이상 앉혀두지 말자. 너무 오래 두면 용변기를 대소변 보는 장소라고 생각하지 않는다. 또 개중에는 변을 주무르는 아이도 있고, 남자의 경우 고추를 만지기도 한다.
1. 용변 후에는 변의 상태를 확인하여 건강상 이상이 없는지 조사한다.
1. 대변은 하루 1~2회가 보통이지만, 어떤 아이는 횟수가 더 많다. 만일 3~4회 이상이라면 병이 없는지 의사와 상담해봐야 한다.
1. 장기간 변을 못 본 아이는 역시 의사의 도움을 받아야 한다. 그런 아이는 장이 가득 차 음식을 먹일 수도 없다.
1. 차츰 대소변을 구분하여 보도록 하고, 나중에는 변소를 알도록 지도한다.
1. 신체장애가 심해 변기에 앉힐 수 없는 아이는, 엎드린 자세로 용변 보도록 만든 장애아용 용기를 사용한다. 이때 치료자는 아이의 상체

를 다리 위에 엎드리도록 하거나 스펀지 베게를 받쳐주거나 한다.

양치질과 목욕 훈련

아이들의 이빨 관리는 특히 중요하다. 조금이라도 소홀히 하면 충치나 치주염(잇몸병)을 앓을 위험성이 있기 때문이다. 아이들은 많은 경우 면역력까지 약하므로 이빨 관리를 철저히 해야 한다.

그들의 이빨을 잘 지켜주는 최선의 방법은 스스로 이빨을 닦도록 훈련시키는 것이다. 양치질 훈련 역시 강제로 해서는 안 된다. 양치질을 왜 해야 되는지, 하고 나면 얼마나 기분이 좋은지 등을 말해주며, 식후와 잠자기 전후, 또 과자나 음식을 먹고 나면 곧 양치질을 하도록 가르친다. 양치질할 때 뜨거운 물을 쓰지 않도록 하며, 양치질한 물을 삼키지 않도록 지도한다. 양치질 역시 가르치기가 어렵다.

아이를 목욕시키는 방법에는 두 가지가 있다. 하나는 보호자가 처음부터 씻기고 닦고를 모두 해줘야 하는 경우와, 아이 스스로 목욕을 하도록 가르치는 것이다. 목욕하는 법을 가르치는 일도 어렵다. 그러나 목욕은 건강상의 문제 외에 경직된 몸을 풀어주고, 목욕을 시키는 동안 치료자와 아이 사이에 스킨십이 이루어지는 매우 좋은 시간이다.

아이들을 목욕시킬 때는 반드시 옆에 있어야 한다. 목욕탕의 바닥은 절대 미끄러워서는 안 된다. 만일 그렇지 못하다면 미끄럼 방지 깔개를 깔아 치료자 자신을 포함하여 아이들이 다치는 일이 없도록 해야 한다. 아이들은 목욕하는 동안 물과 친숙해진다. 그런데 욕조 안에서 목욕시킬 때는 물속에 빠져버리거나 물을 먹게 되거나 하는 안전사고에 극히 주의해야 한다. 몸의 균형을 잡지 못하는 아이라면 더욱 조심하여 돌이킬 수 없는 사고가 나지 않도록 해야 할 것이다. 장애아동을 목욕시키는 목욕통, 의자, 목욕 휠체어 등의 보조기구를 이용하면 아이와 부모 모두 편하다.

아이들을 목욕시킬 때는 적절한 물 온도를 유지하고, 강한 힘으로 씻기지 않는다. 샤워의 물이 머리나 얼굴에 직접 떨어지게 하는 것도 금물이다. 특히 머리를 감길 때는 팔로 머리를 받쳐 편안하도록 안고 씻긴다.

따뜻한 목욕물 속에서는 근육의 긴장이 풀어진 가운데 물리치료도 할 수 있고, 손뼉 치기, 발장구 치기, 손으로 물 텀벙거리기, 입으로 물 뿜어내기 등의 물리치료에 도움이 되는 장난을 할 수 있으며, 물속에서 가지고 노는 장난감, 뜨는 공, 가라앉는 장난감, 물을 머금는 스펀지, 수건의 물 짜기 등의 놀이를 한다.

샴푸나 비눗물이 눈에 들어가거나 하면 목욕을 기피하는 원인이 된다. 아이를 목욕시키는 일은 힘들기 때문에 보호자 자신부터 편안한 자세를 취하여 허리나 팔다리에 무리가 가지 않도록 한다.

목욕이 끝난 아이는 미끈거리므로 안아낼 때 조심해야 한다. 이때는 반드시 아이를 수건으로 싸서 미끄럽지 않게 하여 가만히 안는다. 욕조 내에 아이의 젖은 몸을 닦아주고 새 옷을 입힐 수 있는 보조대를 준비해두면 아이와 보호자 모두 매우 편리하다.

목욕을 마치고 옷을 입히기 전에는 피부에 이상이 없는지 검사도 하고, 상처가 있으면 연고도 발라준다. 피부감각이 나쁜 아이들이라면 목욕하는 과정에 감각이 발달될 수 있다. 다정한 대화 속에서 사람은 왜 반드시 옷을 입고 밖에 나가야 하는지에 대해 말해준다.

혼자 목욕하기 지도

처음에는 아이의 목욕을 전부 해주다가 성장하고 신체적 기능이 발전하면, 차츰 스스로 목욕하도록 훈련한다. 목욕을 위해 가르쳐야 할 내용은 다음과 같은 것들이다.

1. 수도꼭지 사용법, 물줄기 조종법 교육
1. 혼자서 양치하고, 손 씻고, 세수하기
1. 비누 사용법과 제자리 놓기
1. 얼굴, 머리카락, 몸에 비누를 묻혀 비비는 방법
1. 손과 얼굴, 머리, 몸의 거품 씻어내는 요령
1. 수건으로 몸 닦기와 사용 후 제자리 걸기 등이다.

제9장 행동발달 상태 기록장

아이를 치료하고 훈련하는 동안에 진행되는 발전상을 기록하지 않고 지나쳐 보내버리면, 그간의 성과를 확실히 알 수 없으며, 다음의 치료목표를 설정하기가 어렵다. 또한 우리 아이를 어느 정도까지 치료할 수 있을지 그 미래를 예측하기도 곤란하다. 그러므로 적어도 다음의 사항에 대해서는 기록표를 만들어 1년에 4회 (3개월마다 1회) 체크를 하여 그간의 변화를 확인하고, 이 기록을 보존하면서 활용하기 바란다.

다음의 행동발달 사항에 동그라미를 더해갈 수 있다면 발달이 잘 진행되고 있는 것이다. 그러나 만일 4개월 전에는 할 수 있었던 일을 지금 하지 못한다거나 하면, 치료가 지속적으로 이루어지지 못한 증거가 되거나, 건강상에 문제가 있거나 할 것이다.

다음 사항들은 기록하는 차트를 만들어두고 점검하기 바란다. 단계적으로 발달이 이루어지는 것이 관찰되면 신체와 지능발달이 잘 진행되고 있는 것이다.

1. 일반 행동의 발달 - 1단계 (조사 연 월 일 기록)

* 손가락을 움직이며 논다.
* 장난감을 주면 입으로 가져가 빤다.
* 빛이 비치는 곳을 바라본다.
* 얼굴을 만지면 쳐다보려고 얼굴을 움직인다.
* 주위에 장난감이나 엄마 손이 있으면 무의식적으로 만지려 한다.
* 장난감을 손에 쥐어주면 장난감을 본다.
* 손에 든 장난감이 떨어지면 눈으로 찾는다.

* 어머니나 보호자의 눈을 바라본다.
* 여러 가지 사물의 소리, 보호자의 목소리를 알아듣는다.
* 아는 사람과 모르는 사람의 목소리를 구별한다.
* 음악이나 낯선 소리가 들리면 울음을 멈춘다.
* 적어도 1분 정도 장난감을 손에 잡고 있다.
* 1분 정도 머리를 가눌 수 있다.

2. 일반 행동의 발달 - 2단계

* 머리를 자유롭게 움직인다.
* 장난감이든 엄마의 손이든 잡고 싶으면 잡는다.
* 음식을 씹을 수 있다.
* 낮에는 깨어 있고 밤에 잔다.
* 우유병으로 우유를 먹는다.
* 숟가락으로 죽을 떠먹이면 받아먹는다.
* 엎드려두면 등을 움직인다.
* 바로 뉘어두면 뒤집는다.
* 겨드랑이를 받쳐주면 앉는다.
* 양반다리를 하거나 무릎을 꿇고 앉는다.
* 엄마의 손을 잡고 일어선다.
* 벽이나 의자를 잡고 혼자 일어선다.
* 엎드린 상태로 기어간다.
* 두 손과 무릎으로 기어간다.
* 잠시 혼자 선다.
* 두 손을 잡아주면 한 발자국씩 걷는다.
* 무섭거나 불안하면 큰 소리로 운다.
* 배고프면 운다.
* 오줌을 싸면 소리 내어 운다.
* 소리를 내기 시작한다.
* 3가지 정도의 다른 소리를 낸다.
* 소리를 내면서 좋아한다.

* 뜻을 모르고 엄마 아빠 소리를 낸다.

3. 일반 행동의 발달 - 3단계

* 아이 앞에서 소리를 내면 따라 한다.
* 소리 나는 쪽으로 머리를 돌린다.
* 이름을 부르면 자기를 부르는 줄 안다.
* 안 돼!의 뜻을 안다.
* 보호자와 함께 숟가락을 잡고 싶어 한다.
* 좋은 기분과 불편한 기분을 나타낸다.
* 보호자가 말을 하면 그에 반응한다.
* 칭찬과 꾸지람을 구별한다.
* 발자국소리가 나면 그쪽을 보려 한다.
* 울 때 안아서 달래면 그친다.
* 기저귀 갈 때나 목욕할 때 익숙해져 스스로 움직이며 도와 준다.
* 손으로 과자를 잘 잡아 입으로 가져가 먹는다.
* 배고프다는 표현을 한다.
* 배부르다는 표현을 한다.
* 맛있는 것과 없는 것을 알고 표현한다.
* 주위에 아무도 없으면 운다.
* 좋아하는 사람에게 좋아하는 표현을 한다.
* 싫은 사람에 대해 싫은 표현을 한다.

4. 동작 발달 과정의 확인

* 기어간다.
* 혼자 선다.
* 혼자 걷는다.
* 뛴다.
* 깡충 뛴다.
* 계단을 걸어 내려간다.
* 계간을 걸어 올라간다.

* 균형을 잡는다.
* 엄지와 검지를 핀셋처럼 잡는다.
* 눈과 손이 함께 움직인다.
* 두 손이 함께 움직인다.
* 한 손으로 가벼운 물건을 운반한다.
* 두 손으로 물건을 들어 옮긴다.
* 약병 뚜껑을 돌려 연다.
* 연필을 바르게 쥔다.
* 무의식적으로 알아볼 수 없는 그림을 그린다.
* 가위질을 한다.
* 풀을 바른다.
* 두 손으로 공을 가지고 논다.
* 블록을 쌓는다.
* 종이에 그린 원 안에 색칠을 할 수 있다.
* 퍼즐을 맞춘다.
* 선을 따라 가위질을 한다.
* 색을 구분한다.
* 손가락으로 센다.
* 같은 것끼리 구분한다.
* 혼자 먹는다.
* 혼자 양말을 벗는다.
* 화장실에 데려 가면 혼자 지프를 내리거나 단추를 연다.
* 열린 단추를 채우고 지프를 닫을 줄 안다.
* 휴지로 코를 풀고 닦는다.
* 도움을 받아 이를 닦는다.
* 혼자 손을 씻고 세수도 한다.
* 얼굴에 로션을 바를 줄 안다.
* 머리를 빗을 줄 안다.
* 용변 후 종이로 혼자 닦는다.
* 문고리를 돌려 문을 연다.

* 물이나 우유를 혼자 따른다.
* 그림 그릴 때 다른 손으로 종이를 움직이지 않게 잡는다.
* 수평선, 수직선을 그린다.
* 알아볼 수 있을 정도로 물건을 비슷하게 그린다.

5. 듣기, 말하기의 발달

* 듣고 소리를 구별한다.
* 자기 이름을 부르면 안다.
* 들었던 말을 기억한다.
* 들었던 말을 반복한다.
* 본 것을 기억한다.
* 몸의 각 부분 이름을 알고 말한다.
* 물건을 가리키면 그 이름을 한 단어로 말한다.
* 보이지 않는 몸의 부분 (심장, 위장, 뼈)의 이름을 말한다.
* "이리와!" 하면 온다.
* 연속된 두 가지 말을 한다.
* 목소리를 크고 작게 자유스럽게 낸다.
* 명사를 모방해서 말한다.
* 동사를 모방해서 말한다.
* "이게 뭐예요?"하고 물으면 대답한다.
* 상당한 수의 단어를 안다.
* 단어들로 문장을 만들어 말한다.

6. 감각과 지각의 발달

* 감추어진 장난감을 찾으려 한다.
* 막대기를 도구로 사용하여 장난감을 꺼낸다.
* 하나, 둘, 셋을 구별한다.
* 크고 작은 것을 구별한다.
* 높고 낮은 것을 구별한다.
* 속이 빈 것과 찬 것을 구별한다.

* 색깔을 구별한다.
* 부드러운 것, 거친 것, 따뜻한 것과 찬 것을 안다.
* 서로 관련 있는 그림을 연결한다.
* 큰 것부터 작은 것까지 순서대로 놓는다.
* 간단한 퍼즐을 맞춘다.
* 아침, 점심, 저녁을 안다.
* 나무 블록으로 모양을 만든다.

7. 사회성의 발달

* 보호자와 함께 장난감을 가지고 논다.
* 다른 친구나 형제자매 옆에서 논다.
* 만든 것을 보여주려 한다.
* 혼자서 해보려고 한다.
* 자기 이름을 말할 줄 안다.
* 남녀를 구분한다.
* 인사를 할 줄 안다.
* 여럿이 어울려 논다.
* 장난감을 정리해 놓는다.
* 장난감이나 먹을 것을 양보할 줄 안다.
* 잘못했을 때 그것을 안다.
* "고맙습니다."라고 말할 줄 안다.
* 용서해달라는 말이나 행동을 한다.

이상의 모든 항목에 대해 '가능'이라고 기록할 수 있는 것이 우리의 치료 목표이다. 그러기까지 많이 기다릴 줄 알고, 인내하고, 작은 발전에도 큰 만족을 느껴야 할 것이다.

제10장 특수아동의 교육

특수아동에게는 단체교육도 중요하다

발달장애아 중에서 특히 지능장애아는 다른 아이들에 비해 배우고 생각하고 기능을 익히는 속도가 늦다. 그러나 그들도 일반 사람과 마찬가지로 경험을 통해 교육이 이루어진다. 또한 교육과 치료는 가능한 일찍 시작하는 것이 효과가 크다.

특수아동에 대한 보육방법은 바로 부모와 그 가족이 전문가로부터 조언을 듣고 조기에 배우는 일이 우선 중요하다. 즉 보호자가 아이의 문제에 대해 먼저 알고 현명하게 대처해야 한다는 것이다. 만일 교육과 치료효과가 너무 느리게 나타나기 때문에 지쳐버려 게을리 하거나 포기하거나 하면 뒤에 가서 후회할 뿐이다. 설령 부모의 사정으로 교육과 치료를 전적으로 전문가에게 맡긴다 하더라도, 부모는 많은 것을 알고 있어야 한다.

아이에 대한 교육과 치료는 장애를 발견한 그날부터 시작하도록 해야 할 것이다. 교육과 치료가 도움이 된다는 것은 의심의 여지가 없다. 교육과 치료 프로그램은 개인별로 하는 것과, 여럿이 함께 단체 속에서 하는 것이 있으며, 가정에서 해야 하는 것과 전문 시설에서 하는 것이 있다. 가정에서 하는 치료와 교육은 부모가 할 수 있는 데까지 하고, 필요에 따라 전문가가 주기적으로 집으로 와서 치료하는 것도 가능할 것이다. 그러나 전문가의 방문치료에는 경제적 부담이 따른다.

아이의 보육은 혼자 따로 두고 하는 것보다 다른 아이들과 함께 생활하게 하는 것이 사회성을 높이고 교육과 치료효과도 크다. 특수아라고 혼자 두면 공동생활의 규칙, 순서, 예의, 협동 등의 사회성을 제대로 배우지 못하고 만다. 집에서 혼자 생활하던 아이를 여러 아동이 공동생활하는 시설에 처음 보내면, 식사시간에 규칙이 있다는 것과, 자기 차례를 기다려야 한다는 것과 같은 단체생활에 적응하는데 많은 어려움과 시간이 걸리는 것을 본다. 적응하기까지 본인은 매우 힘든 시간을 보내야 한다.

특수아동을 보육하려면 기저귀 가는 일, 목욕시키기, 음식 준비와 먹이기, 놀아주기 등을 전문가로부터 배워야 실수가 적다. 만일 이런 일을 혼자 생각대로 한다면 많은 시행착오를 겪어야 하고 그만큼 어려움이 따른다. 뿐만 아니라 아이는 아이대로 힘들고 발달 정도도 늦어진다. 장애인 보호 선진국에서는 정부 차원의 보육 지원책이 발달해 있으나 우리 나라의 현실은 아직 미흡하다.

아이들은 출생 직후부터 활발히 배우기 시작한다. 그 시기는 생각보다 이르다. 교육은 아이가 주의를 집중해주어야 일단 시작된다. 쳐다보고, 귀를 기울이고, 만지고, 맛보고, 냄새를 맡고 하는 것은 일단 관심을 끌고 있는 것이다. 아이들은 늘 보던 것에 대해서는 흥미가 적다. 그러나 새로운 것을 대하면 호기심을 보인다. 그렇다고 끊임없이 다른 장난감을 준비할 수는 없다. 그러므로 평소 있던 것이라도 독특한 방법으로 주의를 끌도록 해야 한다.

아이들이란 흥미롭고, 맛이 있고, 안전하고, 편안한 것을 좋아한다. 지루하거나 재미가 없거나, 어려운 것에 대해서는 금방 싫증을 낸다. 아이의 관심을 끌기 위해 보육자는 말의 억양을 달리 하거나 재미난 제스처를 쓸 필요가 있다. 아이가 일단 호기심을 보이면 교육을 시작할 수 있다. 배움이란 가르친 것이 학습과 행동으로 나타나는 결과이다.

효과적 교육 방법은 칭찬하는 것

교육은 흔히 '칭찬과 야단' 두 가지 방법으로 그 효과를 강화시키고 있다. 이때 칭찬은 긍정적인 교육 강화법이고 야단은 부정적인 방법이다. 아이는 기분이 마땅치 않으면 잘 따라 하던 행동을 중단해버린다. 그러므로 긍정적인 방법 즉 칭찬과 격려로 따르도록 만들어야 한다.

그러나 벌이나 야단은 교육의 기회를 감소시키고 만다. 여기서 벌이란 체벌을 주거나 야단치는 것만이 아니라 아이가 싫어하는 것, 원하지 않는 것을 강제로 하는 것을 의미한다.

또 아이들은 좋아하는 것이 서로 다르다. 그러므로 우리 아이는 특히 어떤 것을 좋아하는지 알아내야 한다. 이것은 아이가 노는 것을 잘 관찰하면 직감적으로 알게 된다. 무얼 가지고 놀기 좋아하고, 먹거나 마시기 즐기며, 어떤 텔레비전 프로그램에 관심을 갖는지 보면 알게 된다. 그들이 좋아하는 장난감, 음식, 칭찬, 사랑을 주면서 긍정적인 방법으로 교육 효과를 강화해나간다.

배움이 진행되는데 따라 칭찬해주거나 야단하는 방법도 달라져야 한다. 새로운 기능을 가르칠 때 이 문제는 특히 중요하다. 우리 아이들은 새 기능을 익히기까지 반복교육이 필요하다. 그런데 늘 같은 방법으로 보상할 수는 없다. 예를 들어, 숟가락으로 혼자 음식 먹는 방법을 가르치면서 맛있는 과자를 보상으로 주었다면, 숟가락질을 다 배운 뒤에도 계속해서 맛있는 음식을 줄 필요는 없어진다.

어떤 아이는 교실에서 지독히 울거나 성질부리는 방법으로 자기가 바라는 것을 얻으려 하는 과잉행동을 보이기도 하고, 자해(自害)행동을 하는 아이도 있다. 행동 치료에 의해 잘 고쳐지지만 때로는 오래도록 변하지 않는 경우도 있다.

행동치료는 상과 벌을 적절히 조화시키는 방법으로 좋은 효과를 얻을 수 있다. 잘못 행동을 하면 즉시 벌이 따른다는 것을 인식하면, 나쁜 버릇이 보다 쉽게 고쳐지기도 한다. 아이가 행동을 잘 못했을 때 "너, 아빠 오시면 혼날 줄 알아!", 라든가 "다음에 또 그러면 그땐 ……!"이라고 말하는 것은 벌을 뒤로 미루는 것이다.

어떤 경우에는 벌이 도움이 되지 않을 수도 있다. 벌은 공포를 불러일으키고, 공포는 학습의욕을 감소시키며 가족 관계를 악화시킬 수 있다. '통제'는 행동 훈련에서 매우 중요한 요소이다. 우리가 아이에게 손쉽게 해줄 수 있는 좋은 보상은 껴안아주고 다독거려주며 칭찬하는 것이다.

아이에게서 문제행동을 발견하면 그에 대처하는 훈련과 교육을 시도

해야 할 것이다. 그러나 이러한 행동교육은 어렵고 복잡한 문제이다. 우리 부모는 행동치료사나 심리학자의 도움을 받아야 할 것이다.

교육에는 적절한 순서가 있다. 기능을 가르치는 데는 시간이 걸린다. 그런데 그 교육방법이 나쁘거나 순서가 틀리거나 하면 더 오랜 시간이 필요해진다. 또한 한 가지 기능을 익히면 그것을 반복토록 하여 익숙해지도록 해야 한다. 부모는 인내심을 가지고 보상을 계속해야 할 것이다.

단체 속에서 자연스럽게 이루어지는 교육

특수아동이 기능을 발전시키는 데는 매우 작은 단계의 발전에도 긴 시간이 걸릴 수 있다. 아이들은 주변 환경 속에서 스스로의 경험을 통해서 배우고 발전한다. 나이를 먹어가면서 그들은 주변 환경 속에서 해도 좋은 일과 해서는 안 되는 것을 배우게 된다.

그들은 어떤 행동을 잘못했을 때, 그에 대해 다른 사람들의 반응이 나쁘다는 것을 관찰함으로써 옳고 그른 행동을 판단할 수 있게 되는 것이다. 즉 함께 노는 형제자매와 또래, 교실의 아이들, 교사 등의 반응을 통해 보상과 벌을 알게 되는 것이다.

특수아동이라 할지라도 역시 민감한 관찰자이다. 그들은 부모나 형제자매, 교사, 친구나 학동들이 하는 행동을 보고 그것을 모방함으로써 많은 것을 배워간다. 이런 점은 일반 아동과 다를 것이 없다.

일반 아동들 중에는 함께 놀다가 장애급우가 규칙을 지키지 않거나 잘못을 했을 때 배려하는 마음으로 용납하는 경우가 많다. 그러나 이것은 우리 아이들의 사회성 발달에 오히려 불리하다. 만일 장애아라고 해서 예외적 행동을 받아주어야 한다면, 또래 아이들은 차츰 함께 놀기를 기피하게 된다. 그러나 잘 못하더라도 규정을 따르면서 놀이에 참여한다면 무리 속으로 기꺼이 받아들여질 것이다.

특수아동의 부모들은 내 아이의 행동이 바른 것인지 어떤지 혼돈을 느낄 경우가 있다. 신체는 건강하면서 지능장애만 있을 때는 외견상으로는 다른 아이와 다름이 없다. 반면에 두뇌활동은 정상이지만 신체장애가 있으면 마치 지능장애까지 있는 아이처럼 의식되기도 한다.

취학 이후 부모의 역할

과거에는 장애가 심한 특수아동은 교육의 혜택을 받지 못했다. 그러나 지금은 장애의 경중을 불문하고 교육을 받을 수 있게 되었다. 이것은 단지 학교에 입학할 수 있다는 의미가 아니라 장애에 따라, 학습능력에 따라 일반학교 또는 특수학교에서 특수교사로부터 특수교육을 받을 수 있도록 교육제도가 발전된 것이다. 교육의 발전과 함께 장애아에 대한 명칭도 변화되었다. 과거에 정신박약아 또는 정박아라고 부르던 말은 발달장애아, 특수아동 또는 정신지체장애인이라고 부르게 된 것이다.

'교육'이라는 말은 '학교에서 배우는 것' 외에 많은 의미를 포함한다. 특히 특수아동에게는 더욱 그렇다. 아이의 행동, 특수한 기능, 근육의 움직임, 의사교환 능력, 적응 행동 이 모든 것이 교육의 범주에 들어간다.

학교에 입학하면 각종 검사를 통해 장애에 대한 정밀한 판정이 새롭게 이루어진다. 이때 이 아이에게는 어떤 내용의 특수교육이 필요한지 판단되면, 그에 맞는 교육과 치료 프로그램에 따라 교육이 실시된다. 그러나 아직은 모든 학교가 다 그렇게 할 수 있는 여건을 갖추고 있는 것은 아니다.

그러므로 특수아동의 학부모는 취학연령이 가까워지면 그 지역 동, 읍, 면사무소의 사회복지 담당 공무원과 상담하여 특수교육이 가능한 적절한 학교를 선택해야 한다. 그리고 입학 후에는 개인교육프로그램(individualized education program IEP)에 적극 참여하도록 한다.

입학 후부터 부모는 특수교사로부터 특수교육이라는 과학적인 교육방법에 대해 많은 것을 배우게 될 것이며, 교사의 조언에 따라 아이의 교육과 치료에 보다 적극적이 되어야 한다. 또한 부모는 항시 특수교사에게 자기 아이에 대한 정보를 소상하게 제공할 필요가 있다. 그 정보가 구체적일수록 개인교육프로그램(IEP)을 준비하는데 도움이 된다.

부모는 아이를 취학시킨 이후부터 다른 장애아 부모들을 만날 기회가 많아진다. 물론 장애아 부모들만의 회의에도 참여하여 서로 정보를 나누어야 할 것이다. 학부모 회의에서는 교육에 도움이 될 자신의 생각과 아이디어를 충분히 발표하고, 다른 부모의 마음도 경청할 필요가 있다. 학부모 중에는 의외로 많은 전문지식을 가지고 있는 분이 있어 그분들로부터 큰 조언을 얻을 수도 있다. 물론 어느 날이 되면 자신이 다른 장애아의 부모를 위한 훌륭한 조언자가 될 것이다.

우리 나라 학교는 특수교육 역사도 짧고 교육 여건을 아직 잘 갖추지 못하고 있다. 그러므로 학부모로서 학교 시설이나 제도에 대해 다소 불만을 가질 것이다. 이런 사항들은 부모, 교사, 학교당국이 서로 이해를 가지고 협력해야 한다. 아무튼 아이를 학교에 보낸 부모는 교사와 학부모 회의에 되도록 빠지지 않도록 정성을 다할 필요가 있다.

특수교사들은 자기가 맡은 아이들에 대해 연간 및 단기적인 교육 목표를 가지고 있다. 예를 들면 누구는 "금년 안에 한글을 다 쓸 수 있게 가르친다."는 식이다. 그러나 교사가 정한 목표에 이르지 못하는 경우가 있다. 목표가 너무 높았던 때문일 수도 있고, 교사 또는 아이의 사정(장기 입원 등)에 의한 교육시간의 부족일 수도 있다.

많은 경우 아동들은 교사가 바뀌는 것에 대해 적응을 잘 못한다. 그러나 학년이 오르면 새 교사를 만날 가능성이 많으며, 그렇게 되면 교육방법이나 교육목표가 달라질 수 있다. 현재 우리 나라의 경우 특수교사의 이직률이 매우 높기 때문에 일관성 있는 교육이 이루어지기 어려운 현실도 있다. 그러므로 특수교육 경륜이 긴 교사의 자문을 얻을 수 있다면 다행한 일이다.

특수교사란 일반교육만 아니라 특수한 아동을 전문으로 교육하는 방법을 배운 교육자이다. 그들은 특수한 교육방법, 교육과정, 교육재료를 사용하여 단계적이며 체계적인 방법으로 교육하고 있다. 만일 부모 가운데 특수교육에 대해 구체적인 지식을 갖기 원한다면 대학의 특수교육학과에서 사용하는 전문서적을 참고해야 할 것이다.

복지시설 직원은 생활교사이며 보호자

특수아동의 보육시설에서 근무하는 보육사들은 아이들에게 생활을 가르치는 교사인 동시에 함께 먹고 자며 살아가는 보호자 역할까지 하는 힘든 일을 하고 있다. 그들 보육사들은 다음과 같은 내용의 행동강

령을 준수하고 있다. 장애아 시설의 직원이 가지는 다음의 근무 강령은 우리 부모에게 그대로 적용되는 사항이다.

1. 직원은 아동(입주자)에 대해 어떤 이유로도 권위적인 자세를 취하지 않으며 폭력과 폭언, 부정적인 말, 명령적 어투를 절대 사용하지 않는다.
1. 그들과 대화할 때는 손을 허리에 대고 있거나 팔짱을 끼거나, 큰 소리로 말하지 않는다.
1. 그들이 부르면 언제라도 대답하고, 그들의 이야기를 잘 들어 진지하게 대화해야 하며, "좋지?, 알았지?"와 같은 대답을 무리하게 요구하지 않는다.
1. 그들의 개성을 이해하고 그들의 선택과 결정을 존중하며, 항상 대등한 입장에서 성실하게 대응한다. 만일 그들에게 감정적으로 대했다면 사과한다.
1. 직원 사무실에 들어온 아동을 강제로 내보내려고 하지 않으며, 들어오지 않아야 하는 이유를 설명하여 본인의 이해를 구한다.
1. 그들의 장애 상태, 행동, 성격, 성별, 연령 그 외에 어떤 이유로도 차별하지 않는다.
1. 그들이 스스로 할 수 있는 일은 가능한 도와 주지 않는다.
1. 함께 가다가 빨리 걷게 하고 싶을 때, 서두르게 하거나 등을 떠밀지 않는다.
1. 피부접촉은 정도를 넘지 않는다.
1. 그들의 사생활을 보호하고, 비밀을 유지하며, 재정을 관리하고, 개인의 사적인 공간과 시간 확보를 배려한다.
1. 그들의 옷이나 소지품이 너무 낡거나 하여 폐기해야 할 때는 그 사정을 설명하고 동의를 얻은 후 버린다.
1. 그들의 고민이나 서비스 제공 요구에 대해 적절하게 해결할 수 있도록 노력한다.
1. 좋은 언어와 행동으로 격려하고, 칭찬하는 것을 잊지 말며, 그들이 편안한 마음으로 자부심을 가지고 생활할 수 있도록 노력한다.

l. 식사를 원하지 않을 때 강제로 음식을 입안에 밀어 넣지 않는다.
l. 안정된 환경에서 식사를 제공하며, 식사 중에는 약을 억지로 먹이지 않는다.
l. 목욕시키면서 찬물이나 더운 물을 끼얹을 때는 미리 "뜨겁다!"·"찬물이다!"하고 말을 한다.
l. 그들의 방에 함부로 들어가지 않으며, 들어갈 때는 노크를 하거나 말을 하고, 옷을 갈아입을 때는 문이나 커튼을 닫는 등 배려한다.
l. 개인 소지품에 함부로 손대거나 압수하지 않으며, 필요시 동의를 구한다.
l. 어떤 작업을 함께 할 때는 그들이 주체가 되도록 배려하고 즐겁게 하도록 만든다.
l. 작업은 그들의 능력과 적성, 안전과 건강을 충분히 고려하여 하게 한다.
l. 생활환경 개선을 위해 항상 노력한다.
l. 거실에 견학자를 안내할 때도 동의를 구해야 한다.
l. 직원은 서비스 제공자로서 필요한 전문성을 높이기 위해 항상 노력한다.

제11장 정신지체장애인의 성

정신지체장애아동을 보호하는 부모나 보육시설의 직원들은 다른 유형의 장애아동과는 다른 어려움을 겪는다. 그것은 성인으로 성장해가는 사이에 아동들이 보이는 성적(性的) 발달과 그 행동에 적절히 대처해야 한다는 것이다. 실제로 부모나 보육시설의 직원들은 어쩌면 좋을지 모르는 일을 성적 문제를 만나게 된다.

정신지체아일지라도 나이가 들면 신체적으로는 성인이 되어간다. 여러 장애인이 함께 생활하는 시설에서는 동성끼리 접촉하거나 공공장소에서 자위를 하는 불유쾌한 광경을 쉽게 목격하게 된다. 그러나 그들에게도 이성간의 친밀감과 애정행위는 삶의 과정에 일반인과 다름없이 중요하다.

정신지체장애인의 성 문제는 중요하면서도 쉽지 않은 교육 프로그램이다. 지금까지 일반적으로 장애인의 성은 무시되거나 억제하는 쪽으로 이루어져, 시설 등에서는 남녀를 갈라 동성끼리 살도록 하며 통제해 왔다. 그러나 오늘날 장애인의 성에 대한 의식은 변했다. "모든 인간의 성행동은 인간 존재의 중요한 본질로서 삶의 본능적 기쁨이기에 억압되어서는 안 된다."는 생각이다.

이성간의 애정행동으로 얻는 만족은 자신만의 기쁨이 아니라 상대와 공유하는 것이다. 모든 생명은 창조주가 내려주신 것이며, 장애인의 삶 또한 하느님이 인정하신 것이다. 성의 본성 역시 신의 결정이기에 장애인의 성도 신중히 여기고 도움을 주어야 한다.

거의 최근까지 장애인의 성은 거의 무시되어 왔다. 그러나 장애인의 인격과 권리에 대한 차별 의식이 없어지면서 장애인의 성교육은 장애아를 보육하는 보호자가 꼭 배워야 할 중요한 교육과정이 되었다. 그래서 "정신지체인의 성문제는 장애인의 문제가 아니라 그들을 보호하는 사람들의 문제이다."고 말하게 되었다.

장애인의 성과 성교육에 대한 문제는 복잡하기 때문에 체계적인 교육 프로그램은 선진국에서조차 아직 잘 정비되지 않고 있다. 다음의 내용은 거제도애광원에서 정신지체인을 보육하는 직원들의 교육을 위해 준비한 장애인 성교육 프로그램 내용을 요약한 것이다. 이 속에서 우리 부모는 자기 아이의 성교육에 대한 이해를 얻게 될 것이다.

성인으로 자라가는 장애아의 성교육

10~12세부터 대부분 사춘기가 시작되어 신체변화가 나타난다. 자기 몸(성기)을 만지면서 쾌감을 느끼는 것은 어릴 때부터 시작된다. 사춘기에 이르러 성적 흥분을 느끼고 자기 몸을 시험하여 자위에 의한 오르가슴을 경험하는 것은 정상적인 일이다.

사춘기에 이르면 정신지체아동들도 다름없이 외부적으로 이러한 변화를 뚜렷하게 나타낸다. 그럴 때 선생, 친구, 보호자들은 아이들에 대해 거리감을 느끼기 쉽다. 부모는 그 동안 귀여움과 사랑으로 아이를 포옹해오던 애정행동을 점점 줄여가게 된다.

대부분의 정신지체아동은 같은 연령의 아이들과 접촉할 기회가 비교적 적다. 그들은 자기가 다른 아이보다 인기가 없다는 것을 체험으로 알고 있다. 성장함에 따라 보호자(어머니)들도 자기 아이를 칭찬하고 사랑하는 기회를 줄이게 된다. 그러나 정신지체아라고 해서 아동으로 머물러 있지 않는다. 그들도 성인 남성, 성인 여성으로 성장해 간다.

장애인 복지시설에서 생활하는 아동들에게는 직원이 그들의 부모이다. 그러므로 보육담당 직원은 부모로서의 의무에 최선을 다한다. 보육자는 아이들의 흥미와 욕구를 들어주며 가정 같은 분위기를 만들어주려고 애쓰며, 그들의 인격형성과 발전에 항상 관심을 두고 있다.

성행동의 규제는 제2의 장애

정신지체인이나 비장애인이나 성이라는 것은 같다고 보아야 한다. 장애인과 함께 사는 동안, 직원은 그들의 행복을 위해 교육할 책임을 가지고 있다. 또한 직원은 그들의 욕구를 알아내어 거기에 맞는 삶을 살 수 있도록 도와주어야 한다.

성교육은 매우 중요한 문제인데도, 시설의 직원이 수시로 바뀌는 현실에서 올바른 성교육을 지속적으로 잘 하기란 어렵다. 또한 정신지체장애인에게 성지식을 전달한다는 것은 의사소통의 제한으로 많은 노력이 필요하며, 때로는 거의 불가능하기도 하다.

특수아동의 성교육은 시설에서 생활하는 장애인만 아니라 재가장애인(在家障碍人) 모두의 건전한 인격과 정상적인 삶을 위해 필요한 것이다. 부모는 장애아의 성에 대한 올바른 이해와 지식을 가지고 아이가 성문제를 잘 극복하면서 자기의 삶을 보다 만족스럽게 영위할 수 있도록 노력해야 할 것이다.

장애인의 성적 행동은 필연적으로 타인의 영향을 받는다. 말하자면 그들의 성적 행동은 보호자의 관점, 이해, 인정, 가치관, 도덕적 관념 등에 의해 경계가 지어진다. 그러므로 장애인의 성을 정상인과 동일한 것으로 이해하지 않고 부정하거나 피하려 한다면 긍정적 성교육은 이루어지지 못한다.

장애인의 성적 행동은 부모 또는 보육자의 윤리적 도덕적 가치관에 의해 정상이냐 아니냐 하는 경계가 정의되어서는 곤란하다. 장애인에 대한 부적절한 성적 행동의 규제는 정신지체에서 오는 고통보다 더 심한 제2의 장애가 될 수 있는 것이다.

성은 누구에게나 삶의 중요한 부분

정신지체장애인이라도 정신과는 달리 몸의 성적 발육은 정상으로 이루어지므로, 그들도 사춘기에 이르면 성적 증세가 다양하게 나타난다. 성숙한 장애인은 성인으로 인정받을 권리가 있다. 장애인도 이성과의 교재를 통해 자아를 발견하고 사회성을 증대시킬 수 있다.

장애아동의 성적 욕구와 행동은 어려서부터 나타난다. 성적 행동이란 이성과의 접촉에 의한 에로틱한 촉감, 감정, 연정을 행동으로 표출하는 것이다. 인간은 혼자 있지 않으려는 근본적인 욕구가 있으며, 이성과의 접촉에 의한 사랑, 따뜻한 마음, 애정을 서로 나누고 싶어 하는 본능적 욕구를 가지고 있다.

'성생활'이라고 하면 성교만 생각하기 쉬운데, 성적 행동이라는 것은 이성간의 친밀한 교재, 접촉, 성감, 애정행위 등을 포함하고 있다. 인간의 성적 행위는 삶의 즐거움과 삶의 질을 높여준다. 활발한 성생활은 연령이나 성장단계를 가리지 않고 자신감과 자아를 발견하는데 도움이 된다. 이성과의 성적 감정과 체험은 삶의 힘이 되며, 신체의 쾌감과 이성간의 사랑이라는 중요한 감정을 즐기게 한다.

켄틀러(Kentler)라는 학자는 "우리의 삶은 성생활로 얽혀 있으며, 삶의 모양에 성생활이 작용하지 않는 곳이 없다. 인간은 성의 존재이다."라고 말하고 있다. 성에 대한 정의는 사람에 따라 다를 수 있다.

아동의 성 발달 단계

많은 정신지체장애인은 애초부터 어머니와의 접촉이 부족하다. 병원에 입원하는 날이 많고, 운동장애, 감각장애 등으로 어머니와의 내적 관계와 대화가 결핍될 수밖에 없다. 어머니와의 따뜻한 접촉과 안정된 분위기가 필요했지만, 장애아를 자식으로 가졌다는 부모의 강한 부정적 감정은 아이에게 불안상태를 주기 쉽다. 따라서 중요한 경험을 충분히 그리고 자주 할 수 없는 장애아는 그들의 성적 발전에도 지장을 받는다.

정신지체장애에 더하여 언어장애까지 있어 의사교환을 잘 못하는 장애아는 자기의 욕구를 표정, 소리 그리고 체언으로 나타내게 된다. 이런 아동은 다양한 체험을 하면서 자라기가 어렵다. 마찬가지로 남녀의 역할도 제대로 배우지 못하게 된다.

초등학교에 입학할 나이가 가까워지면 주변 사람들은 아이에게 능률, 적응, 책임감 등을 강하게 요구하게 된다. 이 시기에 비장애아들은 같은 또래 아이들을 서로 알게 되면서 규칙 속에서 협동하며 놀게 되지만, 장애아들은 또래와의 교우가 어려워 사회성 발달에 지장을 받는다.

같은 시기에 아이들은 다른 아이의 욕구도 중요시하고, 서로 타협하는 것도 배운다. 왕자, 공주, 배우, 가수, 의사, 아빠, 엄마 등 여러 배역을 따라하면서 자신의 상상력을 향상시켜 간다. 이때에는 대개 동성 아이끼리 접촉하는 것을 중요시하고, 단체를 형성하며 이성과는 거리를 둔다. 장애아들은 이런 시기에 비장애아들과 정신적, 신체적 차이를 뚜렷이 나타낸다.

학교에 입학하게 되면, 비장애아들은 감시하는 사람이 없어도 자율적으로 주변 환경을 분석할 수 있게 된다. 그러나 장애아들은 대체적으로 동반자가 지적하고 감시해야만 한다.

정신지체인에 대한 성교육 개념

1. 장애인 성교육의 본질적 내용은 비장애인과 다르지 않다.
1. 성의 발달은 신체 발달의 일부분이며, 성교육은 유아기에서부터 고려되어야 한다.
1. 정신지체인의 이성교재와 성행동에도 자신이 선택한 방법을 가질 권리가 있다.
1. 장애인의 성생활도 존엄성이 존중되어야 하며, 타인에 의한 피해는 적절히 방지되어야 한다.
1. 장애인의 성교육은 그가 소속된 시설에 맞도록 준비되어야 한다.
1. 성기관의 건강을 스스로 잘 관리하도록 교육한다.
1. 올바른 성교육으로 성기관의 신체적 발달에 지장이 없도록 한다.
1. 가해적인 성폭력을 방지하고, 피해적인 성폭력을 막는다.
1. 강간 등의 성범죄, 성학대, 성희롱, 원치 않은 임신을 방지한다.
1. 이성교재를 위한 올바른 예의와 행동을 지도한다.
1. 이성간의 적절한 행동 제한과 통제로 이성에 대한 책임과 권리를 인식하게 한다.
1. 성 충동에 대한 자기 조절과 억제를 교육시킨다.
1. 해로운 방법의 자위를 방지한다.

l. 정신지체인의 장애는 개인차가 너무 다양하고, 학습능력의 차이가 크므로 고정된 프로그램 개발보다 창의적 교육 프로그램을 개발한다.
l. 교육에서는 그림, 비디오, 슬라이드 등 교육 보조장비를 최대한 활용한다.
l. 교육은 집단교육과 개인교육을 병행한다.
l. 신체 발달 정도에 따라 적절히 단계적으로 교육한다.
l. 남녀 양성에 대해 평등하게 교육을 실시한다.
l. 성교육만 따로 하기보다 일반 교육과 자연스럽게 통합 지도한다.
l. 대상에 따라 쉽게, 반복적으로 교육한다.
l. 보호자는 진실한 태도로 교육에 임한다.
l. 각자의 인격과 존엄성을 지켜준다.
l. 장애인들의 표현을 경청한다.
l. 그들의 욕구를 인정한다.
l. 자존심을 갖도록 한다.
l. 결정의 자유를 준다.
l. 교육의 한계를 정한다.

자위행위의 지도와 교육

특수아동을 적절히 성교육하지 않는다면 그들은 자리를 가리지 못하고 자위행위를 하여 다른 사람을 당황하게 만들 가능성이 있다. 우선 자위행위는 지정된 곳에서 행하도록 지도해야 한다. 보호자는 그들이 부끄러운 마음을 갖도록 일깨워주고, 자위를 해도 좋은 정해진 장소를 알려주며, 생활규칙에 맞게 행동하도록 해야 할 것이다. 그들의 자위행동도 한 인간으로서 원하는 감각을 추구하는 하나의 행위이므로 금지할 수는 없다.

정신지체장애인들에게는 자위행위라는 것이 일상생활에서 우리가 생각하기보다 큰 비중을 차지하기 때문에 그러한 행동을 통제한다든지 가볍게 여겨서는 안 될 것이다. 그들의 자위행위의 실패는 개인적으로 큰 실망감을 줄 수 있을 것이다.

그러므로 그들이 방해받지 않고 자위할 수 있는 은밀한 장소를 마련해주는 것은 중요한 일이다. 혼자만 있을 수 있는 공간을 조성해주고, 평소 그곳을 사용하는 규칙을 만들어 지키도록 한다.

어떤 장애인은 보호자가 철저히 교육을 했어도 공공장소에서 행위를 하고, 또 남이 들어가 있는 공간을 침범하기도 한다. 때로는 자기의 자위를 딴 사람에게 시킨다. 어떤 장애인은 심한 자위로 몸에 상처를 입기도 한다.

그대로 놓아둘 수 없을 만큼 자위행위가 심하고, 적절한 제어방법을 찾아내지 못했을 때는 너무 늦지 않게 의사와 상담해야 할 것이다. 인간의 존엄성도 수긍할 수 있는 범위 안에 있으므로 단호히 태도를 취해야 한다.

장애인의 성을 위한 개인적인 공간

성적 행동을 할 수 있는 은밀한 곳은 자기만 있을 수 있는 개인적인 공간이다. 그러나 단체생활을 하는 시설에서는 모두에게 그러한 곳을 제공하기 어렵다. 한편 개인적인 장소는 자신에게 위태로울 (혼자서 경련할 때 등) 수도 있고 타인을 위험하게 할 수도 있다.

그들이 자신만의 공간을 갖지 못하는 것은 그들의 장애 때문일 수 있다. 그러므로 중요한 것은 보호자들의 노력으로 그들을 위한 장소가 보장되도록 노력해야 할 것이다.

목욕탕이나 화장실을 자신만의 장소로 쓰도록 지도해주면 일차적인 문제는 해결될 것이다. 개인별로 방을 줄 수 있다면 이상적이지만 현실적으로 어려운 일이다. 그러나 둘이 지내는 방이라면 중간에 가벼운 벽을 만들어 독립적이 되도록 해줄 수 있다.

사적인 장소가 서로 보장되도록 화장실이나 목욕탕 또는 방에 들어갈 때는 꼭 노크하도록 교육한다. 또한 개인 소유물 (자기가 만든 것, 채집한 것 등)을 인정하여 소중히 다루어 주도록 한다.

외부 손님이 시설을 방문했을 때는 그 방 주인의 허락을 얻어 안내해야 한다. 그들의 방은 자신만이 지낼 수 있는 개인적인 곳이므로 혼자 있고 싶어 할 때는 그 권리를 인정해야 한다.

공동생활가정(그룹홈)에서는 가구와 집기를 스스로 배치하고 이용할 수 있는 여유를 주어 자기 삶의 추억을 만들어갈 수 있게 배려한다. 장애인이라도 각자의 취향이 다르기 때문에 그들의 욕구에 따라 개성적으로 방을 꾸미는 것을 인정해야 한다. 그렇게 함으로써 개성을 발전시키는 자극이 된다.

자기가 좋아하는 삶의 형식을 인정해주면 자립과 자기결정 능력을 증진시킨다. 특히 숙소와 일하는 곳을 따로 마련해주는 것은 사회성을 높이고 변화 있는 삶을 제공하는 것이다.

보육자가 노력해야 할 사항

남녀 사이의 애정행동은 각자의 인격을 높여준다. 즉 성인다운 친밀성은 개인적인 정체성과 성숙을 가져온다. 서로 가까이 있기를 좋아하는 우정적 관계에서 시작하여 마지막에 성행위로 가는 경우가 있다. 그러나 정신지체인에게는 아래 상황이 중요하다.

1. 이성친구와 함께 놀 수 있는 그에 적합한 분위기(환경)를 만들어주도록 배려한다.
1. 성인 남녀는 언제라도 친밀해질 가능성이 있으므로, 보호자는 미리 피임에 관해 성교육과 함께 확실한 대처를 하고 있어야 된다.
1. 만일 교제하는 상대를 눈에 띄게 자주 바꿀 때는 그들과 그 문제에 대해 이야기 해보아야 한다.
1. 보호시설에서는 직원을 좋아하는 장애인을 자주 볼 수 있다. 그들의 태도는 분명히 알 수 있으므로, 직원은 성사될 수 없는 관계에 희망을 가지지 못하도록 분명한 행동으로 경계해야 한다. 그런 경우 직원은 동료 보육사나 책임자와 의논하여 도움과 조언을 받는다.

중증 정신지체장애인도 성적 행동이 있다

중증 장애인에게도 성적 욕구와 느낌이 있다는 것은 인정하기가 쉽지 않아 보인다. 그러나 그들도 근본적으로 성감과 욕구를 가지고 있다고 보고 있다. 그것을 확인하려면 성적 욕구가 가져오는 신체적 반응에 대한 우리의 안목을 넓혀야 한다. 다음과 같은 반응은 그들의 성적 반응이라고 볼 수 있다.

1. 몸을 닦거나 목욕할 때 좋아하거나 부끄럼을 느낀다.
1. 몸의 접촉을 음미하며 좋아한다.
1. 주위환경을 정취 있고 아늑하게 하는 것을 좋아한다.
1. 몸을 만지고 놀면 (간지럼 태우기, 품에 안고 흔들기) 좋아한다.
1. 입으로 혀로 물체나 음식을 음미한다.
1. 성기를 만져주면 좋아한다.
1. 성기가 성적으로 흥분된 것이 분명하게 보인다.

중증 장애인은 적극적으로 행동하지 못하므로 타인의 도움, 보호, 물질적 공급, 관심 등을 필요로 한다. 우리는 그들의 욕구가 여러 표현 방법으로 나타나는 것을 짐작으로 알아야 한다. 그러자면 보호자는 민감해야 한다. 실제로 중증 장애인들의 성적 충족은 보호자에게 달렸다고 할 수 있다. 예컨대 다음과 같은 문제를 관찰해보자.

1. 중증 장애인은 어떤 방법으로 성적욕구를 표현하나?
1. 우리는 그들의 성적 욕구에 어떻게 반응하고 있는가?
1. 그들의 성적 욕구를 만족시켜줄 수 있는 한계는 어디까지인가?
1. 중증 장애인의 발작 또는 난폭성이 성적 불만에서 오는 경우는 없는가?

이러한 의문을 풀기 위해 다음 사항들에 대해 유의하자.

1. 물체를 빨고 또 계속 냄새 맡거나, 배설물로 장난하거나, 물체를 삼키는 행동으로 만족감을 보이지 않는가?
1. 어느 특정한 보호자만 따르고, 빤히 바라보고, 가까이 하고 싶어하고, 접촉과 관심을 표현하지 않는가?

중증 장애인도 남자와 여자를 구별하도록 머리모양, 화장, 예쁜 옷차림 등을 하여, 외모 인식을 가지도록 해야 할 것이다. 그들의 몸을 다정하게 만지고, 닦고, 씻고, 크림을 바르고, 수건으로 몸을 말리고, 기저귀를 채우고, 안아 옮기는 등의 일은 보호자가 매일 해야 하는 일이기도 하지만 그들이 좋아하는 방법을 관찰할 필요가 있다. 예를 들면,

1. 그들은 어떤 방법으로, 어떤 자세로, 어떤 속도와 강도로, 어떤 도구로 씻길 때 (솔, 작은 수건, 스펀지 등), 어떻게 안고 또는 업고 운반하는 것을 좋아하는가?
1. 그들은 어떤 음악을 들려주면 긴장이 풀리고 혹은 흥분하며, 어떤 쪽을 더 좋아하는가?
1. 어떤 종류의 행동 (그네, 안아주기 등)을 좋아하나?
1. 일상생활에서 누구와 같이 있고 싶어하는가?

정신지체장애인의 결혼 조건과 피임

특별한 경우 결혼하고 싶은 욕망이 강한 장애인이 있다. 우리는 그들의 결혼이 가능할 수 있는 현실적 한계를 판단해야 한다. 그리고 그들에게 결혼이 불가능하다는 것을 이해시켜야 하는 것은 조심스럽고 신중한 과제이다.

제도적으로 정신지체장애인도 결혼은 할 수 있지만, 그들이 부부로 살아갈 수 있는 능력은 제한되어 있다. 그들의 결혼생활에 의심이 가는 경우에는 국가가 인정하는 의사가 그 가능성을 전문가로서 판정해야 할 것이다.

장애인이 결혼하여 피임을 시도할 때는 본인들과 양쪽 부모 혹은 법적 보호자, 직원 공동체 그리고 교육 책임자와 세심한 협의가 있어야 하며, 그에 따르는 개인적 정보는 비밀로 보장되어야 한다.

효과적인 피임시술은 전문 의사의 진단이 필요하다. 예를 들어 피임호르몬을 사용하면서 간질약을 동시에 복용하면 호르몬 효과가 없어질 수 있다.

법률적으로 미성년자에게는 불임수술이 금지되어 있으므로 미성년 장애인이 불임수술을 받으려면 법적 허락이 필요하다. 이 재판은 아주 엄격하여 특별한 경우에만 인정된다 (독일의 경우). 또한 본인의 동의 없이는 불임수술을 할 수 없다.

정신지체장애인이 아기를 원할 때는 보호시설의 직원, 법적 보호인,

부모들에게 큰 문제를 안겨준다. 건강한 아기가 출생하더라도 그들에게는 부양 능력이 제한되어 있다. 그러므로 아기가 출생한 후 일어날 수 있는 여러 문제와 결과를 충분히 설득하여 조심스럽게 결정해야 한다.

그럼에도 불구하고 임신을 하게 되고, 또 의사의 진단으로 아이에게 장애가 없는 것으로 판단되면, 그 아기와 아기 부모를 위해 적당한 보호처를 찾아야 된다. 유모나 혹은 양자 또는 다른 시설로 옮길 수 있다. 임신중절은 의학적으로 필요하다고 판단되기 전에는 법률로 금지하고 있으므로 임신 당사자와 법적 대리인은 법을 따라야 한다.

장애인의 성을 위협하는 환경

정신지체장애인들은 성폭행을 당하기 쉽다. 그리고 성병이나 에이즈에 감염될 수 있으며, 포르노 잡지나 비디오와 접할 위험이 있다. 일반적으로 정신지체인은 이런 미디어를 제대로 이해하기 어렵다. 그러므로 이런 문제에 대해 대비하는 것도 보호자의 과제이다. 포르노의 내용을 잘못 이해하여 폭력을 초래할 수 있으며, 사랑과 성생활을 비정상으로 유도할 수 있다.

성인에게는 포르노를 나쁜 것으로 결론 내리지 않는다. 그러나 미성년에게 폭력이나 포르노 영화가 금지되는 것과 마찬가지 이유로, 장애인들에게도 이런 잡지나 영화를 보는 것은 기본적으로 금지해야 한다. 만일 포르노를 너무 좋아한다면 그에게 문제가 있으므로 그를 도와야 한다는 표시로 보아야 할 것이다.

장애인도 성인인 경우 성폭행이 일어날 수 있다. 그들이 비장애인보다 더 쉽게 희생자가 될 수 있는 것은 표현을 제대로 못하고, 또 그들의 말은 잘 믿어주지 않기 때문이다. 한편 장애인 자신이 자제력의 한계를 넘어 성폭력의 가해자가 될 수 있으므로, 이런 일이 발생치 않도록 미리 잘 교육하고 여러 가지로 조심해야 한다.

1. 많은 정신지체장애인들은 다른 사람을 경계하지 않고 따르며, 자신이 위험 범위에 있는 것을 판단하지 못한다.

1. 중복장애인은 육체적으로도 폭행에 대항하기 어려운 처지이다.
1. 같은 보호시설에 사는 장애인들은 서로 친밀한 식구로 알고 있다. 그런데 성폭력 사고는 대개 가까운 친척, 가족, 친구, 아는 사람 사이에서 일어난다. 보호시설 내에서는 직원이나 동거자가 가해자가 될 위험성이 있다. 특히 직원은 의무감을 가지고 책임을 다해야 한다.

성 피해는 미리 암시된다

누군가에게 다음과 같은 행동이 관찰된다면 그는 성폭력이나 성추행을 당하고 있다고 의심할 수 있다.

1. 혼자 있으려 하거나 뒷자리에 있으려고 한다.
1. 은밀한 부위의 위생관리를 부자연스럽게 하거나 안 하려 하거나, 특히 여성 장애인의 경우 남자 직원과의 접촉을 두려워한다.
1. 이성에 대해 거리감 없이 행동한다.
1. 평상시와 달리 소리 지르며 울거나 우울하거나 불면증이 오래 진행된다.
1. 정신적 혼란상태, 심리적 신체적 마비상태를 보인다.
1. 환상의 세계로 들어가 남의 이름을 자기 이름으로 대신하기 원한다.
1. 이성과 같이 있는 것을 두려워한다.
1. 목욕, 이 닦기 등을 싫어한다.
1. 손톱 씹기, 머리칼 뽑기, 머리 찧기 등의 자해행동이 심해진다.
1. 할 수 있었던 것을 할 수 없게 되는 능력의 감소, 기억하던 것이 없어지는 기억 감퇴 현상이 나타나고, 인내성이 약해진다.
1. 특별한 증상 없이 허리통, 하복통, 두통 등을 호소한다.
1. 식사량이 줄고 소화기능이 약해진다.
1. 장시간 꼼짝하지 않고 누워 있거나 기절하는 발작을 보인다.
1. 갑자기 다시 대소변을 가리지 않는다.

성 피해로 나타나는 신체 변화와 성적 행동

- 음부가 부어 회복되지 않을 때
- 질의 분비물이 많고 냄새가 심하며 농이 나올 때
- 생식기나 항문에 상처가 났거나 멍들었을 때
- 생활태도에 변화를 나타낸다.
- 자위행위가 심해진다.
- 가슴이나 성기를 노출시켜 보여준다.
- 이성에 대한 태도가 크게 변한다.
- 성기의 위생을 돌보지 않는다.
- 딴 사람에게 성적 폭력을 가한다.

위에 든 증상이 나타나거나 의문이 생기면 의사와 상담해야 한다. 그리고 자기나 남에게 심한 상처를 입히는 사람은 동거자들을 보호하기 위해 입소 전, 또는 입소 후에라도 성병검사를 해야 될 경우가 있다. 또한 주변의 변화에서도 다음과 같은 암시를 보인다.

- 사탕, 과자, 선물 등이 많이 모인다.
- 자신이 그린 그림 속에 성폭력 피해가 암시될 수 있다.
- 말로 표현하기도 한다.
- 성에 대한 언어 표현과 사용이 달라진다.

성폭행 사실을 알았을 때

성폭행 사실을 발견한 직원은 화부터 내고 경솔한 행동을 하기 쉽다. 피해자는 오래 전부터 성폭행을 당하고 있었는지 모른다. 상급자와 동료에게 사실을 알리고 대책을 협의하여 실행한다. 뒷수습은 안전하게 해야 하고, 성폭행이 계속될 수 없도록 조처한다.

- 희생자의 감정과 공포심에 신중히 대하고 편안히 이야기를 들어준다.
- 분명한 증거가 필요할 경우가 있으므로 의사의 진료 기록을 꼭 남기고, 모든 경과를 기록해 둔다.

1. 가해자가 직원이면 퇴직과 함께 사법처리토록 하고, 친척이나 아는 사람이면 방문하여 조정하고, 동거자이면 보호시설이나 숙소를 다른 곳으로 옮긴다 (성폭력 문제에 대해서는 개인의 비밀이 보장되어야 한다).
1. 피해자에게는 전문 심리치료사의 도움이 필요할 수 있다.
1. 장애인에 대한 성교육은 중요한 성폭력 예방책이다.

제12장 특수아동의 지능과 신체검사 종류

특수아동을 검사하는 이유는 한마디로 장애의 종류가 무엇인지 판별하여, 치료를 위한 최선의 방법을 알아내려는 것이다. 장애검사는 신체적 검사이든 정신지능적 검사이든 복잡하고 전문적인 일이다.

지능 및 정신발달장애아를 판별하거나 또는 그들을 대상으로 하는 검사 종류는 여러 가지이다. 예를 들어 지능 검사, 지능지수 검사, 심리 검사, 적응도 검사, 성격진단 검사, 정서장애진단 검사, 수학성취도 검사, 인지기능장애 검사, 사회성숙도 검사, 학습장애 검사, 비행 검사, 기억력 및 사고능력 검사, 가족 내 관계 검사, 발음 검사, 언어장애 검사, 청력장애 검사, 시각장애 검사, 주의집중장애 검사, 성격장애 검사, 과잉행동장애 검사, 행동장애 검사, 틱장애 검사, 사회성 검사 외에도 많은 검사 종류가 개발되어 있다.

이러한 검사는 모두 전문가들이 장기간 연구하여 만든 것이다. 선진국일수록 발달장애 검진 과학도 발전해 있다. 우리 나라에서도 여러 가지 검사를 하고 있고 또한 새로운 검사법을 도입하고 있다. 우리 아이에게 어떤 검사가 필요한지는 의사를 비롯하여 특수교사나 전문치료사의 조언을 참고해야 할 것이다.

장애 검사에서는 판별(assesement) 또는 평가(evaluation)라는 용어가 자주 쓰인다. 이것은 장애 유형을 판별하여 현재의 기능 수준을 판정하고 앞으로의 가능성을 예측하는 것이다. 이런 검사를 하려면 아이의 행동을 관찰하고, 아이 및 부모와 인터뷰도 하고, 준비된 시험과정도 거친다.

검사 종류는 부모 또는 검사자 (특수교사나 재활전문의 및 치료사)

가 아이에 대해 무엇을 알기 원하는가, 검사의 목적이 무엇인가에 따라 결정하게 된다. 예를 들면 어떤 종류의 장애를 확인했을 때, 부모는 그 상태가 어느 정도인지, 또래 아이들과 비교했을 때 어느 수준인지, 정신연령은 어떤지, 운동협조(motor coordination) 능력은 어떤지, 필요한 특수교육이나 치료 프로그램은 무엇인지, 치료와 교육을 받으면 어느 정도까지 발전이 가능할 것인지 등을 알기 원할 것이다.

이런 장애 검사를 받으려는 경우에 따라 검사비용이 든다. 특수학교나 장애아 시설 등에서 행하는 몇 가지 검사와 평가는 무료로 하고 있으나, 종합병원이나 재활병원에서 하는 전문적이고 시간이 걸리는 검사는 비용이 청구된다.

검사의 정확도와 신뢰도

검사는 아이 하나만을 대상으로 하기도 하고, 여러 아이들이 함께 놀게 하면서 실시하기도 한다. 또 종이와 연필로 하는 테스트, 질문에 대답하는 구두 테스트, 어떤 물건을 조작하게 하는 검사 등 여러 방법이 있다.

검사는 정확도와 신뢰도가 중요하다. 예를 들어 셈을 잘 한다고 수학적 지능이 높다고 판단하기는 어렵다. 셈은 못해도 수에 대한 논리적 사고가 높을 수 있기 때문이다.

또 어떤 검사를 같은 방법으로 두 차례 했을 때 모두 같은 결과가 나왔다면 그 검사는 신뢰도가 있다. 그러나 두 번의 결과가 크게 다르다면 신뢰도가 떨어진다. 검사결과는 테스트 당시에 아이가 처한 입장이나 환경에 영향을 받을 수 있기 때문이다.

평가는 같은 계층에 있는 아이들과 비교하는 상대평가(norm-referenced tests, normative test)와, 개인의 기능, 능력, 성취도 등을 개별적으로 검사하는 절대평가(criterion-referenced test)가 있다.

모든 검사는 판정이 조심스럽다. 예를 들어 지능장애가 경미하다면 한번의 검사로 판정하기 어려우므로, 자라면서 재검사해 볼 필요가 있다. 어떤 아이는 특정한 분야에서만 높은 성취도를 보여 일반적 방법으로는 검사가 어려운 경우가 있다. 만일 청각장애를 가진 아이가 검사자의 구두질문에 대답해야 한다면 그 아이는 지능장애가 없더라도 점수가 좋을 수 없다. 또 한국 아이가 영어로 준비된 검사를 받아도 결과가 정확하지 않다.

어떤 검사를 하여 판정이 이루어진다 하더라도 그 결과가 반드시 완전하다고 할 수는 없다. 그래도 검사가 중요한 것은 검사 결과가 치료와 교육의 판단에 참고자료로가 되기 때문이다. 현재 실시되고 있는 검사 종류는 모두 소개할 수가 없다. 다음에 대표적인 검사 종류를 안내한다.

목적에 따른 여러 가지 검사

◆ 선별 검사 (screening tests)

선별 검사는 처음에 받게 되는 검사이다. 선별 검사를 하는 목적은 어떤 종류의 발달장애를 가지고 있는지 간단한 방법으로 빨리 찾아내려는데 있다. 선별 검사로는 구체적인 판별은 되지 않는다. 가장 일반적인 선별 검사로는 '덴버 발달선별 검사'(Denver Developmental Screening Test)가 있다. 이 검사는 출생 후부터 6세 사이의 아동을 대상으로 하며, 검사시간은 20분 정도 걸린다. 소근육기능, 대근육기능, 개인 및 사회성 발달 정도, 언어 발달 등을 검사한다.

◆ 정신 및 지능 검사 (mental and intelligence test)

가장 흔하게 하고 있는 검사 종류이다. 이 검사는 개인의 사고와 문제 해결 능력을 측정하는 방법의 하나이다. 정신 및 지능검사는 일반적으로 인식능력(cognitive ability)이라고 말하는 감성(sensing), 이해(perceiving), 인지(recognizing), 기억, 분별, 개념, 그림 판독, 언어, 수, 판단, 사고(思考) 등의 능력을 측정하는 것이다.

지능 검사에서는 지능연령, 기능연령, 발달연령 등의 말을 종종 사용한다. 만일 7살인 아동이 3살 정도의 지능에 가깝다면 그의 지능연령은 3세가 된다. 그러나 이 지능연령이 그 아동의 신체건강상태까지 그렇다는 것은 아니다.

이 시험도 아동이 자라온 환경에 따라 때로는 잘 맞지 않을 수 있다. 또 개인차도 있어, 어떤 아동은 정신연령치가 6세로 나오면서 수학적 능력이 8세 정도이든지, 반대로 5세 정도로 나타날 수 있다.

지능지수 검사 (IQ test)

일반적으로 사람들은 앞에서 나온 지능 검사와 지능지수 검사를 구별하지 않고 잘못 사용하고 있다. 지능지수(IQ)가 높다고 해서 어떤 일이든 동기유발이 쉽게 되어 무슨 일이든 열심히 잘 할 것이라고 판단할 수 없다. 또한 지능지수 검사로는 그가 친절한 사람인지, 범죄성인지, 사랑이 많은지, 이기적인지 개인의 능력이나 개성까지는 알 수 없다. 예를 들어 지능지수가 높다고 해서 그림도 잘 그리고 음악적 재능이 좋다고 할 수 없듯이 아이의 창의성, 상상력, 또는 리더십 등이 어떤지는 모른다.

지능지수 검사를 할 때 만일 아이가 지쳐 있거나 신경이 예민해 있거나, 아프거나 하면 정상 점수를 내지 못한다. 지능지수 검사의 결과에는 상당한 편차가 있다.

지능지수 검사 결과를 가지고 개인의 능력을 판단한다는 것에 대해 여러 가지 논란이 있지만, 이 검사는 널리 실시되고 있다. 대표적인 지능 검사로는 스탠포드-비네 지능척도 검사, 웩슬러 지능 검사, 맥카디 지능 검사 등이 있다.

◆ 스탠포드-비네 검사 (Standford-Binet scale)

4~14세 아동을 대상으로 언어, 기억, 추리, 수량, 공간, 지각능력을 종합적으로 검사하는 표준지능 검사도구의 하나이다. 프랑스의 심리학자 비네(Alfred Binet)가 1905년에 지능장애아 선별용으로 처음 개발한 지능 검사법을 스탠포드대학의 L.M. 터먼이 1916년에 더욱 발전시킨 것이다. 이 검사는 그 후 수차례 개선되었으며, 우리 나라에서는 고려대학교 행동과학연구소가 한국판으로 표준화한 것을 널리 이용하고 있는데, 이를 '고대-비네지능 검사'라 부른다. 정신지체인에 대해서는

연령과 관계없이 이용한다.

◆ 웩슬러 유아지능 검사 (Wechsler preschool and primary scale of intelligence)

웩슬러(David Wechsler)가 3세에서 취학 전 아동을 대상으로 지능, 언어, 수리능력을 다차원적으로 측정하도록 개발한 종합적 지능검사도구이다. 영재와 정신지체아를 발견하며, 한국판 유아용 웩슬러 지능검사 도구(K-WPPSI)가 활용되고 있다.

발달 검사 (developmental tests)

아이가 어떤 치료나 교육 프로그램에 참여하고 있을 때, 그 기능이 어느 정도 발달되고 있는지 검사하는 것이다. 이러한 발달 검사는 필요에 따라 수시로 할 수 있다.

◆ 적응행동 검사 (adaptive behavior scales)

적응행동이란 자신을 보호를 하고, 감정에 적응하며, 사회성을 발전시켜 가는 행동을 말한다. 처음에 태어나면 모든 것을 보호자에게 의존하지만 스스로 먹고, 옷 입고, 대소변 가리고, 위험할 때 자기를 보호하고, 자신을 청결히 하는 신변처리를 배우게 된다. 또한 자기의 정보와 생각과 감정을 타인과 교환하는 것에 익숙해져간다. 다른 사람과의 관계를 배우고, 다른 아이들과 함께 놀고 장난감 다루는 행동에 익숙해져 사회인으로서 복잡한 일을 할 수 있도록 성장해가는 것이다. 적응은 자기 보호 능력이다.

지능장애를 가지면 이런 적응행동의 발달이 늦어진다. 적응행동 검사도구로 '바인랜드 적응행동척도'(Vineland adaptive behavior scale)와 미국 지능장애자협회에서 만든 '적응행동척도'가 있다. 지능장애가 있다고 진단이 나면, 적응행동과 인지능력 발달이 분명히 지연되고 있을 것이므로, 효과적인 교육 프로그램을 찾기 위해 검사해 볼 필요가 있다.

◆ 성취도 검사 (achievement test)

성취도 검사는 아이가 학교에서 읽기와 쓰기 셈하기 등을 얼마나 배웠는가를 확인하는 검사이다. 이 검사에서 특별히 부족한 부분이 발견되면 적절한 개선 프로그램을 준비할 수 있다. 검사 결과 취약 부분이 도저히 개선될 수 없다면 그것을 보완할 다른 방법을 교육할 수 있을 것이다. 이런 성취도 검사는 취학 전에도 하고 후에도 하며, 특수교사나 정신과의사가 한다. 취약점 보완 교육 역시 훈련된 특수교사의 일이다.

◆ 행동과정 검사 (behavioral procedures)

만일 아이가 수시로 특별한 이상행동을 한다면 행동과정 검사를 받을 필요가 있다. 이 검사를 하기 위해서는 부모의 세심한 관찰과 협조가 필요하다. 부모는 다음 세 가지 사항을 잘 조사하여 검사자 (특수교사나 정신과의사)에게 그 정보를 제공해주어야 한다.

첫째는 이상행동을 하기 전에 어떤 행동을 미리 하는가, 둘째는 심각하다고 생각되는 이상행동이 어떤 것인가, 셋째는 이상행동을 끝낸 뒤에 어떤 행동을 보이는가이다. 그 외에 그 행동을 얼마나 자주 하는가? 한번 하면 얼마동안 지속하는가? 그런 행동을 할 때 어떤 특별한 환경 조건이 있었는지 조사한다.

이런 행동 패턴 확인은 의사가 직접 할 수 없는 일이다. 의사는 부모가 제공하는 정보를 종합하여, 아이가 특수한 이상행동을 일으키지 않도록 하는 프로그램을 만들게 된다. 이 행동 판단은 매우 중요하다. 그리고 개선에 시간이 많이 걸린다. 그러나 만일 그대로 방치한다면 언제까지 심각한 이상행동을 계속할지 모른다.

◆ 개성 검사 (personality test)

친절하다, 공격적이다, 부끄럼을 잘 탄다, 점잖다, 활력이 넘친다, 겁쟁이다. 외향적이다 등은 사람의 행동 패턴 즉 개성을 말하는 것이다. 개성 검사는 정서장애를 가진 아이의 치료라든가 직업 선택 상담 등에 필요하다. 개성 검사를 위해서는 가정생활과 학교생활에서 보이는 행동을 종합하고, 개성 판단에 도움이 되는 질문도 한다. 애매모호한 그림이나 완성되지 않은 문장, 또는 물감 얼룩 등을 보이며 질문하거나, 완성하게 하는 등의 방법으로 조사하는 개성 검사는 전문적인 검사이다.

신경정신 검사 (neuropsychological tests)

신경정신 검사 역시 전문적인 검사로서, 정신과적인 검사와 병행하여 뇌와 행동 사이의 연관관계를 조사하는 것이다. 시각, 촉각, 청각, 인지, 사고(기억과 이해), 운동기능, 손발과 눈의 좌우 기능, 언어, 개념 파악, 감정 반응 등을 종합적으로 검사한다. 미국에서는 홀스테드-레이탄 검사(Halstead-Reitan test)와 루리아-네브라스카 검사(Luria-Nebraska test)가 활용되고 있으며, 검사 시간이 오래 걸리고 검사 비용도 고액이다.

◆ 인물화 지능 검사

남녀의 얼굴을 그리게 하여 이를 종합평가하는 방법으로 대략적인 지능도를 검사한다. (3~12세 아동 대상).

◆ 오세레츠키 운동능력 검사 (Oseretsky motor skill test)

오세레츠키가 개발한 이 검사는 4~16세 아동을 대상으로 동작의 협응(協應) 검사, 운동속도 검사, 동시다발동작 검사, 단일동작 수행능력 등 각종 운동능력을 분석한다.

교육진단 검사

1~12세 아동을 대상으로 지각, 언어 이해, 언어 표현, 사회성 등을 검사한다.

◆ 기초학습기능 검사

한국교육개발원(KEDI)에서 개발한 이 검사는 초등학교 학생을 대상으로 사물 변별력(辨別力), 읽기, 쓰기, 수리기능 등 기초 능력을 평가하여 학습 성취도와 학습 장애 요인 등을 분석한다.

◆ 키제-코스 정신발달 검사 (KISE-Kohs block design test)

코스(S.C. Kohs)가 개발한 '코스 블록 디자인 검사'와 일본에서 개발된 정박아 지능 검사 도구를 참고로 우리 나라 국립특수교육원(KISE)이 개발한 유아 및 정신지체아 지능 검사 도구이다.

◆ 키제 발달척도 (KISE-scale of development)

사회자립기능, 사회정서 행동발달, 언어발달, 인지능력, 대근육운동, 소근육운동 기능의 발달을 측정하도록 국립특수교육원이 개발한 검사 도구이다.

◆ 학습준비도 검사 (first grade screening test)

정신지체장애아, 학습장애아, 정서장애아를 조기 선별한다.

◆ 교육진단 검사 (psychoeducational profile)

쇼플러(Eric Schopler)와 라이흘러(Robert Jay Reichler)에 의해 개발된 학습능력 검사도구이다. 학습에 문제가 있는 12세 이하의 아동 또는 정신지체장애인을 비롯한 청각장애아, 난청아, 뇌성마비아, 학습장애아, 지체부자유아, 자폐증아, 정서장애아, 행동장애아 등 특수아동의 행동과 능력을 폭넓게 검사한다.

◆ 수리(산수)능력 평가도구

크라넷(Robert E. Kranet)이 개발한 이 도구는 수리능력이 초등학교 1학년 미만의 수준에 머문 학습장애 아동을 평가한다.

◆ 자폐아동 검사 (childhood autism rating scale)

쇼플러와 라이흘러가 개발한 이 검사도구는 자폐아동과 발달장애아동을 구별하며, 자폐증세의 경중(輕重) 상태를 분석한다. 국내에서는 이를 보완한 '아동기 자폐증 평정척도'를 활용하고 있다.

◆ 자폐아동 행동발달 검사 (check list for autistic children)

일본의학연구소에서 개발된 것을 보완한 '이화자폐아동 행동발달 평가도구'는 주의산만으로 평가가 어려운 자폐아동까지 쉽게 평가하는 도구이다.

◆ 한국표준어음 검사

4~17세의 청각장애아동과 일반아동의 어음청력(語音聽力)을 검사한다. 가청치(可聽値), 어음변별력, 어음명료도 등에 대한 검사를 기초자료로 하여 정신지체아, 자폐아, 학습장애아, 청각장애아를 식별하며, 언어장애를 진단 판별하고 청각장애아동의 보청기 선정에도 활용한다.

제13장 부록
특수아동의 보육을 위한 각종 정보

부록 1. 특수아동에 대한 보호법률 개요

우리 나라의 법률은 장애인 보호를 위해 일반인과 다름없는 권리를 정하고 있다.

생존의 권리 : 다른 일반 시민과 똑같은 권리를 가지고 살아간다.
교육의 권리 : 정부가 정한 의무교육을 마찬가지로 받을 권리가 있다.
선택의 자유 : 그들도 의견을 선택할 권리가 있다.
공동체 속에 살 권리 : 일반인과 마찬가지로 공동체 속에 주거할 권리가 있다.
일할 권리 : 기술을 배우고 일하며 그에 상응한 보수를 받을 권리가 있다.
계약의 권리 :
법의 보호를 동일하게 받을 권리 :
차별대우를 받지 않을 권리 :
소송의 권리 :
시민으로서의 권리 :
결혼할 권리 :
성적 표현을 할 권리 :
아기를 가질 권리 :
아기를 키울 권리 :

부록 2. 특수아동에 관련된 국가 지원 내용 개요

<다음은 우리 나라의 복지사회제도가 등록 장애인에 대해 제공하고 있는 여러 가지 서비스 내용이다. 더 구체적인 내용은 지역 사회복지사 또는 관계기관에 문의하기 바란다.>

주요 시책, 지원대상과 지원내용

---

1. 장애수당 : 생활보호대상자이며, 1급장애, 2급장애, 3급 정신지체장애 중복장애인에 해당
2. 장애인자녀교육비 : 저소득층의 1~3급 초, 중, 고 장애인에 대해 지원
3. 장애인 자립자금 대여 : 저소득 장애인 가정에 대해 일정액 대여
4. 장애인 의료비 지원 : 장애인 등록이 된 아동에 대해 일정액 면제
5. 장애인 의료비 공제 : 등록 장애인에 대해 일부
6. 장애인 자동차 의료보험료 면제 :
7. 장애인재활보조기구 무료 교부 : 저소득 등록 장애인에 대해 일부 의료기
8. 장애인 보조기구 부가가치세 면세 : 의수족, 휠체어, 보청기, 보조기, 지팡이, 목발 등에 대해 일정액 면세
9. 장애인 자동차 표지 발급 : 주차, 또는 톨게이트 비용의 혜택

10, 승용자동차 LPG 사용 허용 : 장애인 및 보호자의 승용차

11. 승용차 특별소비세 감면 : 1~3급 장애인의 본인 또는 보호자 공동명의 차량에만 감면
12. 소형승용차에 대한 등록세, 취득세 면세 : 1~3급 및, 1~4급 시각장애인
13. 1가구 2차량 중과세 면세 : 1~3급 장애인을 명의로 등록한 차
14. 장애인용 수입물품 감세 : 등록장애인의 장애인 용품을 국외에서 수입할 때
15. 상속세 일정액 공제 : 등록장애인에 대해 상속이 이루어질 때

16. 소득세 인적 공제 : 종합소득세 일부 공제
17. 고궁, 박물관, 공원 입장료 면제 : 등록장애인이 수첩을 제시할 때
18. 철도 및 지하철 요금 감면 : 등록장애인과 보호자 1명에 대해 (장애인 수첩 소지)
19. 항공료 할인 : 1~3급 등록장애인에 대해 국내항공회사 국내선 50%
20. 전화요금 할인 : 장애인 가구, 장애인 단체, 복지시설, 특수학교의 전화 1대에 대해
21. 시각, 청각장애인 TV시청료 면제 : 주거 전용 TV에 한하여
22. 장애인 의무 고용제 : 국가, 지방자치단체 등은 일부 직원을 장애인으로 채용해야 한다.
23. 영구임대주택 가산점 부여 : 생활보호대상 장애인에 대해
24. 재활시설 입소 : 생활보호대상자는 입소비용을 면제 받는다.
25. 장애인복지관 운영 : 장애인이 직접 복지관을 운영할 때 일부 지원하는 제도
26. 재가장애인 순회 재활 서비스 제공 : 서비스가 있을 때
27. 보호작업장 운영 : 장애인이 보호작업장을 운영할 때 일부 지원하는 제도
28. 재활병의원 운영 : 장애인의 검사, 평가, 진단 치료, 보장구 제작 수리 등의 사업을 운영할 때 지원하는 제도

부록 3. 장애아동 관련 기구, 단체와 홈페이지 주소

◆ 주요 정부기관 및 협회, 단체

보건복지부 (www.mohw.go.kr)

국립재활원 (www.nrc.go.kr)

국립특수교육원 (www.kise.go.kr) : 경기도 안산시 본오동. 유일한 특수교육 국가기관. 특수교육 중추기관으로서 특수교육에 관한 연구, 학습자료 개발 보급, 담당교원연수

한국장애인복지시설협회 (www.kawid.or.kr) : 서울 마포구 도화2동 삼창빌딩 1461호 (02-718-9363)

한국장애인복지관협회 (www. hinet.or.kr) : 전국에 산재하는 80여개 장애인복지관의 중심 기구 역할을 하는 비영리법인. 서울 서초구 방배동 792-10 일건빌딩 102호 (02-3481-1291)

한국사회복지관협회 (www.kaswc.or.kr) : 전국에 산재하는 400여개 사회복지관의 중심 기구 역할을 하는 비영리 법인. 서울 마포구 공덕동 456 한국사회복지회관 1204호 (02-719-8313)

사단법인 한국장애인재활협회 (www.freeget.net) : 서울 영등포구 당산5가 11-32 모자빌딩 4층 (02-2636-3414)

한국사회복지사협회 (www.welfare.net) : 서울 영등포구 여의도동 24-2 월드비전빌딩 803 (02-786-0190)

사단법인 한국아동복지시설연합회 : 서울 마포구 공덕2동 456 (02-712-0708). 각 시도별로 아동복지시설연합회가 있음

(재)한국장애인복지진흥회 : 서울 송파구 신천동 11-7 교통회관 내 (02-416-2596)

한국특수교육총연합회(http://www.kase.co.kr) : 서울 동작구 사당3동 218-1 청보빌딩(02-3481-1614)

한국시각장애인연합회(www.kbuwel.or.kr) : 서울 노원구 상계6동 771 (02-950 -0114)

장애우권익문제연구소 (www.cowalk.or.kr) : 서울 서초구 방배1동 924-13 (02-521-5364)

한국장애인고용촉진공단 (www.kepad.or.kr)

한국장애인고용안정협회 (www.welfare.net)

한국장애인단체총연맹 (http://hanjc.ksrd.or.kr) : 서울 영등포구 여의도동 18-3 (02-783-0067)

한국농아인협회 : 서울 관악구 봉천 11동 1659-2 청동빌딩 (02-871-4857)

한국뇌성마비복지회 : 서울 노원구 상계6동 771 (02-932-4411)

한국장애인복지진흥회(재) : 서울 송파구 신천동 11-7 교통회관(02-416-2596)

한국장애인복지시설협회 (www.kawid.or.kr)

한국장애인재활협회 (www.ksrd.or.kr) : 서울 영등포구 당산동 5가 11-32 모자빌딩 (02-2635-9727)

한국장애인정보화협회 (www.kadi.or.kr)

한국지체장애인협회 (www.kappd.or.kr)

한국청각장애인정보센터 (http://deaf.kobis.net)

한국정신지체인애호협회 (http://city21th.co.kr/kamr)

한국신체장애인복지회 : 서울 중구 봉래동 1가 65-9 청암빌딩 (02-753-1033)

한국장애인복지관협회 (02-3481-1291) : 서울 서초구 방배동 792-10 일건빌딩 (02-3481-1291)

한국여성장애인연합회 (02-3675-9935) : 서울 종로구 연지동 136-46 (02-3675-9935)

장애인전문검색사이트 (http://abledata.co.kr) : 'Ablenews'라는 장애인 인터넷 뉴스 전문 사이트

복지넷 (www.bokji.net) : 사회복지와 관련된 정보를 제공

사랑의 소리 인터넷방송 (www.voc.or.kr) : 장애인을 위한 인터넷방송

한국장애인봉사협회 (http://cafe.daum.net) : 장애인을 위한 청년봉사단체

한국장애인재활협회 (www.freeget.net) : 장애 관련 정보, 소식, 상담

장애인취업,창업지원센터 (http://mywork.co.kr) : 클릭하면 장애인을 위해

컴퓨터 봉사를 하는 컴두리센터 (http://comduri.org)가 나온다.

말더듬홈페이지 (www.stutter.or.kr)

한국보장구협회 : 서울 용산구 청파동 1가 156 원남빌딩 (02-704-7057)

자행회 : 서울 중구 광희동 2가303-1 동산빌딩 (02-2268-1938)

대한재활의학회 (http://www.kar.or.kr)

대한물리치료학회 (http://www.kpt.or.kr)

한국아동심리재활학회 (http://playtherapy.or.kr)

한국농아WWW가족 (http://deafwww.com/index.php)

◆ 의료 상담이 가능한 곳 :

<전국의 대학병원과 종합병원의 소아과, 재활의학과, 소아정신과 등에서 특수아동에 대한 각종 상담을 할 수 있다. 특히 아래의 사이트에서는 특수아동에 대한 상담, 진단, 치료, 훈련 등에 대한 매우 중요한 정보를 얻을 수 있다.>

- 이화여자대학교 발달장애아동 센터 (www.ilovechild.com) : 발달장애아동의 부모를 대상으로 상담회를 갖고 있다.
- 호흡장애아 모임 (http://members.nate.com/homecareclinic) : 서울 삼성병원 호흡장애아 모임
- 장애아 부모를 위한 의료정보 사이트 (www.ddchild.com) : 연세대 정보인 교수의 개인 홈페이지. '장애영유아 바로 키우기 지침'을 소개한 전문적이고 구체적인 내용을 담고 있다.
- 최영 정신과 학술증진센터 (http://drchoi.pe.kr) : 소아 청소년 정신건강 클리닉. 각종 발달장애아동에 대한 다양한 정보를 소개하고 있다.

◆ 장애인회 및 장애인 부모회

사단법인 한국장애인 부모회 (www.kpat.or.kr) : 1985년 창립, 전국의 대

도시에 지회가 설립되어 있다. 전국 지회의 소재지, 활동과 사업, 주간 및 단기 보호 등에 대한 정보를 얻을 수 있다.

홈페이지 기쁨터 (www.koyplace.org) : 발달장애아동의 어머니 모임

가톨릭시각장애인 부모회 : 교인이 아니라도 가입하며, 프란치스꼬 수녀회에서 운영 (연락처 018-206-4268, antonykang@catholic.orlkr)

한국코엠회 (www.kohem.net) : 혈우환자의 홈페이지

한국뇌성마비장애인연합 (www.barrom.com)

뇌성마비 부모회(www.ottogi.or.kr)

시각장애인 부모회 : 각 지역별로 시각장애인 부모회 결성 활동

다운회 (www.down.or.kr) : 다운증후군 부모 모임

장애인 사랑방 : 장애인들의 사랑방

부록 4. 전국 시도별 특수학교 명단

<대개의 학교가 정신지체장애아동을 위한 특수학교이며 유년부, 초등부, 중등부, 고등부를 두고 있다.>

*** 서울특별시**

광성하늘빛학교 (www.hanulbit.sc.kr)
광성해맑음학교 (www.shine.sc.kr)
교남학교 (www.school.ios21.co.kr/kyonam)
다니엘학교 (www.daniel.sc.kr)
밀알학교 (www.miral.sc.kr)
삼육재활학교 (www.samyook.or.kr)
서울경운학교 (http://ksroots.com.ne.kr)
서울광진학교 (www.seoul-kwangjin.sc.kr)
서울농학교 (www.seoulnong.sc.kr) : 농아특수학교
서울동천학교 (www.dongcheon.sc.kr)
서울맹학교 (www.bl.sc.kr) : 맹아특수학교
서울명수학교 (www.myungsu.sc.kr)
서울삼성학교 (www.211.250.162.129)
서울애화학교 (www.awwha.sc.kr)
서울인강학교 (www.ingang.sc.kr)
서울정문학교 (www.jeongmun.sc.kr)
서울정민학교 (www.jeongmin.sc.kr) : 중증 지체부자유
서울정애학교 (www.jungae.sc.kr)
서울정인학교 (www.jeongin. sc.kr)
서울정진학교 (www.jungjin.sc.kr)
성베드로학교 (http://e-wut.com)
수도사랑의학교 (www.sudolove.sc.kr)
연세재활학교 (www.yonsei.sc.kr)
은평대영학교 (www.sep.sc.kr)

주몽학교 (www.jumong.sc.kr)
한국구화학교 (www.kuhwa.sc.kr)
한국우진학교 (www.woojin.sc.kr)
한국육영학교 (http://school.yukyong.or.kr)
한빛맹학교 (www.hanbit.sc.kr)

*** 광주광역시**

광주선광학교 (www.sunkwang.sc.kr)
광주선명학교 (www.sunmyong.sc.kr)
광주세광학교 (www.sekwang.sc.kr)
광주인화학교 (www.inwha.sc.kr) : 청각장애
은혜학교 (www.eunhae.sc.kr)

*** 대구광역시**

대구광명학교 (www.kwangmyung.sc.kr)
대구남양학교 (www.namyang.sc.kr)
대구덕희학교 (www.dukhee.sc.kr)
대구보건학교 (www.bogun.sc.kr)
대구보명학교 (www.bomyung.sc.kr)
대구선명학교 (http://smschool.sc.kr)
대구성보학교 (www.sungbo.sc.kr)
대구영화학교 (www.younghwa.sc.kr)
유리어린이집 (www.youli.or.kr) : 장애영유아 조기교육
질라라비장애인야간학교 (www.jillalabi.org)
화니어린이집 (www.hwani96.com) : 장애영유아 조기교육

*** 대전광역시**

대전맹학교 (www.djschool.sc.kr) : 시각장애
대전성세재활학교 (www.sungse.sc.kr)

대전원명학교 (www.wonnyeong.sc.kr)
대전혜광학교 (www.hyekwang.sc.kr)

* 부산광역시

부산구화학교 (www.pskuhaw.sc.kr) : 청각, 정신지체
부산동암학교 (www.dongam.sc.kr)
부산두레학교 (www.doorhe.com)
부산맹학교 (www.busanmaeng.sc.kr) : 시각장애
부산배화학교 (www.baehwa.sc.kr)
부산솔빛학교 (www.solvit.sc.kr)
부산천사의학교 (www.cheonsa.sc.kr)
부산혜남학교 (www.hyenam.sc.kr)
부산혜성학교 (www.hyeseong-s.sc.kr)
부산혜송학교 (www.hyesong.sc.kr)
부산혜원학교 (www.hyewon-s.sc.kr)
은애학교 (www.eunai.sc.kr)

* 인천광역시

인천성동학교 (www.sungdong.sc.kr)
인천연일학교 (www.yonil.sc.kr)
인천예림학교 (www.yerim.sc.kr)
인천은광학교 (www.ek.sc.kr)
인천인혜학교 (www.inhye.or.kr)
인천혜광학교 (www.ichk.sc.kr)
자유유치원 (www.jayu.kg.kr)

* 울산광역시

메아리학교 (www.mea-a-ri.sc.kr)
태연학교 (www.taeyoun.sc.kr)

*** 강원도**

강릉오성학교 (www.knose.sc.kr)
강원명진학교 (http://myungjin.sc.kr) : 시각장애
원주청원학교 (www.chungwon.sc.kr)
춘천계성학교 (www.kds76.sc.kr) : 청각장애
춘천동원학교 (www.dongwon.sc.kr)

*** 경기도**

동방학교 (www.dongbang.sc.kr)
동현학교 (www.donghyun.sc.kr)
명현학교 (ht : //211.34.107.193)
명혜학교 (www.myhe.sc.kr) : 뇌성마비장애
밝은학교 (www.bgn.sc.kr)
부천혜림학교 (www.hl.sc.kr)
새얼학교 (www.saeul.sc.kr)
성광학교 (www.sksk.org)
성남은혜학교 (www.hyeeun.sc.kr)
성심학교 (www.seongim.sc.kr)
성은학교 (www.sbse.sc.kr)
수원서광학교 (www.seokwang.sc.kr) : 청각, 정신지체
안양해솔학교 (www.haesol.sc.kr)
에바다학교
인덕학교 (www.induk.sc.kr)
자혜학교 (http://jh.sc.kr)
창인학교 (www.changin.sc.kr)
한국경진학교 (www.kj.sc.kr)
한국선진학교 (http://sunjin.sc.kr)
한사랑학교 (www.hansarang.ac.kr)
한우리학교 (www.hwr.sc.kr) : 청각, 언어장애
해원학교 (www.haewon.sc.kr)

홀트학교 (www.holt.sc.kr)
희망학교 (www.huimang.or.kr)

*** 경상남도**

거제애광학교 (www.akw.or.kr)
경남은광학교 (www.ek.sc.kr)
경남천광학교 (www.kcs.sc.kr) : 청각, 정서장애
경남혜림학교 (www.knhr.sc.kr)
은혜학교 (www.eunhye.sc.kr)
진주혜광학교 (www.jinjuhk.sc.kr)

*** 경상북도**

경북영광학교 (www.kbyk.sc.kr)
경희학교 (www.kyunghee.sc.kr)
구미혜당학교 (www.hyedang.sc.kr) : 청각, 정신지체장애
안동진명학교 (www.adjm.sc.kr) : 청각, 정서장애
안동영명학교 (www.andong.sc.kr)
포항명도학교 (www.phmd.sc.kr)

*** 전라북도**

군산명화학교 (www.myounghwa.sc.kr)
동암재활학교 (www.home.cein.or.kr/~x4tongam)
전북맹아학교 (www.home.or.kr/~x4maenga)
전북재활학교
전북혜화학교 (www.hyehwa.sc.kr)
전주선화학교 (www.sunhwa,sc,kr)
전주유화학교 (www.home.cein.or.kr/~yoohwa)
전주은화학교 (www.eunhwa.sc.kr)
전주자림학교 (www.jarim.sc.kr)

*** 전라남도**

덕수학교 (www.duksu.net)
목포인성학교 (www.mpinsung.sc.kr)
소림학교 (www.sorim.sc.kr)
순천선혜학교 (www.seonhye.sc.kr)
여수여명학교 (www.yeomyeong.sc.kr)
은광학교 (www.eungwang21.com)
함평영화학교 (www.hpyhss.ce.ro)

*** 제주도**

제주영송학교 (www.youngsong.sc.kr)
제주영지학교 (www.youngji.sc.kr)

*** 충청북도**

꽃동네학교 (www.kkot.sc.kr)
숭덕학교 (www.sungdeok.sc.kr)
제천청암학교 (www.cheongam.or.kr)
청주맹학교 (www.chsb.sc.kr)
청주성신학교 (http://cjss.sc.kr)
청주혜원학교 (www.cjhwon.sc.kr)
청주혜화학교 (www.hehwa.sc.kr)
충주성모학교 (www.chungjusm.sc.kr)
충주성심학교 (www.sungsim.sc.kr)

*** 충청남도**

공주정명학교 (http://jeongmyeong.sc.kr)
나사렛새꿈학교 (www.ns.sc.kr)
보령정심학교 (www.jeongsim.sc.kr)
서산성봉학교 (www.seongbong.sc.kr)
천안인애학교 (www.inae.sc.kr)

부록 5. 전국의 특수교육대학

강남대학교	경기도 용인시 기흥읍 구갈리	(031-281-5500)
공주대학교	충남 공주시 신광동산	(041-850-8114)
나사렛대학교	충남 천안시 쌍용동	(041-570-7767)
단국대학교	서울 용산구 한남동	(02-709-2630)
대구대학교	대구시 남구 대명동	(053-650-8114)
대불대학교	전남 영양군 상호면 산호리	(061-469-1114)
부산대학교	부산시 금정구 장전동	(051-512-0311)
서울대학교	서울시 관악구 신림동	(02-880-6456)
순천향대학교	충남 아산시 신창면 읍내리	(041-530-1517)
여수대학교	전남 여수기 국동	(061-659-2114)
용인대학교	경기도 용인시 용인읍 삼가리	(031-30-2658)
우석대학교	전북 완주군 상례읍 후정리	(063-290-1114)
이화여자대학교	서울시 서대문구 대현동	(02-3277-2678)
조선대학교	광주시 동구 서석동	(062-230-7114)
창원대학교	경남 창원시 사림동	(055-279-7000)
천안대학교	충남 천안시 안서동	(041-550-0502)
춘해대학교	울산시 울주군 웅촌면 곡천리	(052-270-0100)
카톨리대학교	경북 경산시 하양읍 금락1리	(053-852-8001)
한국체육대학교	서울 송파구 오륜동	(02-410-6700)
한신대학교	경기도 오산시 양산동	(031-370-6500)

◆ 전국의 사회복지대학교

우리 나라 거의 모든 대학에 사회복지학과 또는 아동복지학과가 있다.

부록 6. 전국의 시도별 장애인복지관 명단

<장애인복지기관은 복지사업에 관여하는 정부나 지방자치단체의 기구와 민간단체>

* 서울지역

강북장애인종합복지관	강북구 번2동	(02-989-4215)
기쁜우리종합복지관	강서구 가양동	(02-3665-3831)
남부장애인종합복지관	동작구신대방동	(02-841-2077)
늘푸른나무복지관	강서구 가양2동	(02-3661-3401)
방이복지관	송파구 방이동	(02-3432-0477)
북부장애인종합복지관	노원구 상계6동	(02-951-9876)
사랑의 복지관	서초구 서초4동	(02-3479-7733)
삼성소리샘복지관	동작구 상도4동	(02-824-1414)
서대문장애인종합복지관	서대문구 남가좌동	(02-376-6284)
서부장애인종합복지관	은평구 구산동	(02-351-3982)
서울노원시각장애인복지관	노원구 상계6동	(02-950-0114)
서울시각장애인복지관	송파구 삼정동	(02-422-8108)
서울시립뇌성마비복지관	노원구 상계6동	(02-933-9478)
서울시립상이군경복지관	노원구 상계6동	(02-935-6375)
서울시립정신지체인복지관	동작구 신대방2동	(02-846-1569)
서울장애인종합복지관	강동구 고덕동	(02-441-5001)
성동장애인종합복지관	성동구 마장동	(02-2290-3100)
성모자애복지관	강남구 율현동	(02-3411-9581)
성북시각장애인복지관	성북구 동선동	(02-923-4555)
실로암시각장애인복지관	관악구 봉천본동	(02-880-0511)
에덴장애인종합복지관	구로구 개봉1동	(02-2611-1711)
원광장애인종합복지관	중랑구 신내동	(02-438-2691)
인성장애인종합복지관	송파구 마천동	(02-431-8881)
정립회관	광진구 구의동	(02-446-1237)

청음회관	강남구 역삼동	(02-556-3493)
충현복지관	강남구 역삼동	(02-564-4885)
하상장애인종합복지관	강남구 개포동	(02-451-6000)
한국시각장애인복지관	강동구 상일동	(02-427-9111)

* 부산시

부산사하구장애인복지관	사하구 구평동	(051-262-2461)
부산장애인종합복지관	연제구 연산4동	(051-868-3580)
부산맹인복지관	북구 구포3동	(051-338-0017)

* 대구시

대구장애인종합복지관	수성구 파동	(053-763-1011)

* 인천시

남동장애인종합복지관	남동구 안수6동	(032-472-4004)
노틀담복지관	계양구 계산2동	(032-542-3711)
인천시각장애인복지관	남구 학익동	(032-876-3500)
인천시장애인종합복지관	연수구 동춘동	(032-833-3051)

* 광주시

광주장애인종합복지관	북구 동림동	(062-513-0977)
엠마우스복지관	북구 운암2동	(062-524-7701)

* 대전시

대전시립장애인복지관	유성구 용계동	(042-543-5112)
산성종합복지관	중구 산성동	(042-586-8033)

* 울산시

울산시립장애인종합복지관	중구 성안동	(052-242-1778)

*** 강원도**

강원도장애인종합복지관	춘천시 사농동	(033-255-2491)
춘천시장애인종합복지관	춘천시 석사동	(033-262-0035)

*** 경기도**

광명장애인종합복지관	광명시 광명5동	(02-680-6304)
구리시장애인종합복지관	구리시 수택3동	(031-562-0068)
군포장애인종합복지관	군포시 금정동	(031-399-1084)
부천장애인종합복지관	부천시 오정구 작동	(032-675-9901)
성남시장애인종합복지관	성남시 중원구 상대원1동	(031-733-3322)
성분도장애인복지관	광주군 도척면 진우리	(031-762-7282)
안산시장애인종합복지관	안산시 초지동	(031-403-0078)
안양장애인종합복지관	안양시 만안구 안양2동	(031-472-7773)
에바다장애인종합복지관	평택시 팽성읍 남산리	(031-692-2362)
파주장애인종합복지관	파주시 법원읍 금곡리	(031-959-7020)

*** 경상남도**

경남장애인종합복지관	창원시 봉곡동	(055-237-2223)
창원시장애인종합복지관	창원시 봉곡동	(055-237-6484)

*** 경상북도**

경북장애인종합복지관	안동시 북후면 도촌리	(054-858-7283)
경주장애인종합복지관	경주시 황성동	(054-776-7522)
구미장애인종합복지관	구미시 형곡동	(054-457-3172)
상주장애인종합복지관	상주시 안산동	(054-534-6933)
영주장애인종합복지관	영주시 영주동	(054-633-6415)
포항장애인종합복지관	포항시 남구 해도동	(054-282-4009)

*** 전라남도**

덕산장애인종합복지관	담양군 금성면 금성리	(061-382-4548)

명도복지관	목포시 산정2동	(061-279-4879)
순천시장애인종합복지관	순천시 서면 동산리	(061-755-4450)
전남장애인종합복지관	나주시 상영동	(061-332-4104)
해남장애인종합복지관	해남군 해남읍 고도리	(061-536-6311)

*** 전라북도**

군산장애인종합복지관	군산시 산북동	(063-466-7981)
남원장애인종합복지관	남원시 이백면 남계리	(063-635-1544)
전북장애인종합복지관	전주시 완산구 효자동3가	(063-222-9999)
정읍시장애인종합복지관	정읍시 수성동	(063-532-0700)

*** 제주도**

서귀포시장애인종합복지관	서귀포시 토평동	(064-732-2353)
제주도장애인종합복지회관	제주시 아라동	(064-702-0295)
탐라장애인종합복지관	제주시 이도1동	(064-722-9990)

*** 충청남도**

서산시장애인종합복지관	서산시 예천동	(041-668-4744)
아산시장애인복지관	아산시 실옥동	(041-545-7727)
예산군장애인종합복지관	예산군 예산읍 산성리	(041-334-6500)
충남남부장애인종합복지관	공주시 계룡면 기산리	(041-856-7071)
충남부여장애인종합복지관	부여군 기암면 내리	(041-836-2157)
충남서부장애인종합복지관	보령시 주교면 관창리	(041-934-7230)
홍성장애인종합복지관	홍성군 홍성읍 옥암리	(041-634-0267)

*** 충청북도**

제천시장애인종합복지관	제천시 청전동	(043-652-0900)
충북장애인종합복지관	충주시 호암동	(043-848-6381)
혜원장애인종합복지관	청주시 흥덕구 이평동	(043-295-2503)

부록 7. 전국의 시도별 장애인 생활보호시설

<장애인 생활보호시설은 신체적 활동에 지장을 가진 사람들이 생활하거나, 치료를 받거나, 직업재활교육을 받는 사립 시설이다. 여기에 소개하지 못한 비등록 복지시설은 지역의 사회복지사에게 문의하기 바란다.>

*** 서울특별시 생활보호시설**

교남소망의집	강서구 화곡6동	(02-2602-3880)
늘편한집	노원구 중계동	(02-932-5228)
다니엘복지원	서초구 내곡동	(02-445-4892)
동천의집	노원구 하계동	(02-974-9577)
맹인대린원	노원구 상계1동	(02-939-2298)
삼성농아원	동작구 상도4동	(02-823-2234)
쉼터요양원	노원구 상계동	(02-937-5057)
신아재활원	송파구 거여동	(02-400-4695)
암사재활원	강동구 암사3동	(02-441-0407)
영락애니아의집	용산구 후암동	(02-754-8507)
우성원	강동구 고덕2동	(02-428-0875)
우성장애인요양원	강동구 고덕2동	(02-428-0875)
은평재활원	은평구 구산동	(02-385-2046)
인강원	도봉구 도봉1동	(02-452-6161)
임마누엘의집	송파구 거여2동	(02-955-0526)
주몽재활원	강동구 상일동	(02-427-9734)
천애재활원	노원구 중계동	(02-930-4635)
한빛맹아원	강북구 수유1동	(02-989-6017)

*** 광주광역시 생활보호시설**

광주영광원	서구 덕흥동	(062-373-5551)
광주인화원	광산구 삼거동	(062-943-0232)

귀일민들레집	남구 봉선2동	(062-654-0576)
백선바오로집	광산구 삼거동	(062-943-3300)
보람의집	광산구 덕림동	(062-944-2506)
세광원	광산구 덕림동	(062-943-5416)
소화천사의집	남구 봉선2동	(062-675-4020)
행복요양원	동구 학동	(062-225-1656)
행복재활원	동구 학동	(062-225-1656)

*** 대구광역시 생활보호시설**

대구안식원	북구 복현2동	(053-381-1560)
선명요육원	수성구 시지동	(053-791-0813)
성보재활원	북구 복현2동	(053-941-8328)
애망요양원	수성구 파동	(053-761-5980)
애망장애영아원	수성구 파동	(053-761-7363)
인제요양원	수성구 수성4가	(053-752-4966)
일심재활원	동구 각산동	(053-963-3927)
자유재활원	수성구 시지동	(053-791-0812)

*** 대전광역시 생활보호시설**

성세재활원	유성구 용계동	(042-543-2121)
온달의집	대덕구 대화동	(042-625-3005)
정화원	대덕구 대화동	(042-624-3008)
평강의집	대덕구 대화동	(042-625-3007)
한뜻마을	서구 장안동	(042-585-3342)
한마음의집	서구 장안동	(042-585-0781)
한몸요양원	서구 장안동	(042-583-4472)

*** 부산광역시 생활보호시설**

베데스다원	강서구 대저1동	(051-971-0330)
부산라이트하우스	서구 양남동	(051-256-3096)

선아원	금정구 장전2동	(051-582-0089)
성우원	연제구 연산9동	(051-759-9211)
성프란치스꼬의집	남구 대연3동	(051-622-1652)
소화영아재활원	남구 강만1동	(051-644-1729)
신애재활원	부산진구 초읍동	(051-816-9128)
실로암의집	기장군 정관면 달산리	(051-728-6640)
아이들의집	해운대구 반송2동	(051-542-5980)
영광재활원	해운대구 반여1동	(051-523-5451)
천마재활원	서구 양남동	(051-247-4084)
천성재활원	영도구 청학2동	(051-413-4448)
평화의집	북구 화명동	(051-332-6311)

*** 울산광역시 생활보호시설**

동연요양원	울주군 두동면 천전리	(052-263-6465)
동원재활원	울주군 두동면 천전리	(052-263-6465)
동원직업재활원	울주군 두동면 천전리	(052-263-6634)
메아리동산	북구 중산동	(052-295-9069)
애리원	울주군 상북면 명촌리	(052-264-0138)
태연재활원	북구 산하동	(052-298-3701)
혜진원	울주군 언양읍 반천리	(052-254-6114)

*** 인천광역시 생활보호시설**

동심원	연수구 동춘1동	(032-818-4737)
명심원	연수구 동춘1동	(032-817-2070)
명화원	서구 석남3동	(032-574-0250)
성동원	부평구 부평2동	(032-522-2984)
성린원	부평구 십정2동	(032-422-0573)
인천광명원	부평구 십정동	(032-522-8344)
예림원	부평구 부평6동	(032-503-8516)
은광원	부평구 부개1동	(032-501-0105)

장봉혜림요양원	옹진군 북도면 장봉1리	(032-889-8051)
장봉혜림재활원	옹진군 북도면 장봉1리	(032-889-8501)

* 강원도 생활보호시설

강원재활원	춘천시 신북읍 산천리	(033-242-1602)
늘사랑의집	강릉시 강동면 심곡리	(033-644-5000)
밍알재활원	춘천시 신동면 협동리	(033-261-3112)
애향원	인제군 기린면 북2리	(033-462-8594)
운혜장애인요양원	철원군 갈말읍 문혜리	(033-452-7881)
원주중증요양원	원주시 봉산동	(033-743-1004)
은혜장애인요양원	철원군 갈말읍 문혜5리	(033-452-6163)
장주기요셉재활원	원주시 호저면 광격리	(033-731-7857)
정다운마을	양양군 서면 논화리	(033-671-6820)
참사랑의집	춘천시 우두동	(033-253-3446)
천사들의집	원주시 봉산동	(033-731-1004)

* 경기도 생활보호시설

가없이좋은곳	파주시 법원읍 금곡리	(031-958-7002)
가평꽃동네장애인요양원	가평군 하면 하판리	(031-589-0265)
노아의집	포천군 신북면 갈월리	(031-534-3884)
동방아동재활원	평택시 소사동	(031-652-2312)
동산원	광주군 탄벌리	(031-764-6892)
라파엘의집	여주군 북내면 중암리	(031-883-6637)
명휘원	안산시 사2동	(031-406-1134)
부천혜림원	부천시 소사구 심곡본동	(032-666-7990)
삼육재활관	광주군 초원면 지월리	(031-761-3636)
석암베데스다요양원	김포시 양천면 양곡리	(031-981-0909)
석암아동요양원	김포시 대곶면 율생리	(031-981-0908)
석암재활원	김포시 대곶면 율생리	(031-981-7909)
성심동산	오산시 가수동	(031-374-3423)

성요셉의집	안성시 원곡면 내가천리	(031-653-3169)
소망재활원	성남시 중원구 금광2동	(031-741-3001)
수봉재활원	수원시 권선구 탑동	(031-293-4298)
신망애요양원	남양주시 수동면 입석리	(031-594-6644)
신망애재활원	남양주시 수동면 입석리	(031-594-6644)
안성혜성원	안성시 양성면 장서리	(031-672-2284)
애덕의집	고양시 덕양구 벽제동	(031-962-4450)
엘리엘동산	이천시 마장면 장암리	(031-631-6644)
예가원	성남시 분당구 야탑3동	(031-705-2366)
요셉의집	양주군 백석면 연곡리	(031-879-0847)
요한의집	용인시 포곡면 삼계리	(031-339-0606)
우주	용인시 양지면 주북리	(031-338-8855)
운보원	포천군 내촌면 마명리	(031-531-2161)
주라장애인쉼터	이천시 부발읍 죽당1리	(031-634-6684)
창인요양원	양평군 단월면 덕수리	(031-7702-4964)
창인재활원	양평군 단월면 덕수리	(031-7702-4964)
평화의집	안산시 본오동	(031-417-7091)
평화재활원	여주군 정동면 청안리	(031-884-0533)
한사랑마을	광주군 초월면 신원리	(031-764-2115)
한사랑장애영아원	광주군 초월면 신월리	(031-764-2115)
해처럼밝은곳	파주시 법원읍 금곡리	(031-959-7008)
향림요양원	광주군 실촌면 연곡리	(031-762-8585)
향림재활원	광주군 실촌면 연곡리	(031-763-2456)
홀트일산복지타운	고양시 일산구 탄현동	(031-914-6632)

*** 경상남도 생활보호시설**

거제도애광원	거제시 장승포동	(055-681-7524)
늘푸른집	양산시 상북면 내석리	(055-374-6126)
무궁애학원	양산시 물금면 범어리	(055-382-9896)
민들레집	거제시 장승포동	(055-681-7524)

반야원	거제시 동부면 부촌리	(055-632-1854)
성심인애원	산청군 산청읍 내리	(055-973-6966)
소망의집	의령군 가례면 개승리	(055-574-3633)
진해재활원	진해시 태평동	(055-546-2622)
천사의집	고성군 마암면 신리	(055-672-6608)
충무자생원	통영시 정량동	(055-645-2511)
한마음학원	김해시 장유면 대청리	(055-337-0119)
혜성원	양산시 웅상읍 평산리	(055-382-2818)
홍익재활원	창원시 신촌동	(055-286-1117)

*** 경상북도 생활보호시설**

국제재활원	고령군 성산면 어곡리	(054-954-4176)
대동시온재활원	경산시 진량읍 양기리	(053-853-3779)
대동요양원	경산시 진량읍 양기리	(053-853-3779)
덕산요육원	고령군 성산면 어곡리	(054-954-4176)
루도비꼬집	경산시 압량면 당리동	(053-813-2258)
마리아의집	포항시 남구 대장동	(054-272-0586)
선인재활원	경주시 산내면 대현리	(054-751-8895)
성락원	경산시 신천동	(053-814-3226)
안동애명복지촌	안동시 북후면 도촌리	(054-858-8870)
안동요양원	안동시 서후면 이송천리	(054-841-5865)
안동재활원	안동시 서후면 이송천리	(054-841-5862)
애명요양원안동시	북후면 도천리	(054-858-8871)
영천팔레스영천시	북안면 도천리	(054-332-2824)
예천사랑마을	예천군 용궁면 무지리	(054-653-6700)
천혜요양원	경산시 와촌면 소월리	(053-852-8570)
청구재활원	경산시 와촌면 소월리	(053-852-0423)

*** 전라남도 생활보호시설**

계산요양원	나주시삼영동	(061-332-9967)

곡성삼강원	곡성군 곡성읍 죽동리	(061-363-2346)
동백요양원	여수시 여천군 소라면 관기리	(061-684-2468)
동백원	여수시 여천군 소라면 관기리	(061-684-2468)
목포공생재활원	목포시 달동	(061-246-2036)
목포광명원	영양군 삼호면 산호리	(061-462-7356)
목포농아원	영양군 삼호면 난전리	(061-462-6306)
목포장애인요양원	무안군 청계면 월선리	(061-453-3726)
성산원	나주시 삼영동	(061-332-9968)
소망장애인복지원	목포시 대양동	(061-273-0780)

*** 전라북도 생활보호시설**

국제어린이재활원	완주군 고산면 삼기리	(063-263-4352)
동그라미재활원	익산시 석왕동	(063-835-7300)
동양재활원	전주시 완산구 효자3동	(063-222-4444)
만복원	정읍시 감곡면 통석리	(063-545-4740)
영광의집장애인동산	김제시 입석동	(063-545-1223)
영산원	익산시 덕기동	(063-835-2627)
영산의집	익산시 덕기동	(063-831-5949)
자림인애원	전주시 완산구 효자3동	(063-223-1568)
자애원	정읍시 고부면 덕안리	(063-536-1451)
작은자매의집	익산시 월성동	(063-834-3555)
전북보성원	익산시 석암동	(063-835-1752)
전주자림원	전주시 완산구 효자3동	(063-223-1568)

*** 제주도 생활보호시설**

송죽원	북제주군 애월읍 유수암리	(064-799-8555)
아가의집	북제주군 조천읍 향덕리	(064-783-9000)

*** 충청남도 생활보호시설**

노아의집	연기군 정동면 송성리	(041-862-7002)

동곡요양원	공주시 반포면 송곡리	(041-857-7121)
명주원	공주시 반포면 송곡리	(041-857-7296)
서림복지원	서산시 음암면 율목리	(041-663-6423)
서림요양원	서산시 음암면 율목리	(041-663-6423)
성모복지원	아산시 영인면 성내리	(041-543-7861)
성모의마을	논산시 상월면 대촌리	(041-732-2085)
정심요양원	보령시 주교면 관창리	(041-931-1712)
천안죽전원	천안시 구성동	(041-555-5442)
충남정심원	보령시 주교면 관창리	(041-933-1717)

*** 충청북도 생활보호시설**

꽃동네심신장애인요양원	음성군 맹동면 인곡리	(043-879-0123)
나눔의집	충주시 호암동	(043-843-9912)
살레시오의집	제천시 봉양읍 구학2리	(043-653-7523)
성보나의집	청원군 가덕면 내암리	(043-298-5149)
성심농아재활원	충주시 교현2동	(043-843-1337)
성심맹아원	충주시 호암동	(043-843-1432)
세하의집	제천시 흑석동	(043-643-5472)
소망원	청주시 상당구 탑동	(043-253-7761)
숭덕재활원	충주시 봉방동	(043-842-0789)
요셉의집	청주시 흥덕구 신봉동	(043-262-7415)
이하의집	제천시 흑석동	(043-643-5472)
청산원	옥천군 옥천읍 삼청리	(043-733-3456)
청주마리아의집	청주시 흥덕구 신봉동	(043-262-7415)
충북광화원	청주시 상당구 탑동	(043-253-7761)

부록 8. 전국 시도별 장애인 직업재활시설 명단

* 서울지역 직업재활시설

강동장애인보호작업장	강동구	(02-564-4885)
곰두리서울공판장	서초구	(02-595-3833)
교남어유지동산	강서구	(031-958-8593)
구로장애인보호작업시설	구로구	(031-946-7030)
근로시설동천모자	노원구	(02-974-2950)
기쁜우리복지관보호작업장	강서구	(02-3665-3831)
나자로의집보호작업장	관악구	(02-887-3629)
남부장애인복지관보호작업장	동작구	(02-841-2077)
다니엘직업재활원	서초구	(02-445-4577)
동천보호작업시설	노원구	(02-974-9577)
마리아작업활동시설	송파구	(02-408-7491)
문혜장애인요양보호작업장	종로구	(033-452-7881)
믿음작업활동시설	송파구	(023401-4162)
번동정신지체인보호작업시설	강북구	(02-987-8337)
번동코이노이아장애보호	강북구	(02-985-3609)
보라매작업활동시설	동작구	(02-846-9275)
사랑손장애인작업활동시설	동작구	(02-525-9010)
사앙손작업활동시설	동작구	(02-525-9010)
삼성애니아트	동작구	(02-823-2230)
삼육재활작업소	관악구	(0031-761-3636)
생명의전화직업재활시설	성북구	(02-916-9194)
서부장애인복지관보호작업장	은평구	(02-351-3982)
서울시각장애인작업활동시설	노원구	(02-950-0161)
서울장애인종합복지관보호작업장	강동구	(02-441-5001)
서장복보호작업장	강동구	(02-441-4207)
석암재활원(재암마을)	양천구	(02-2648-2298)
성동직업훈련시설	성동구	(02-2290-3126)

성모보호작업시설	성동구	(02-2238-5881)
성모자애보호작업시설	강남	(02-3411-9581)
성지작업활동시설	강동구	(02-481-8666)
시립븝구장애인보호작업시설	노원구	(02-951-9876)
신아재활원보호작업장 송파구	거여동	(02-400-4695)
실로암장애인보호작업시설	관악구	(02-880-0511)
아름다운작업활동센터	송파구 거여1동	(02-400-6912)
양천자활지원센터보호작업장	양천구	(02-2643-7222)
양천장애인보호작업시설	양천구	( )
에덴하우스	구로구	(031-946-7030)
열림일터	강서구	(02-2602-3880)
우성원보호작업장	강동구	(02-428-0875)
원광장애인종합복지관보호작업장	중랑구	(02-495-4888)
은평구립직업재활센터	은평구	(02-352-1700)
은평장애인작업활동	은평구	(02-385-5841)
인강원보호작업장	도봉구	(02-955-0527)
임마누엘보호작업시설	송파구 거여2동	(02-449-6956)
정립전자	광진구	(02-446-6867)
정립회관보호작업장	광진구	(02-446-1237)
종로구장애인재활작업장	종로구	(02-742-0660)
천애보호작업장	노원구	(02-930-4635)
충현장애인직업재활시설	강남구	(02-564-4485)

*** 광주광역시 직업재활시설**

곰두리광주공판장	북구 중흥동	(062-512-9765)
광주근로시설	광산구 삼거동	(062-943-0233)
광주장애인종합복지관	북구 동림동	(062-513-0977)
덕인장애인보호작업장	동구 금동	(062-371-9692)
세광원보호작업장	광산구 덕림동	(062-943-2760)
씨튼장애인직업재활센터	북구 오룡동	(062-973-1151)

엠마우스보호작업장	광산구 월곡동	(062-955-7738)
엠마우스산업	광산구 안청동	(062-951-6920)
인화원보호작업장	광산구	(062-943-0406)
행복재활원보호작업장	동구	(062-513-4998)

*** 대구광역시 직업재활시설**

곰두리대구공판장	수성구	(053-765-2121)
대구안식원보호작업장	북구	(053-381-1560)
만승자립원	수성구	(053-791-0814)
성보재활원보호작업장	북구	(053-941-8329)
자유보호작업장	수성구	(063-791-3810)

*** 대전광역시 직업재활시설**

곰두리대전공판장	서구	(042-533-8893)
대전장애인보호작업장	대덕구	(042-627-2957)
성세재활원보호작업장	유성구	(042-543-2123)
성세재활자립원	유성구	(042-543-2131)
온달의집보호작업장	대덕구	(042-625-3005)
한터	서구	(042-585-0782)

*** 부산광역시 직업재활시설**

곰두리부산공판장	부산진구	(051-852-0258)
동원재활원보호작업장	강서구	(052-263-6634)
베데스다직업재활원	강서구	(051-971-0330)
부산장애인직업재활시설	연제구	(051-868-3534)
부산직업재활원	연제구	(051-759-9213)
선아직업재활원	금정구	(051-514-2842)
송옥직업재활원	연제구	(055-382-2820)
신애직업재활원	부산진구	(051-816-9128)

양지직업재활원	연제구	(051-506-5432)
양지직업훈련원	연제구	(051-503-6001)
영광직업재활원	해운대구	(051-523-5421)
천마보호작업시설	서구	(051-246-4084)
천마보호작업시설	서구	(051-246-4084)
천성직업재활원	영도구	(051-413-4448)

* 울산광역시 직업재활시설

곰두리울산공판장	남구	(052-258-2494)
메아리복지공장	북구	(052-295-9069)
삼남보호작업장	울주군	(052-263-0414)
신정장애인보호작업장	남구	(052-258-7099)
여천장애인보호작업장	남구	(052-266-3072)
울산남구장애인보호작업장	남구	(052-258-7099)
울주군남부장애인보호작업장	울주군	(052-239-6751)
태연농장	북구	(052-298-3701)
희망울타리	동구	(052-233-4866)

* 인천광역시 직업재활시설

곰두리인천공판장	남구	(032-571-0182)
노틀담복지관보호작업장	계양구	(032-542-3711)
우리마을	강화군	(032-937-8691)
인천기독사회복지관보호작업장	동구	(032-761-5508)
인천해내기보호작업장	연수구	(032-833-3051)
장봉혜림보호작업장	옹진군	(032-889-8128)
해성보호작업시설	부평구	(032-422-0573)
핸인핸	부평구	(032-521-7471)

* 강원도 직업재활시설

강릉시장애인보호작업장	강릉시	(033-644-9442)

강원장애인복지관작업활동센터	춘천시	(033-255-2491)
고성군장애인보호작업장	고성군	(033-682-3909)
남양동산	춘천시	(033-243-1602)
동해시장애인보호작업장	동해시	(033-521-0994)
밀알일터	춘천시	(033-261-3112)
사랑의일터	강릉시	(033-644-9954)
삼척시장애인보호작업장	삼척시	(033-572-9600)
양구군장애인보호작업장	양구군	(033-482-2448)
원주시장애인보호작업장	원주시	(033-731-7863)
정다운일터	양양군	(033-671-6820)
정선군장애인보호작업장	정선군	(033-563-2401)
천사들의보호작업장	원주시	(033-731-1004)
철원군장애인보호작업장	철원군	(033-455-1444)
춘천시장애인보호작업장	춘천시	(033-241-9375)
태백장애인보호작업장	태백시	(033-553-4609)
홍천군장애인직업재활시설	홍천군	(033-434-2280)

*** 경기도 직업재활시설**

가나안근로복지관	성남시	(031-707-0546)
곰두리경기공판장	수원시	(031-234-6075)
광명장애인보호작업센터	광명시	(02-2616-3700)
교남어유지동산	파주시	(031-958-8593)
구리시장애인보호작업장	구리시	(031-556-8100)
구리장애인복지관보호작업장	구리시	(031-562-0068)
근로복지센터위켄	고양시	(031-969-3535)
동방재활근로복지관	평택시	(031-652-2315)
부천시장애인종합복지관공동작업장	부천시	(032-662-2755)
삼육재활작업소	광주군	(031-761-6363)
성심동원보호작업장	오산시	(031-374-3423)
신망애작업장	남양주시	(031-594-6624)

안양장애인종합복지관직업재활시설	안양시	(031-472-7773)
애덕의집보호작업장	고양시	(031-962-5802)
에덴하우스	파주시	(031-946-7030)
이셀보호작업장	남양주시	(031-594-6624)
일굼터	파주시	(031-959-7015)
자애보호작업장	시흥시	(031-316-1033)
자혜보호작업장	수원시	(031-298-6813)
창인작업활동시설	양평군	(031-772-4964)
청음공방	포천군	(031-531-2161)
해동일터	안산시	(031-501-3830)
향림보호작업시설	광주군	(031-762-7671)
향림장애인직업재활시설	부천시	(031-611-7994)
혜림직업재활원	수원시	(032-611-7994)
홀트보호작업장	고양시	(031-914-6629)

* 경상남도 직업재활시설

미래직업재활원	양산시	(055-388-2360)
선린작업활동센터	창원시	(055-286-1117)
성광직업재활원	통영시	(055-645-2511)
송옥직업재활원	양산시	(055-382-2820)
애빈	거제시	(055-681-7524)
영보보호작업장(범숙천사의집)	고성군	(055-672-6608)

* 경상북도 직업재활시설

곰두리경북공판장	안동시	(054-857-8890)
국제재활원보호작업장	고령군	(054-954-4176)
대동보호작업장	경산시	(053-853-3779)
마리아의집보호작업장	포항시	(054-272-0586)
상주시장애인보호작업시설	상주시	(054-534-6933)
영가재활원	안동시	(054-841-4754)

인교보호작업장	안동시	(054-841-5862)
참사랑보호작업장	안동시	(054-858-8627)
천등산보호작업장	안동시	(054-858-7158)
청옥보호작업장	안동시	(054-859-1566)

*** 전라남도 직업재활시설**

공생재활원보호작업장	목포시	(061-246-2036)
동백직업재활센터	여수시	(061-682-5999)
명도복지관자립센터	목포시	(061-284-4879)
무안자립원	무안군	(061-454-2455)
소망작업활동시설	목포시	(061-273-0780)
순천장애인보호작업장	순천시	(061-755-6862)
여수시지체장애인협회보호작업장	여수시	(061-652-5841)
전남장애인종합복지관보호작업장	나주시	(061-332-1880)

*** 전라북도 직업재활시설**

기독영광의집장애인자립작업장	김제시	(063-545-4811)
동그라미자활작업장	익산시	(063-831-7350)
영산원보호작업장	익산시	(063-833-2628)
자림보호작업장	전주시	(063-223-7660)
전북장애인종합복지관보호작업장	전주시	(063-222-9999)

*** 제주도 직업재활시설**

곰두리제주공판장	제주시	(064-702-1459)
춘강장애인근로센터	제주시	(064-702-7851)
춘강장애인보호작업장	북제주군	(064-702-0295)
평화의마을	남제주군	(064-794-6277)
혜정원직업재활시설	북제주군	(064-783-9920)

*** 충청남도 직업재활시설**

명주원보호작업장	공주시	(041-857-7296)
서림복지원보호작업장	공주시	(041-663-6423)
정심보호작업장	보령시	(041-931-1711)
죽전직업재활원	천안시	(041-555-5440)

*** 충청북도 직업재활시설**

보람근로원	청원군	(043-214-2271)
살레시오의집보호작업장	제천시	(043-653-7523)
성심맹아원보호작업장	충주시	(043-843-1432)
성심직업훈련원	충주시	(043-843-1337)
세하직업훈련원	제천시	(043-643-5472)
숭덕보호작업장	충주시	(043-847-5969)
아름마을영농보호작업장	청원군	(043-294-7416)
충북광화원직업훈련소	청주시	(043-253-7761)
충북장애인복지관보호작업장	충주시	(043-848-6381)
충북장애인종합복지관보호작업장	충주시	(043-848-6381)
충북재활원보호작업장	청주시	(043-265-7415)
혜원복지관보호작업장	청주시	(043-295-3515)

부록 9. 기타 아동복지 관련 정보

◆ 전국의 아동복지시설

<아동복지시설은 전국에 약 260여개소가 있으며, 지역별 시설 명단은 '한국아동복지시설연합회(전화 02-712-0708)로 문의>

◆ 전국의 사회복지관

<전국적으로 350여개의 사회복지관이 운영되고 있다. 사회복지관은 장애인을 비롯하여 노인, 고아, 상이군경, 구호대상자, 미혼모 등 사회의 보호 대상자 전부를 대상으로 하는 복지기구이다. 자기 지역에 가까운 사회복지관은 사단법인 한국사회복지관협회(02-719-8939)에 문의>

◆ 기타 장애 및 복지 관련 정보

장애 관련 복지, 봉사, 후원, 정보제공 기구 등이 끊임없이 생겨나고 있다. 새로운 정보는 인터넷에서 발달장애인, 장애인, 정신지체장애, 사회복지, 심리학, 재활의학 그리고 자폐라든가 다운증후군, 뇌성마비, 시각장애, 청각장애 등의 장애명을 직접 입력하면 다양한 정보를 찾을 수 있다. 그러나 일부 내용은 정보가 부실하거나 정확치 못하다.

또한 인터넷 정보는 질과 다양성에 차이가 있으므로, 여러 사이트를 열람할 필요가 있으며, 방송사와 신문사 등의 홈페이지도 검색하면 여러 가지 정보를 얻는다.

만일 외국의 인터넷을 참고하려면, disability, handicaps, rehabilitation, rehabilitation engineering, Rehabilitation products, special children, down syndrome, disabled children, disabled people, social security, health and family service, blind, deafness 등의 단어로 찾기 시작한다.

◆ 장애관련 전문도서

대학도서관, 전국유명서점의 홈 페이지를 열어 '특수교육', '사회복지', '발달장애아', '심리학', '재활의학' '소아의학' 등의 분야를 조사하면 다수의 참고서적을 찾을 수 있다. 대부분은 대학교재이다.

◆ 장애인의 날

해마다 4월 20일을 장애인의 날(1991년 제정)로 정하여 이날이 되면 장애인을 위한 각종 행사를 벌이면서 장애인에 대한 사회적 이해를 높이고, 한편으로 장애인 복지정책을 발전시키는 계기로 삼고 있다.

◆ 사회복지 관련 법규

복지대상에 따라 아동복지법, 노인복지법, 장애인복지법, 모자복지법, 영유아복지법 등 여러 사회복지법이 제정되어 있다.

부록 10 : 특수아동 관련 미국의 주요 기구 및 단체

Alexander Graham Bell Association for the Deaf
American Academy of Pediatrics
American Association on Mental Retardation
American Athletic Association for the Deaf
American Council of the Blind
American Deafness and Rehabilitation Association
American Foundation for the Blind
American Heart Association
American Occupational Therapy Association Inc.
American Physical Therapy Association
Associated Services for the Blind
Association of Birth Defect Children
Association For Children with Down Syndrome
Association for Education and Rehabilitation of the Blind and Visually Impaired
Association of Neurometabolic Disorder
Autism Network International
Autism Research Institute
Autism Society of America
Children and Adults with Attention Deficit Disorder
Children's Brain Disease Foundation
Cleft Palate Foundation
Cystic Fibrosis Foundation
Deafness Research Foundation
Dyslexia Research Institute Inc
Epilepsy Foundation of America
Guillain-Barre Syndrome Foundation International
Hereditary Disease Foundation
Hydrocephalus Support Group
International Rett Syndrome Association
Learning Disabilities Association of America
Muscular Dystrophy Association
National Association of Developmental Disabilities Council
National Association for Parents of the Visually Impaired

National Association for Visually Handicapped
National Attention Deficit Disorder Association
National Birth Defects Center
National Center for Learning Disabilities
National Center for Shuttering
National Down Syndrome Congress
National Down Syndrome Society
National Federation of the Blind
National Foundation of Dentistry for the Handicapped
National Fragile X Foundation
National Gaucher Foundation
National Head Injury Foundation
National Hydrocephalus Foundation
National Information Center on Deafness
National Neurofibromatosis Foundation
National Organization on Disability
National Organization for Rare Disorders
National Parent Network on Disabilities
National Rehabilitation Information Center
National Scoliosis Foundation
National Spinal Cord Injury Association
National Tay-Schs and Allied Disease Association
National Tuberous Sclerosis Association
Orton Dyslexia Society
Prader-Willi Syndrome International Information Form
President's Committee on Mental Retardation
Scoliosis Research Society
Siblings Information Network
Siblings for Significant Change
Spina Bifida Association of America
The Arc(Association for Retarded Citizens of the United Stated)
The Association for Persons with Severe Handicaps
Tourette Syndrome Association
United Cerebral Palsy Association Inc.

찾아보기

〈ㄹ〉

〈ㅁ〉

장애아의 부모를 위하여
-장애아동의 보육 가이드-

찍은날 2004년 10월 15일
펴낸날 2004년 10월 25일

편저자 윤 실
펴낸이 손영일

펴낸곳 전파과학사
출판 등록 1956. 7. 23(제10-89호)
120-112 서울 서대문구 연희2동 92-18
전화 02-333-8877 · 8855
팩시밀리 02-334-8092

ISBN 89-7044-239-1 03510

Website www.s-wave.co.kr
E-mail s-wave@s-wave.co.kr